中医药畅销书选粹·临证精华

百家配伍用药经验采菁

肖森茂　彭永开　编著

中国中医药出版社·北京

U0346547

图书在版编目（CIP）数据

百家配伍用药经验采菁/肖森茂，彭永开编著．—2 版．—北京：中国中医药出版社，2012.1

（中医药畅销书选粹．临证精华）

ISBN 978 - 7 - 5132 - 0677 - 8

Ⅰ.①百… Ⅱ.①肖…②彭… Ⅲ.①中药配伍－经验 Ⅳ.①R289.1

中国版本图书馆 CIP 数据核字（2011）第 242922 号

中 国 中 医 药 出 版 社 出 版

北京市朝阳区北三环东路 28 号易亨大厦 16 层

邮政编码 100013

传真 010 64405750

北京泽明印刷厂印刷

各地新华书店经销

*

开本 880×1230 1/32 印张 15 字数 386 千字

2012 年 1 月第 2 版 2012 年 1 月第 1 次印刷

书 号 ISBN 978 - 7 - 5132 - 0677 - 8

*

定价 26.00 元

网址 www.cptcm.com

如有印装质量问题请与本社出版部调换

出版者的话

中国中医药出版社作为直属于国家中医药管理局的唯一国家级中医药专业出版社，自创办以来，始终定位于"弘扬中医药文化的窗口，交流中医药学术的阵地，传播中医药文化的载体，培养中医药人才的摇篮"，不断锐意进取，实现了由小到大、由弱到强、由稚嫩到成熟的跨越式发展，短短的20多年间累计出版图书3600余种，出书范围涉及全国各级各类中医药教材和教学参考书；中医药理论、临床著作，科普读物；中医药古籍点校、注释、语译；中医药译著和少数民族文本；中医药政策法规汇编、年鉴等。基本实现了"只要是中医药书我社最多，只要是中医药教材我社最全，只要是中医药书我社最有权威性"的目标，在中医药界和社会上产生了广泛的影响。2009年我社被国家新闻出版总署评为"全国百佳图书出版单位"。

为了进一步扩大我社中医药图书的传播效应，充分利用优秀中医药图书的价值，满足更多读者，尤其是一线中医药工作者的需求，我们在努力策划、出版更多更好新书的同时，从早期出版的专业学术图书中精心挑选了一批读者喜欢、篇幅适中、至今仍有很高实用价值和指导意义的品种，以"中医药畅销书选粹"系列图书的形式重新统一修订、刊印。整套图书约100种，根据内容大致分为七个专辑："入门进阶"主要是中医入门、启蒙进阶类基础读物；"医经索微"是对中医经典的体悟、阐释；"名医传薪"记录、传承名医大家宝贵的临证经验；"针推精华"精选针灸、推拿临床经验；"特技绝活"展现传统中医丰富多样的特色疗法；"方药存真"则是中药、方剂的精编和临床应用；"临证精华"汇集临床各科精妙之法。可以说基本涵盖了中医各主要学科领域，对于广大读者学习中医、认识中医和应用中医大有裨益。

今年是"十二五计划"的开局之年，我们将牢牢抓住机遇，迎接挑战，不断创新，不辱中医药出版人的使命，出版更多、更好的中医药图书，为弘扬、传播中医药文化知识作出更大的贡献。

中国中医药出版社

2012 年 1 月

内 容 提 要

　　配伍用药是中医药学中的精髓部分，是中医方剂学中的关键性问题之一，一直为历代医家所重视。本书共收集整理了750组中药的配伍用药经验，分23类。每组配伍用药分配伍特点、经验采菁两项进行阐述。配伍特点主要阐述配伍功用、配伍特点。经验采菁主要阐述当代名老中医临床配伍运用经验，并且将一些单味中药的运用经验列在相关配伍组内。具有"新"、"精"、"博"的特点，能启迪配伍用药思路，切合临床使用。可供中医、中西医结合工作者及广大的中医药爱好者参考。

前　言

　　配伍用药是中医药学的精髓部分，是中医方药学中的关键性问题之一，一直为历代医家所重视。许多中医临床工作者，特别是现代著名老中医在长期的临床实践中积累了丰富而宝贵的配伍用药经验，对提高临床配伍用药水平和临床疗效，进一步研究探讨配伍用药理论和规律均有十分重要的意义和作用，亟待研究总结，整理提高。

　　本书主要是对现代著名老中医配伍用药经验进行总结研究。内容上作者在"新"、"精"、"博"三个方面作了一番努力，试图使之成为本书的特点。所谓"新"，不仅有对传统配伍的新认识、新运用、新经验，更有许多著名老中医在长期临床实践中积累的颇具巧思且有独特疗效的新配伍、新运用、新经验，还有现代中医药研究新成果。所谓"精"，是从众多配伍用药中进行精选，选择有较深刻配伍意义，能启迪配伍用药思路，有较好临床疗效的配伍用药经验，不泛泛面面俱到。所谓"博"，是着眼于百家，取百家之长，博采配伍用药之"菁"。本书以紧密结合临床，着重临床实用为宗旨。

　　全书将配伍用药经验分 23 类，其中一些分类仅是作者的初步尝试。每组配伍用药分配伍特点、经验采菁进行阐述。配伍特点主要阐述配伍功效、配伍意义及其组成配伍中药的相关性能特点，不是对该药的全面论述，而且主要采用"药征"的论述方法，着重简述其性能特征，其中有不少是著名老中医对该药性能的独特见解，这样更有助于理解其配伍意义和配伍功用，更有助于临床灵活运用。经验采菁除了阐述临床配伍运用经验外，还将一些单味药的运用经验列在相关的配伍组内。其中有一些是编著者的临证配伍用药体会，编著者根据自己的见解，还对一些配伍用药提出了自己的看法。列出了一些药物的特殊剂量、经验用量，而常规用量则不列出。

本书自出版以来，受到广大读者的关注与支持，对此，作者表示真诚的谢意。这次再版增订，新增配伍用药190余组，全书共有750组配伍用药。对第一版经验采菁内容进行补充和订正，使内容更加充实。从中可以看出：一是不少配伍用药经验在辨证论治原则指导下是经得起重复的，为许多医家所共识；二是有不少运用经验是对传统配伍的扩大运用，表明有其很大的运用"潜能"。另外，在其他方面也作了订正。

作者深切感到，通过临床实践积累总结出来的配伍用药经验是十分宝贵的，是中医方药学发展的重要源泉，也是中医方药学发展的特点，很值得继续挖掘总结，整理提高，作者乐此不疲，并望广大读者予以批评指正，使之不断完善。

书后附有索引，索引是以每组药的第1味药笔画为序。

本书可供中医、中西医结合临床医师及中医院校学生、中医爱好者参考使用。

编著者

目　录

六、温清合伍类

七、祛湿浊类

十一、活血化瘀类

一、解表透邪类

薄荷　蝉衣

配伍特点：

轻扬疏透，协增退热。薄荷质轻气香凉散，善疏散风热，利咽喉。蝉衣质轻上浮，长于宣散肺经风热，凉肝除肝经风邪。二药质轻，轻扬疏散风热，透达表邪，合用相得益彰，共奏轻扬疏透、协增退热之功，且能疏散风热，利咽喉。

经验采菁：

1. 临床观察和研究表明，对外感、上呼吸道感染发热，甚或高热，不论邪热在卫表，在里，入气分，在解表清解应证方中加用二药，能显著提高退热疗效。邪热在表在卫分，即使无明显咽喉不利症状，也当配伍二药以增透表退热功效。邪热在里在气分于清泄解热方中，也宜配伍二药以增清透退热作用。滕宣光经验，蝉衣配薄荷治感冒汗出快，退热速，减去蝉衣则疗效欠速。［中医杂志，1994，（7）：389］

2. 外感风热咽喉不利，咽痒咳嗽，或声嘶，二药为常用之品。对咳嗽已久，仍咽痒呛咳属风热未尽者，二药合用疏风止痒，利咽止咳，颇有疗效。郑景岐经验，治喉痒咳嗽，在辨证方中每加薄荷一味，薄荷有疏散风热、辟秽解毒、利咽喉之功，是一味疏风止痒、利咽喉之良药。剂量与煎法是取效之关键，每剂剂量应4～8g，二等分，在头煎和二煎结束时，分别放入，稍搅拌，煎3分钟即可倒出药汁。取"上焦如羽，非轻不举"，如药量过重，失其轻清灵动之旨，反于病无补，稍煎取其气。（《中华名医特技集成》）

杏仁　淡豆豉

配伍特点：

透邪退热。杏仁宣通肺气，调气分之郁。淡豆豉轻透疏解，微汗散表邪。二药合用，宣肺透邪，因势利导，使外邪从微汗而解。

经验采菁：

姜良铎体会，透邪是治疗外感高热的重要方法。杏仁、豆豉为卫表证透邪主要药物。在卫表证，即使无咳嗽也选用杏仁，配豆豉，提高疗效。在气分证，生石膏配薄荷是非常必要的清透之举。薄荷以 6g 为宜，且后下煎 1～2 分钟即可。湿热证，上焦青蒿配杏仁，中焦青蒿配蔻仁，下焦青蒿配滑石。[中医杂志，1991，(7)：4]

淡豆豉　生地黄

配伍特点：

清热凉血，养阴透表。淡豆豉轻透微汗疏表。生地黄清热凉血，养阴生津。二药轻透疏解和养阴凉血合用，疏透不伤阴助热，养阴不滞邪闭表，相辅相成，共奏清热凉血、养阴透表之功。

经验采菁：

1. 严苍山擅用淡豆豉微汗治疗温病。严氏认为，温病重视护养津液，但并非禁汗。"令热达腠开，邪从汗出"是治疗温病的一大法则。邪在卫气，甚至在营分，只要存在"闭汗"现象，都不避汗法。根据病情，汗法与清气同用，与清营凉血养阴同用，与通下同用，与开窍同用等。[上海中医药杂志，1981，(1)：4]　张骧云也善用淡豆豉治温病，贯彻于治疗始终。[上海中医药杂志，1990，(6)：30]　张镜人体会，如营血症状大显，放手施用生地，在滋阴的基础上参入豆豉透达，托邪外出。欲去糙腻或焦黄苔的关键在主用二药，兼用胆星、竹黄。(《上海名医学术精华》)张泽生则用于表证未罢，里热燔灼，有清热生津透表之功。(《张泽生医案医话集》) 若再配伍白茅根 60~120g，则疗效更佳。

2. 血分有伏热之血尿用之颇宜。有经验认为，豆豉少量则透表，重用则入下焦止血。邓铁涛重用豆豉30g治血尿。俞长荣用豆豉配生栀子、荠菜治血尿有较好疗效。[中医杂志，1989，(10)：23]

淡豆豉 石斛

配伍特点：

养胃阴，滋阴透表。石斛养胃阴安胃救后天。淡豆豉轻透疏解。二药合伍，有养阴资汗源、滋阴透表之功。

经验采菁：

1. 张泽生用于治疗表证未罢，发热烦躁，口舌干红或绛，有滋阴透表之功。(《张泽生医案医话集》)

2. 严苍山治温热病不忌轻汗透表，擅用淡豆豉微汗，既无麻桂温燥之弊，解表退热功效却很显著。又善用石斛养胃阴于温热病过程中。

淡豆豉 生石膏

配伍特点：

宣透郁热，除烦退热。淡豆豉轻透疏解宣达，善透表散热，宣散郁热，开宣之功佳良而不升腾。生石膏清宣肺胃邪热，清不闭遏。二药宣透与清宣并用，清不增郁滞，透不会泛浊，相辅相成，共奏宣透郁热、除烦退热之功。

经验采菁：

1. 胸膈上焦郁热，烦躁，甚则懊侬、不寐可选用，有类似栀子豉汤之功，但栀子重在清心、三焦郁热，生石膏重在清泄肺胃邪热，必要时可合用。

2. 治癌性发热。张耀卿经验，淡豆豉、清水豆卷可治癌性发热，于尔辛用之果有效。有恶寒者加苏叶，倍豆豉、豆卷用量，如有多汗者再加生石膏或寒水石或并用，如热势较高可加银柴胡、青蒿、葛根。中药无西药退烧之副作用，且有效，或可使多半之癌性发热不必用西药而可退烧。[上海中医药杂志，1996，(1)：12]

3. 治口腔炎。颜德馨经验，淡豆豉治疗口腔炎有满意疗效。口疮、口糜、口疳均可选用。对因长期应用抗生素引起霉菌生长的霉菌性口腔炎亦有显著疗效。豆豉善开上焦之郁热，宣泄阴浊之留着。研究发现，豆豉中含有蛋白质、脂肪、糖类、维生素 B 族、烟酸、钙、铁、磷等物质，其不但用于溃疡发作期，还能有效地制止复发。可用豆豉粉外敷局部，3 次/日。又拟一则治疗复发性口腔溃疡方：淡豆豉 9g，生石膏 30g，栀子 9g，小麦 30g，地骨皮 9g，茯苓 9g，淡竹叶 6g，胡黄连 4.5g，凤凰衣 6g，橄榄苗 7 茎。(《颜德馨诊治疑难病秘笈》)

豆卷　生地黄

配伍特点：

通达宣利，养阴解表。豆卷具升发之性，通达宣利，长于清利湿热，发汗解表。生地黄清热凉血，养阴增液。二药合用则透表汗有润养，托邪而不伤阴，润养中有透达，则养阴凉血不恋湿，相辅相成，共成通达宣利、养阴解表之功，使微汗出而热退。

经验采菁：

1. 王少华用于治疗湿热入营血而见身热淹缠不解，出红疹，烦躁不安，神志时明时昧，脉数有力，舌绛苔黄腻或灰黄甚至焦黑者。临证时，还可随证加入丹皮、白茅根对药，有较好疗效。[中医杂志，1986，(10)：26]

2. 用于乳痈初起，发热无汗也宜，取其既可发表兼除胃中积滞郁热，又可养胃阴资汗源，随证配伍，可助汗出热退之功。

豆卷　山栀子

配伍特点：

透达清化湿热。豆卷清化湿热，托湿外达。栀子清解郁热，泄三焦湿热。二药合用，清泄中能宣通透达，透达中能清泄下行，清泄透化并用，相辅相成，共奏透达清化湿热之功。

经验采菁：

王少华喜用二药合伍治疗湿热阻于胸膈，邪入气分，症见身热微汗或无汗，胸脘痞闷，烦躁，口渴，舌偏红，苔黄白相兼或微黄，中心黄而腻者。[中医杂志，1986，（10）：26]

豆卷　柴胡

配伍特点：

运枢达膜，宣展气机。豆卷透邪解表，清利湿热，托湿外达。柴胡轻扬疏达，疏利少阳枢机，疏肝解郁结。二药合用，疏利透达，运枢达膜，宣展气机，疏达开表而不过汗。

经验采菁：

1. 湿温病，湿浊蕴于三焦，气机郁结，发热不扬，汗出不透，胸脘痞满，小便不利，随证配伍二药，有较好宣透运枢、和解退热之功。[上海中医药杂志，1982，（3）：40]

2. 章琴韵治疗乳痈高热不退，一般不先重用清热解毒之品，而善用二药合伍疏郁宣透发散，退热作用较好。

淡豆豉　柴胡

配伍特点：

和而兼汗，轻透和解。淡豆豉疏散透达。柴胡疏解少阳半表半里之邪。二药合用，一透表，一和解，和而兼汗，微汗轻透不伤正，则可断外邪入半里之途，达邪从半表而出。

经验采菁：

1. 此为张泽生的配伍用药经验，用于少阳证邪气初入少阳，表邪未尽，有较好和解轻汗、透表引邪外出之功。（《张泽生医案医话集》）

2. 闵漱石经验"外感发汗，药重豆豉"，外感热病之欲取汗非豆豉不解。若是表虚有汗，用亦无妨，只须炒用即可。[上海中医药杂志，1990，（5）：7]

豆卷　杏仁

配伍特点：

通调肺气，托湿外达。豆卷清化湿热，托湿外达而不升腾泛浊。杏仁宣肺气，行滞气，开壅塞。二药均宣通气分，合用相得益彰，共奏通调肺气、宣壅滞、托湿外达之功。

经验采菁：

王少华用于治疗湿温证，湿浊留于气分，白㾦已透，晶莹饱满，遍及颈项胸腹，此起彼伏，三五日仍身热不解，胸闷不适，日久淹缠不化之侯，有较好疗效。［中医杂志，1986，（10）：26］

豆卷　藿香

配伍特点：

托湿外达，化浊辟秽。豆卷宣通外达，宣表邪，清利湿热，托湿外达。藿香芳香，散表邪，辟秽化浊，醒脾开胃。二药合用，托湿外达不升腾泛浊，芳化湿浊不燥烈伤阴。相辅相成，共奏托达芳化湿浊之功。

经验采菁：

王少华善用二药合伍治疗湿温初起，邪在卫表，症见身热不扬，恶寒无汗，头晕头痛如蒙如裹，肢体酸困，服之能微微汗出，托湿外达。其湿热之势较甚者，可加入另一对药羌活、薄荷，以增强散湿透邪之效。［中医杂志，1986，（10）：26］

淡豆豉　姜皮

配伍特点：

轻疏轻散，泄卫达表。豆豉具疏散宣透之性，能透散表邪，宣散郁热，发汗之力颇为平稳。姜皮有和中利水消肿之功。二药合伍，能轻浮走上行表，轻散轻疏，泄卫达表。

经验采菁：

张泽生经验，姜皮尚能行阳气而兼解表，有泄卫达表之功，二药合伍治疗外感风寒轻证。（《张泽生医案医话集》）

荆芥穗　薄荷　柴胡　防风

配伍特点：

疏散宣通，和解退热。荆介穗具轻扬之性，疏散风邪之力较强。薄荷疏散风热利咽喉。柴胡和解透表退热。防风疏风解表。诸药微温不燥，轻扬透达，虽发汗但不峻汗，无伤阴助燥之弊。

经验采菁：

1. 姚正平治疗泌尿系感染之高热不退，又不能大汗者，每用四药随证配伍治之，退热作用良好，对大冷大热者需用柴胡15g、防风9g、荆芥穗30g、薄荷6g，不仅疗效可靠，且无大汗及其他副作用。(《北京市老中医经验选编》)

2. 外感风寒风热表证，均可随证选用，有较好疏散透表之功，但要随证酌定剂量。

羌活　板蓝根

配伍特点：

解表清里，解毒退热。羌活长于散肌表之风寒湿邪。板蓝根清热解毒。二药清散兼施，正合"火郁达之"，"体若燔炭，汗出而散"之法度。

经验采菁：

1. 用于治疗外有风寒郁闭，里有邪热，症见恶寒发热，身痛无汗，口渴烦躁，脉浮紧或数，体壮实者，有较好退热、改善症状的疗效。热重者，可再配伍蒲公英。

2. 施今墨认为，外感病多属内有蓄热，外有风寒，治疗既应解表又需清里，创七解三清、六解四清、半解半清的配伍用药经验。施氏经验有豆豉配山栀子、薄荷配生石膏、荆芥配黄芩等。(《施今墨临床经验集》)

柴胡　葛根

配伍特点：

利枢机，升胃气，轻清开达。柴胡升发疏达，和解少阳，利枢机。葛根性能升举，鼓舞胃气上行，解肌退热。二药合伍，疏散和解，轻清开达。

经验采菁：

1. 陈伯庄治温病邪在卫分善用二药配伍，有较好退热效果，并谓二药该用而不用会误病机。［浙江中医杂志，1984，（6）：250］

2. 王少华用治腮腺炎有良好的退热消肿功效。［中医杂志，1986，（10）：25］

3. 章次公治湿温证，外有表邪，苔腻胸满，好以柴葛并用，盖柴胡虽不能发汗，然能疏导少阳，使上焦得通，津液得下，其不濈然汗出？若表证未罢，里热已结，柴胡更属妙品，用其通便祛浊，稳当无比。（《章次公医案》）

荆芥　炒荆芥

配伍特点：

和营疏表。荆芥轻扬疏散，善于散风邪，生用偏疏表，炒用偏达血脉和营卫。生炒并用，可奏疏表和营卫之功。

经验采菁：

1. 新产后外感，汗泄过多，寒热仍不退，随证选用，有类似桂枝汤解表和营卫作用，当随证配伍方宜。

2. 祁振华治疗小儿肺炎邪实正不虚，常以荆芥穗为主，因其辛苦微温，能散风疏表而和其营卫。本药多用则解表，辛散风寒，少用配薄荷、麻黄则解表宣肺、定喘。（《北京市老中医经验选编》）

桂枝　荆芥

配伍特点：

轻扬疏散，解肌发表。桂枝行里达表，温通气血，调和营卫，解肌表散风寒。荆芥轻扬疏散，善于发表散风邪。二药味辛气香，疏散温通，合用相得益彰，共收解肌发表祛风寒之功。

经验采菁：

1. 王少华对症见恶寒未罢，舌不红，口不甚渴的发热患者，主张用辛温而不轻用辛凉，常首选桂枝配荆芥。二药合伍治疗冬春风寒束表，身热形寒，无汗或有汗不解，头身疼痛，常可一汗而解。[中医杂志，1986，（10）：25]

2. 桂枝可温通和营，荆芥能治两肩胛风寒酸痛，二药合用对上肢、两肩胛风寒外袭所致诸症也颇宜选用。

青蒿　地骨皮　白薇

配伍特点：

清透郁热，宣散郁火。青蒿善于透达清解蕴伏之邪热。地骨皮清热凉血，清降肺火，善退虚热。白薇长于清解血分邪热而能益阴除烦，蒲辅周称之"清伏热有效"。三药凉散并用，清透并施，无寒热冰伏之虑，透泄宣散之功较著。

经验采菁：

1. 文子源善用三药配伍，为其清透法的主要用药，不仅用于小儿高热，而且还可随证合固表、和解、宣利、温补、滋阴、益气等药，治疗长期低热，每获良效。[新中医，1985，（2）：44]

2. 刘绍勋认为，地骨皮甘淡不腻，淡凉不寒，滋肾阴而清肝火，走肌表而降肺热，用于阴虚火旺之证，有两点体会：其一运用地骨皮与清热养阴之品配伍十分重要，其二用量是取得良好疗效的关键。一般常用量 15～30g。刘氏经验，地骨皮的基本用量不得少于50g，否则疗效较差。(《名老中中医话》)

3. 陈泽霖经验，对肝硬化并发反复发热，有些是体内类固醇物质堆积太多，引起的类固醇性发热，在应证方中加入柴胡 9g、白薇 9g、地骨皮 9g 常可取得较好疗效。[中医杂志，1985，（5）：11]

青蒿　桂枝

配伍特点：

透达调卫、解肌退热。青蒿清蕴伏之邪热，芳香醒脾胃。

桂枝温通经脉，通达调和卫气而解肌。二药清透与调卫合用，寒热并施，相辅相成，共奏透达调卫，解肌退热之功。

经验采菁：

1. 治失汗之久热不退，有人称之为二仙。盖外感之邪在肌表，当因势利导，微汗从表而解。若过早或过用寒凉郁遏之药而使之失汗，肌腠郁闭，气机壅滞，邪气不得外达而致久热不退。虽发热不退，但仍有表证可辨，如微恶风寒，一天数次，无汗或汗出不透，脉浮紧。二药宣通清透，调卫解肌，随证选用颇宜。

2. 岳美中治疗肺部感染，初病表邪未解，恶风，汗出，脉缓者，以桂枝汤调和营卫，加青蒿、薄荷轻清透达外邪，并用桂枝配青蒿调卫，不宜过用苦寒冰伏之药。邪陷少阳，胸胁作痛，而太阳见证未罢，则用柴胡桂枝汤配青蒿、竹茹以调和营卫，和解少阳。

青蒿　木贼草

配伍特点：

开肌表郁闭，宣散肌表邪气。青蒿性善清透，清解暑热，宣化湿热，长于清透肝胆和血分阴分之伏热。木贼轻扬升散，解表散郁火，宣泄开闭，善于疏散肺及肝胆风热，散郁火。二药清透宣泄并用，增疏透之功，长于开肌表郁滞，散肌表邪气，疏肝胆经风热，而发汗却不明显。

经验采菁：

1. 风热蕴于肝胆，寒热不解，胸胁不舒，汗少不透，目赤而痒，用柴胡少效，而用二药相伍治之颇宜。取其疏通透达、清泄退热作用较单用柴胡为好之长。

2. 周瑞石经验，热病发表不在乎发汗，而在于给邪以出路，开其郁闭，宣散邪气。一些热病，多恶寒壮热，无汗，或时有汗出而热不退，除郁热在里外，还因邪郁脉络，邪在深层。因此，清解里热之余当兼与宣泄，可选用青蒿清泄中有透散，木贼宣泄开闭，效果颇佳。可用木贼配伍蝉衣、薄荷、连翘、银花、黄芩、牛蒡子、芦根、甘草治疗感冒、时行感冒、风温咳嗽、风热喉痹初起等外感热病，邪郁肌肤腠理，表之汗不解，清之热不退者有较好疗效。（《中华名医特技集成》）

羌活　生石膏

配伍特点：

解表清里退热。羌活长于散肌表风寒湿邪，解肌退热。生石膏清热泻火，善于清肺胃实热，退热而不发汗。二药合用，一辛温，一辛寒，解表清里并施，相辅相成，发汗不过汗，清里不郁闭，共奏解表清里退热之功。

经验采菁：

1. 徐仲才用二药合伍治疗"乙脑"初期，邪在卫分或卫气同病，有解表退热功效。［浙江中医杂志，1984，（9）：418］乙脑属中医的暑温或暑湿病。该配伍用于暑温，应是表闭较重，或为风寒闭表，里有郁热，所以强调初期。如邪在卫分，二药合用，解表清里，且早用生石膏清气分热，有"先证而治"之意。卫气同病，卫气邪闭较甚，二药同用尤宜。若表闭不甚或表卫邪气已净者则不宜用。

2. 流行性感冒、上呼吸道感染属风寒闭遏肌表，里有蕴热，用之也宜。生石膏生津除烦渴作用较板蓝根为优，但清热解毒功效逊于板蓝根。临证时可随证三药同用。

羚羊角　生石膏

配伍特点：

泻热解毒，凉散退热，息风镇痉。羚羊角主泻肝火，兼清心肺，清热解毒，息风镇痉，董廷瑶称之"为天生木胎，其性凉而解毒，且有发表之功，善退热而不凉闭，为清肝肺炽热之要药"。生石膏清肺胃气分实热，凉而能透散。二药合用，肝肺心胃诸脏诸经热毒得以清泄无遗，共奏凉散退热、息风镇痉之功。

经验采菁：

1. 温热病，高热烦躁，抽搐，属热极生风者用为要药。

对小儿中毒性肺炎，在运用辛凉轻剂无效时，改投二药，再辨证配伍他药，则热势可顿挫，诸症也可随之改善。

2. 内科杂病，肝火炽盛上炎，头痛如裂，如高血压、子痫抽搐等随证也颇宜选用。

寒水石　生石膏

配伍特点：

清泄有透，徐徐退热。寒水石清热泻火，功效与生石膏相似。生石膏清透肺胃邪热，生津止渴除烦。二药合用，清热泻火中有透达，清热泻火退热之功增强。

经验采菁：

洪百年体会，二药合用治外感发热，服药后往往可见溱溱汗出，体温徐徐下降。自制卫气双解汤，由二药合荆芥、桔梗、牛蒡子、板蓝根、羊蹄根、鹅不食草等组成。生石膏剂量，儿科一般不超过 $60 \sim 75g$，寒水石为生石膏剂量的 2/3。热盛者用大剂量生石膏等清热，于高热退后常需减量再服一两日，以巩固疗效。（《上海老中医经验选编》）

生石膏　滑石

配伍特点：

清利解暑，透达解肌。生石膏清热泻火，清泄中有透达。滑石利水通淋，清热解暑。二药清泄兼透，上下分消，清中焦郁热解暑，透达解肌。

经验采菁：

刘绍勋对生石膏、滑石有独到见解和经验。刘氏认为，生石膏的主要功能有三。即"辛凉透达，解肌清热，发汗解表"。凡是外感表证，只要有热存在，而又不是脾胃虚寒之证，皆可运用，无不显效。滑石滑利柔润，能轻抚皮毛，兼润肌肤，利窍并不局限于通利前后二阴，还具有开通"玄府"的作用。所以能"上开腠理而发表"，解肌发汗不伤阴，这一特点胜过羌活等药。基于上述认识，刘氏治疗外感发热或流

感，方中必用滑石。如果滑石与生石膏相伍，相得益彰，疗效更为突出。(《名老中医医话》)

大黄　生石膏

配伍特点：

清泄阳明实热。大黄峻下实热，通腑气荡涤热毒秽浊，凉血解毒。生石膏清热泻火，生津止渴除烦，并有透达之性。二药合用，一为苦寒，一为甘寒。生石膏清泄阳明经热，折其壮热之炎威。大黄生用泻阳明腑实热，下其火势。合用相得益彰，直泄阳明经腑实热，存阴保津，透达而不闭遏，截断病势，防止内陷。

经验采菁：

1. 秦正生治外感热病，解表常佐清里，喜用银花、薄荷合生石膏辛凉透邪于外。小儿"阳常有余"，为使邪热多一出路，不论大便燥结与否，常用制川军合生石膏通便以泄热。治高热昏迷，守陆九芝"人病之热唯胃为甚"和万密斋"心主神明易生惊，色脉相通恶热侵，实则泻之唯泻腑"之旨，擅用生石膏、大黄配用，随证加味，取得较好疗效，并体会加车前子利水泄热，有助于醒脑。[中医杂志，1985，(3)：18]

2. 李志槐经验，石膏、大黄退热不可少。治高热，喜用柴葛解肌汤，不管风寒风热，表里俱热皆可运用。用生石膏不必拘泥于"四大证"，只要有烦渴饮冷皆可投用。用量一般为60~120g。大黄用于高热时，不管有无便结腹胀，只要有高热壅滞之象，大便不滑泻，又无其他禁忌证者，多配用大黄，每获良效。[中医杂志，1991，(7)：7]

3. 鄂惠经验，凡时邪高热，如属卫气同病，可用二药配伍以折其邪热。用治流感高热、小儿痄腮肿痛发热、肺胃蕴热乳蛾高热及咽喉肿痛等取得加速降温除热，减轻中毒症状，存阴保津，泄热防陷，扭转病机的良效。[上海中医药杂志，1986，(5)：30]

4. 寇俊霞经验，重用生石膏退高热可收事半功倍之效，用量 200 ~ 250g。认为在外感初期发热，不论有汗无汗，恶寒或不恶寒，在辨证的前提下，早用生石膏，其好处不仅退热快，缩短病程，且无毒副作用。[中医杂志，1991，（7）：17]

5. 王大经用于治类风湿关节炎红肿热痛之实热证，对消除关节肿痛、降低血沉等有较好效果，尤其适宜于病初，关节红肿热痛，大便燥结，血沉快者。（《北京市老中医经验选》）

6. 二药合用尚有泻腑气、清肺热、降肺气而止咳喘之功，对肺热壅盛咳喘，伴大便秘结或不秘结，但见阳明邪热壅盛，即可随证配伍。王正公经验，治咳喘善用大黄泻下，大便秘结会影响肺气的清肃功能，认为大黄本身有治喘作用，只要咳喘而痰黄稠之患者具有汗多，大便干，舌尖红、口干，或脉数、大便干，即使每日有大便也可用大黄，不必待便秘才用。（《中华名医特技集成》）

黄芩　知母

配伍特点：

清泄肺胃，养阴退热。黄芩清热解毒，尤能清泄肺胃之火。知母上清肺，中凉胃，下泻肾火，清实热退虚热，养阴生津。二药为达原饮之配伍。二药清解与清养并用，相得益彰，清肺胃养阴退热功效益增。

经验采菁：

1. 王伯岳治高热不退，每于辨证方中加用二药，能增强并取得较好退热效果。

2. 肺热咳嗽痰黄或痰中带血也颇宜。胡建华治呼吸道疾病，如发热咳嗽痰稠，二药合鱼腥草、前胡、杏仁以清化痰热，有较好疗效。（《上海中医药大学中医学家专集》）

芦根　白茅根

配伍特点：

清气凉血，养护津液。芦根清而不腻，善于清肺胃气分邪热，养阴生津护胃气。白茅根清利不峻，长于清热凉血，养阴生津利小便。二药轻清轻养，一入气一入血，合用相得益彰，有良好的清气凉血、养护津液之功，清不伤正，养不恋邪为其特点。

经验采菁：

1. 施今墨认为，白茅根清心胃诸热，凉血生津，又可导热下行，甘寒不腻，利不伤阴，与芦根合用对外感发热，汗尿不多而发热不退者有良好退热效果。

2. 李辅仁治外感，运用辛凉清热、宣肺解表法治疗时，喜加芦根清气分之热，茅根清血分之热，一清一透，气血双清，有较好疗效。(《李辅仁治疗老年病经验》)

3. 龚士澄体会，芦根茎有与羚羊角相似的功效，对于病温者，即用新鲜芦茎200～300g，煎汁与清温药齐服，每获醒神、清热、除烦、解毒、镇静之效。(《临证用药经验》)

鲜芦根　鲜竹叶

配伍特点：

宣透清热，生津救液。芦根轻清不腻，长于清肺卫气分之邪热，宣达解毒，生津止渴。鲜竹叶清热除烦，利尿，也兼养阴生津。二药入肺胃，质轻清透，清热生津，合用相得益彰，共奏清透生津之功。

经验采菁：

1. 此配伍为蒲辅周所创，能清透邪热，生津救液。用治外感热病，肺胃津伤，不能达热外出，烧热不退，烦渴，或时有谵语，目赤气粗，或汗不出。此时不能再用表剂重伤津液，然而又无里实证，不可再用下药再伤元气。二药合伍，生津轻宣退热，颇为适宜。用鲜芦根150g、鲜竹叶50g，浓煎取汁，频频饮服，有类似白虎汤作用。(《蒲辅周医疗经验》)

2. 治温热病见血证衄血，蒲氏又用二药再配白茅根、童便，则有类似犀角地黄汤的功效。(同上)

3. 战汗时用之，益胃生津资汗源，助透邪之力，可补叶天士"法宜益胃"之未备，生脉散等也可随证配用。

4. 梁翰芬认为，竹叶鲜用为凉胃透表之主药，对一些感冒，在应证方中加竹叶效果甚好。[新中医，1985，(6)：4]

5. 程焕章经验，治脾胃病强调养阴护胃，喜用芦根一物，谓其既可入气分，清热泻火，又可生津养胃，顾护阴液。[现代中西医结合杂志，1999，(10)：1649]

黄芩　寻骨风

配伍特点：

清肺热祛风，退无名热。黄芩清热燥湿，泻火解毒，尤善清肺及肠中湿热，药理研究证实，其有抗变态反应、抗菌消炎、镇静等作用。寻骨风祛风通络活血。二药疏通祛风与清热解毒并用，清解不郁遏，疏通不助热，相辅相成，而有清热解毒、祛风、抗变态反应之类似功效。

经验采菁：

关幼波经验，用二药合伍可退无名热。(《关幼波临床经验选》) 以药测证，对原因不明的久热而伴有"风湿"样症状表现者较为适宜。但其退热机理尚不清，可辨证或随证选用。寻骨风有毒，剂量不宜过大，一般据证酌用 10～15g。

鹿角　白薇

配伍特点：

燮理阴阳透邪热，治无名热。鹿角温补肝肾，温通督脉，活血消肿。白薇清热凉血，清实热也清虚热，长于清解透邪热外达，治阴虚内热。程门雪谓二药"一入督脉，一入任脉，燮理阴阳，寒热自罢"。用二药温阳理阴，督任兼治，共收调理阴阳、透邪热之功。

经验采菁：

1. 用治无名热有一定疗效。所谓无名热是指原因不明的发热。该配伍适应于体质虚弱，阴阳不相协调所致的无名热。可辨证或随证选用。

2. 吴圣农则用附子配白薇以燮理阴阳治疗无名热。

3. 阴阳不相协调烘热感也宜选用。

连翘　钩藤　草河车

配伍特点：

透散清热解毒，祛瘀息风镇痉。连翘疏散上焦风热，清热解毒。钩藤清肝、心包邪热，平肝息风解痉。草河车清热解毒定痉，活血散瘀。三药清热解毒以定痉，活血凉血以息风，清解中有透达，则更增解毒退热之功。

经验采菁：

本配伍的清热解毒、退热止痉作用较强，用治流脑、乙脑、败血症等，热毒壅盛，血热瘀滞，引动肝风，高热抽搐，在应证方中加配三药，颇增疗效。高热尚未动风抽搐者配用三药有一定预防截断作用。

鱼腥草　鸭跖草

配伍特点：

清散郁热，解毒退热。鱼腥草清热解毒，宣壅散结，为治疗热毒壅肺而咳脓血痰之要药，药理研究证实，其有较强的抗菌作用，能调节机体的免疫功能。鸭跖草清热解毒利尿，擅长退热。二药清热宣散，合用相得益彰，增退热功效。

经验采菁：

1. 用治上呼吸道感染、急性扁桃腺炎、肺炎、肺脓疡等高热不退，有良好的宣散清解退热作用，视为要药。

2. 尿路感染、肾炎属湿热下注者也宜选用。

苍耳子　一枝黄花

配伍特点：

祛风解毒清热，宣鼻窍。苍耳子疏散宣通，有祛风湿，通鼻窍，抗病毒，抗过敏等作用。一枝黄花疏散风热，清热解毒，消肿止痛，有抗菌抗病毒作用。二药清解与疏散并用，相辅相成，共奏祛风解毒清热、抗过敏、宣鼻窍之功效。

经验采菁：

1. 外感风热，症见发热，咽喉肿痛，鼻塞流浊涕用之颇宜。流感、腮腺炎、急性扁桃腺炎等属外感风热者均宜选用。

2. 鼻渊属风热犯肺窍者用之也有较好疗效。

柴胡　青蒿

配伍特点：

和解芳化，解少阳邪热。柴胡升散，疏肝解郁，和解少阳退热。青蒿疏达清透，清香化浊，善清泄肝胆邪热。二药入肝胆，善治疟，但柴胡偏于升散，有泛浊之弊，青蒿偏于芳化，有化浊之功。合用相辅相成，共奏疏达和解少阳，清化退热之功，且不泛浊。

经验采菁：

张泽生体会，二药合伍既能清热，又能透邪，用治病邪由表初传，虽有寒热往来之症状，但也可有头痛身酸楚，汗出不彻之感，有较好疗效。（《张泽生医案医话集》）

羌活　桂枝

配伍特点：

通阳散寒解表。羌活善于散肌表风寒湿邪而有较好的解表退热功效。桂枝善温通阳气，解表和营卫。二药合用，相得益彰，温通表散作用益增。

经验采菁：

二药合伍为徐小圃的独到用药经验，用治风寒侵及太阳经所致恶寒发热，头痛体楚有相辅相成之效。[上海中医药杂志，1985，（7）：11]　二药燥烈，宜辨证无误，且不宜久用。

豆卷　青蒿

配伍特点：

宣化湿浊，微汗透表。豆卷发汗之力虽逊于豆豉，但以宣通清化湿浊之功较胜。青蒿芳香，宣透化湿，醒脾和胃。二药轻透轻化，合用相得益彰，共奏宣化湿浊、微汗透表之功。

经验采菁：

俞月芳经验，治温病夹湿发热不退，认为温病夹湿，应絷絷微汗出为宜，使湿随汗泄。二药合用宣化湿浊、微汗透表功效较佳。［上海中医药杂志，1982，（8）：10］

香薷　生石膏

配伍特点：

解暑清热透表。香薷辛温，发汗解表，解暑化湿，为夏暑季解肌透表退热要药。生石膏辛寒，清透肺胃邪热。二药辛温辛寒并用，既寒热互制，又透化互济，相辅相成，共奏解暑清热、透表退热之功。

经验采菁：

王少华治乙脑善二药合用，认为香薷祛暑解肌，与生石膏配伍后，内清阳明之力不减，而解肌透邪之力尤胜，疗效较好。［浙江中医杂志，1987，（4）：413］

二、和解类

（一）和解少阳

柴胡　黄芩

配伍特点：

和解退热，调肝胆运枢机，疏滞致新。柴胡宣通疏达，长于疏解少阳半表半里之邪，疏肝胆气滞，宣畅气血，推陈出新。药理研究及临床观察发现，柴胡有良好的抗炎、调节免疫、解热退烧作用，能利胆，抗脂肪肝，抑制多种细菌、病毒的生长。黄芩清热燥湿，泻火解毒。药理研究证明，黄芩有清热、镇静、降压、利尿、抑菌、抗过敏等作用。二药合用，一升清阳，一降浊阴，一疏透和解，一清解而降，从而升不助热，降不郁遏，疏透中能清泄，相辅相成，而有调肝胆之枢机，理肝胆之阴阳，和解退热，疏滞致新之功。

经验采菁：

1. 用于邪在少阳半表半里证及诸种发热，少阳证寒热往来为必用之配伍；其他诸种发热，邪在卫分证也可随证选用。杜雨茂用二药配伍荆芥、连翘、桔梗、银花等，组成治疗外感发热之经验方。[中国医药学报，1990，（1）：49]

2. 急慢性肝胆病常用为要药。焦树德认为：柴胡苦平入肝胆，条达疏解，畅郁阳化滞阴，解心腹胃肠间结气，推陈出新。黄芩苦寒入肝胆，降浊清热，治自里外达之热，尤其是协同柴胡更可清解，清郁结之热。二药相伍，柴胡升清阳，黄芩降浊阴，能调转燮理阴阳升降之枢机。[中医杂志，1984，（4）：17]　对急慢性肝炎、胆石症、胆囊炎、肝硬化，长期口苦、胃脘痛、呕吐等均为要药。张镜人体会，治慢性胃炎要"中焦如衡，非平不安"，柴胡升清阳，黄芩苦降而泄胆热，升

降同用，治胆汁返流。[上海中医药杂志，1983，（5）：4]

3. 眼科多种急性炎证用之颇宜。柴胡为肝经引经药，二药合用治疗眼科急性炎症有直达病所之意。除青光眼外，其他多种眼科炎症可随证选用，其清热消炎作用良好。张子述善用二药配伍四物汤加味，治疗聚星障早期，取得较好疗效。[中医杂志，1987，（1）：29]

4. 董晓初治湿温，凡见有少阳证均选用柴芩。[上海中医药杂志，1982，（3）：40]刘渡舟治湿温，认为热重于湿者，用苍术白虎汤加柴芩比单用苍术白虎汤疗效好。[上海中医药杂志，1982，（3）：40]因二药合伍可旋运少阳枢机而可治湿温。董廷瑶治湿温也参用柴芩。[浙江中医杂志，1984，（7）：289]

5. 蒋立基认为，疏解枢机，柴胡是首选药，配伍得当，有利无弊。治疗慢性盆腔炎，用当归芍药散去泽泻加琥珀，并配伍柴胡、黄芩以疏解枢机，祛湿通络，结滞可散，有较好疗效。[中医杂志，1985，（5）：18]

6. 章次公认为，柴芩能通大便，为其独到经验。(《章次公医案》)　章氏精研本草，博采众方，结合自己的实践，得出柴胡的主要作用为祛痰、解热、泄下。姜春华也指出，单用大剂量柴胡确能致泻，今人以柴胡升浮，其实柴胡并没有劫伤肝阴的副作用。[上海中医药杂志，1999，（4）：5]　张镜人认为，柴胡、黄芩，一升一降，平调脾胃之气机而助纳运。治慢性萎缩性胃炎自拟"胃萎安"方，除用太子参、炒白术健脾补气，丹参、赤芍活血，白芍、炙甘草养肝缓急，徐长卿调气，蛇舌草清热解毒外，还选用二药合伍，并随证加味，取得较好疗效。认为慢性萎缩胃炎主要是脾胃不和，气虚血瘀。[上海中医药杂志，1996，（4）：5]　二药合用取小柴胡汤加减治胆汁返流性胃炎取得较好疗效。

（二）调和气血

柴胡　牡蛎

配伍特点：

调和气血，推陈出新，疏肝软坚。柴胡芳香疏达，调畅气血，疏肝解郁，导肠胃积滞。生牡蛎益阴潜阳，收敛固涩，软坚散结，除瘀化痰，《别录》谓之"除老血"，清大小肠。二药合用，一升一降，一疏一敛，使气血调和，而有推陈出新之功效。

经验采菁：

此为陈苏生所创的配伍用药，是陈氏最有新意的配伍。

1. 用治慢性结肠炎，陈氏取其软坚疏肝调和气血作用，用自拟柴牡四煨汤治疗慢性结肠炎获得满意疗效。柴牡四煨汤由北柴胡 9g、煅牡蛎 30g、煨葛根 9g、煨防风 15g、煨木香 9g、煨肉果 9g、苍术 9g、川朴 6g、大腹皮 10g、泽泻 9g、小川连 3g、乌药 9g 组成。[上海中医药杂志，1987，(7)：22]

2. 陈氏用自拟二麻四仁汤（见麻黄配麻黄根项）开合相济平咳喘，当痉咳剧烈时，加软柴胡 9g、生牡蛎 30g，取其疏敛平肝，调和气血，缓痉咳之功用。[上海中医药杂志，1986，(1)：22]

3. 用于治疗闭汗证。闭汗一证，治宜开腠理，使营卫调和，毛窍开合有度。本配伍用牡蛎收敛，似与闭汗不合，但此时用牡蛎配柴胡，其意不在收，而在制。二药相伍，升降相因，疏敛相用，终使气血营卫调和，表里融达。陈氏治疗闭汗证，喜把二药加于辨证方中，每得奇效。[上海中医药杂志，1985，(2)：21]

4. 治疗肝病，以通为用，是陈氏治疗肝病的基本思想，取二药有良好的解郁滞、调畅气血的作用。陈氏用二药又配香附、乌药、苍术、厚朴、枳实、郁金、白芍、冬瓜仁、丝瓜络组成疏肝和络饮治疗肝病、胃病，症见消化障碍，胸胁痞满，

食欲不振者有很好疗效。(《难病辨治》)

5. 陈氏还用二药相伍又配香附、乌药、郁金、菖蒲、苍术、川朴、夜交藤、合欢皮组成柴牡十味汤，以调节食、眠、泄三大生活环节，用治神经衰弱等有较好疗效。[上海中医药杂志，1989，(10)：9]

6. 陈氏除善用柴胡配牡蛎外，还根据柴胡的品种、炮制、性味、功能，将其作用归纳为清邪解热、宣畅气血、推陈出新三大方面，并将其与相应药物配伍，通过互相制约和增效作用，扩大适应范围。在第一方面形成了十余组配伍：配防风，用于胃肠型感冒；配桂枝，用于太少阳双解；配葛根，用于风热；配白薇，用于外感内伤，骨蒸劳热；配黄芩，用于感染性发热；配豆豉，用于表里双解；配豆卷，用于清解湿热；配知母，用于阴虚劳热；配生石膏，用于清解实热；配人参，用于补虚劳，去邪热。在第二方面，随证佐乌药、香附、郁金、菖蒲、苍术、川朴、瓜蒌、合欢皮、枣仁、赤芍。在第三方面，依证加大黄、生地、玄参、山甲、葶苈子、白芥子、槟榔、桃仁、川芎。[上海中医药杂志，1989，(10)：9]

（三） 调和肝脾

柴胡　白芍

配伍特点：

疏柔肝气，安和五脏。柴胡长于疏肝，条达肝气，宣畅气血。白芍补血养阴柔肝，善治血虚诸证。二药刚柔相济，疏不耗肝阴，柔养不碍滞，为疏养肝气之良药。

经验采菁：

1. 凡肝气郁结不舒，或肝气疏泄横逆太过，所致上下内外诸证均可运用，尤多用于肝气不舒，肝脾不调，肝胃不和，肝经气血郁滞诸症。

2. 广泛用于肝胆疾病、脾胃病证，如用于迁延性肝炎、慢性肝炎、肝硬化、胆石症、胆囊炎、胃肠道疾病等，不仅能改善或消除症状，还能改善肝功能。

3. 对妇科之月经不调、经行低热、痛经、经期乳房胀痛、乳癖、带下腰痛紧束等属肝气不调或郁结或横逆均用为要药。赵松泉体会，二药有推陈出新而调经的作用。（《北京市老中医经验选编》）　何子淮用二药又配香附、八月札、郁金、橘叶等用治经期乳房胀痛、乳房结块疼痛、肝郁乳汁不行均有较好疗效。[上海中医药杂志，1982，（4）：23]

4. 石筱山治内伤善用柴胡，认为柴胡能升能降，因而得力一个"和"字，只要善于使用，不论病位在上、中、下哪个部位，都很适宜，真是治伤科内伤的一味良药。（《著名中医学家的学术经验》）

5. 对阴虚阳浮之证则应慎用，王少华治慢性萎缩性胃炎，柴胡3~5g，白芍15~30g。中焦虚寒者用酒炒白芍。[江苏中医，1999，（6）：5]　"柴胡为妇科妙药，但不可概治阴虚阳越之体"。且应根据肝郁与肝气横逆之轻重不同，酌定二药剂量，对肝气横逆较甚，或肝胃阴虚明显者，柴胡用量宜轻，白芍用量宜重。

白芍　甘草

配伍特点：

柔肝缓急，酸甘化阴。白芍酸收柔敛，补肝血柔肝阴，缓急止痛。甘草补中益气，清热解毒，缓急定痛。《伤寒论》112方中，二药配伍使用的有22方，用芍药而不用甘草的仅5方，说明张仲景的实践证明二药有协同作用。白芍味酸，得木气最纯。甘草味甘，得土气最厚。二药合伍，酸甘化阴，善补血柔肝缓急迫。二药入肝脾，柔肝以健脾，缓急以调中，为制肝之专药。

经验采菁：

1. 柔肝缓急止痛。姜春华谓芍药、甘草均有解痉镇痛作用，二药同用，疗效加强，故可治拘挛急迫诸证。[中医杂志，1984，（5）：79]　凡肝血虚不能柔养筋脉引起的急迫疼痛均用为要药。胃脘痛、腹痛、腓肠肌痉挛、筋结、肢体拘急均常配伍。溃疡病、急慢性胃肠炎等均宜选用，对萎缩性胃炎尤宜。王少华经验，用二药合伍治疗慢性萎缩性胃炎宜掌握下列证型：①脘痛且胀，连及两胁，嗳噫太息的肝胃气滞证，用之柔肝缓急；②脘痛隐隐，得食稍安的中虚证，以补虚缓急；③脘痛悠悠，口燥咽干，舌红少苔的胃阴虚证，用之柔肝养胃。有寒象者，白芍酒炒或煨，甘草蜜炙。气滞者白芍醋炒，甘草生用；阴伤者，二药均生用。［江苏中医，1999，（6）：5］　呃逆、顽固性呕吐由于膈肌、胃痉挛引起者以及神经性呕吐，在应证方中加配二药可明显提高疗效，能使小半夏汤、旋覆代赭汤、丁香柿蒂散等无效者变为显效。二药合伍为"制肝之专药"，肝胆病胁痛、少腹拘急作痛、缩阴症等属肝血不足者均宜选用。朱小南用二药缓带脉之拘紧，治经来绕腰如绳束紧痛。（《朱小南妇科经验选》）

2. 柔肝缓急迫。对血管收缩性头痛有较好疗效，而对血管扩张性头痛则不适宜。小青龙汤配伍二药，缓肝气之急迫而能止咳平喘。张鸿祥治咳喘，根据药理研究成果，把辨证与辨病结合起来，慢性咳喘病人气管、支气管平滑肌痉挛，用"芍药甘草汤"养血柔肝，缓急迫，以解除平滑肌痉挛，白芍用30g以上，对持续哮喘有效。［上海中医药杂志，1996，（4）：25］司徒树长经验，顽固性咳喘多责之于肝与瘀血，治当养肝平肝，降逆肃肺，用自拟柔肝降逆汤每获良效：白芍60g，甘草20g，配伍杏仁9g，川朴15g，旋覆花12g，代赭石30g，桔梗6g，枳壳12g，地龙15g。［中医杂志，1996，（6）：337］有经验认为，从肝缓急迫治癃闭首推二药。［江苏中医杂志，1987，（12）：1］

3. 缓急迫止血。岳美中据《止园医话》所载治肺痨验方称，"方中主药是白芍，其止血之效力，乃至神妙而不可思议"。临床观察白芍用量若超过30g，对大量吐血的确有较好止血效果。如崩中下血、便血、鼻衄、咯血、呕血等属肝气急迫所致者均有较好疗效。

4. 酸甘化阴。关幼波重用白芍30g，"强五脏补肾"，酸甘化阴，达到机体阴液自生，而治消渴。[中医杂志，1980，(7)：12]化阴柔养解痉治习惯性便秘。[中医杂志，1983，(8)：79]柔肝缓急治痛泻。药理研究证明，二药既可兴奋胃肠蠕动，又可抑制胃肠蠕动。姜春华治疗过敏性结肠炎喜用二药相伍，白芍用至24~30g，有调和营卫、缓急迫止泻、纠正自主神经功能紊乱之功。[广西中医，1984，(4)：32] 有经验认为，结肠过敏之肠绞痛，如用二药未效，再加仙鹤草15g，可获得较好疗效。[中医杂志，1992，(9)：5]

5. 陶君仁强调养肝阴，首推白芍、甘草、麦芽三药同用。[中医杂志，1985，(4)：24]

6. 姚石安认为，白芍、甘草合用能促进排卵，调整体内激素水平，降低泌乳素。在排卵期与丹参同用，能促进卵泡成熟、破裂排卵。对无排卵性功能性子宫出血发生在青春期，常用六味地黄汤合芍药甘草汤平时调理有较好疗效。[中医杂志，1994，(7)：436] 二药合用对高催乳素血症有较好作用，有经验认为，可配伍麦芽以增疗效。

7. 张羹梅经验，用于缓急迫止痛二药比例3:1或4:1，其疗效更为理想。[上海中医药杂志，1981，(2)：8]

白芍 防风

配伍特点：

内调肝脾，外和营卫。白芍养血柔肝，敛阴和营，调和肝气。防风疏风解表，胜湿止痛，鼓舞脾气，疏散肝风。二药微辛微温与微苦微寒合伍，散肝与敛肝并用，疏表与和营并施，既能调内以和肝脾，又能调外以和营卫。

经验采菁：

1. 调和肝脾，用治痛泻、肠鸣属肝脾不和者，临证时要据证酌定二药剂量。肝气横逆太过时，白芍宜重用。肝脾郁滞，风邪内盛时，防风用量可酌增。张海峰经验，防风用24g

左右方有效力。[上海中医药杂志，1980，（5）：11] 防风用治泄泻，许多老中医积累了丰富的经验。黄文东经验，治脾虚不运的慢性泄泻，用补中益气汤之类，"但用升麻升清，不如防风稳妥，风以胜湿也"。张海峰认为，防风有疏肝之功。黄一峰体会，防风疏理肝气，有协助脾胃升降之功。[上海中医药杂志，1980，（5）：11]

2. 调和营卫，用治营卫不和，一身酸痛，产后营血不足，肢体酸痛尤宜。

3. 防风炒用生用问题，用防风治泄泻，有的主张用炒防风，可减轻其祛风之力，增强止泻之功。但也有人认为，防风炒用，升散之力减弱，治泄泻功效减低。[上海中医药杂志，1980，（5）：11] 何者为是，总宜随证酌定。脾气虚时，防风宜炒用，当肝脾风寒郁滞较甚时，防风应生用。

香附　白芍

配伍特点：

疏肝开结，柔肝缓急。香附疏肝理气，开结止痛。《本草纲目》谓之"上行胸膈，外达皮肤，下走肝肾，外彻腰足"。白芍养阴柔肝，缓急止痛。二药合用，一调肝用，一养肝体，相辅相成，共奏疏肝开结，柔肝缓急之功。

经验采菁：

1. 夏翔善用此药对治疗胸脘腹气结疼痛诸症，然亦善用于治顽固性呃逆，常获奇效。呃逆乃气失和降，胃气上逆病症，和胃降逆，是治疗总则，但常法常方不效时，每于应证方中加配二药，常用香附24g，白芍30g，取香附理气开结，白芍养阴缓急之功。两药共施，对胃肠道平滑肌有较强的解痉松弛作用，故能解膈肌痉挛。[上海中医药杂志，1998，（11）：11]

2. 肝气不舒胁痛、胸痹胸痛，肝胃不和胃脘痛以及肝气郁结痛经等也宜选用。

白术　白芍　黄芩

配伍特点:

和肝脾清热,安和胎气。白术补益脾胃,生气血以养胎,脾健能载胎。黄芩清热安胎,药理研究认为,黄芩有抗变态反应性损伤,含有孕酮,有解热镇静等作用。白芍敛肝阴养肝血,柔肝收肝气之恣横。三药相伍,补清兼施,肝脾同调,而能安和胎元。

经验采菁:

1. 程门雪谓:"术芍配伍调和肝脾,肝阳和则不致升扰无制,眩晕呕吐可止;脾和则腹胀可减,饮食可安;芩术配伍则和脾降浊;芩芍配用则柔肝清热,免使怀胎浊气不降,郁热上升或下扰胎元;黄芩之苦泄使热不扰胎"。(《程门雪医案》)三药用治肝火扰动胎元,肝脾不和诸证,对先兆流产、习惯性流产属胎火扰动胎元者用为要药。朱丹溪称"黄芩、白术,乃安胎圣药"。宋光济则用黄芩配苎麻根清热凉血安胎。黄芩抗变态反应性损伤,含有孕酮,说明黄芩清热安胎是有科学根据和实践基础的。但胎动不安的病因多种,本配伍仅用于肝脾不和,肝火扰动胎元者。

2. 单兆伟认为,白术、白芍乃调和肝脾之常用配伍,胃病,肝胃不和,肝脾不调之证,多见脘胀胁痛,嗳气泛酸,食欲不振,大便溏泄,腹中响鸣等,用此二药以白术先安未受邪之地,白芍敛肝气,则木不克土,土安脾健。认为白术、白芍以炒用为好,炒能助其脾。[南京中医药大学学报,1996,(5):33]慢性胃炎、结肠炎也颇宜随证选用。

枳实　白芍

配伍特点:

调和肝脾。枳实破气理气,导脾胃积滞。白芍养肝血柔肝体敛肝气。二药通敛合伍,通不伤正,敛不碍滞,一调肝气,一理脾胃,肝脾同调。

经验采菁：

1. 有经验认为，枳实可收缩平滑肌，白芍弛缓平滑肌，二药一收一弛，起调节作用，常用于脘腹胀满、疼痛及泄泻、便秘等胃肠功能紊乱诸症。尿路结石也甚为合宜，可调整输尿管蠕动功能而促结石下行。王德元经验，二药合用疗气血不和，便结烦满。［中国中西医结合脾胃杂志，1998，（3）：166］

2. 肝脾不调、肝胃不和诸症，如胃脘胀满疼痛、呕吐、嗳气、呃逆、胁痛也用为要药。

（四）调和营卫

桂枝　白芍

配伍特点：

外能调和营卫，内能补虚和阴阳。桂枝振奋气血，调畅血脉，达卫气以和营解肌。白芍敛阴和营，养血柔肝，调和肝气。二药合伍，寒温得宜，收敛合拍，刚柔相济，发散不伤阴，酸敛不碍邪，相辅相成，共奏调营卫和阴阳，外调内补之功。

经验采菁：

1. 病后、产后体虚营卫不和之自汗、盗汗、少汗、无汗、局部汗出均可随证选用。滕宣光经验，对小儿心血不足引起脾肺虚弱自汗、盗汗，用桂枝 6g，白芍 10g，启发心阳，敛阴和血，一启一闭，汗证立愈，其功优于当归六黄汤。［中医杂志，1994，（11）：646］

2. 营卫不和之低热，汗出，恶风用之颇宜。王少华经验，用桂枝配白芍治肺痨潮热骨蒸，有较好的近期疗效。治肺痨阴虚潮热，用秦艽鳖甲汤、清骨散之属，其退热功效往往不尽如人意，但于上方中掺入桂枝、白芍以后，或在辨证论治用方的同时配以桂枝汤，则其退热之速，常超出意外。肺痨之病，除肺肾阴虚阳亢而内热外，患者常胃纳欠馨，进食减少，这意味着中州虚惫，而营卫出中焦，中焦病变，营卫违和，于是身热出现，其特点是热甚寒微，二药一和营一调卫，营卫调和而热自消退。[中医杂志，1994，（12）：710]

3. 营卫不和之易感、过敏性鼻炎、顽固性荨麻疹用之均有较好疗效。

4. 中气虚弱的妊娠呕吐、脐围腹痛用为要药，有温中补虚、和阴阳、缓急迫之功。

5. 慢性泻痢随证运用得当，可增疗效。张璐谓："芍药能于土中泻木，为泻痢必用之药，然须兼桂用之，方得敛中寓散之意。"张伯臾体会，脾胃虚弱型慢性肠炎往往夹有垢滞，用桂枝汤温通祛垢，振奋脾胃功能，既能扶正祛邪，又有通因通用之意，疗效远较纯温补之理中汤为好。[中医杂志，1980，（6）：11]　二药为桂枝汤之主药，合伍有补虚、和阴阳、振奋胃肠、祛垢滞之效。

6. 高血压初期，血压或偏高或偏低而不稳定属营卫不和，心阴心阳两虚，或见易汗出，或感心悸等也可随证选用。

7. 石仰山治颈椎病喜用风药，如风药桂枝配白芍是石氏治疗颈椎病特色所在。其中，桂枝化阳，助太阳融合卫气，芍药化阴，启少阴奠安营血，一表一里，一阴一阳，为调和营卫之要药，起到解肌疏利之作用。[中医杂志，1998，（1）：22]

8. 滕宣光经验，对一些因用生石膏退小儿高热，剂量过大冰伏其阳，致热退体温反低，手足冰冷，用桂枝6g，白芍10g，协调营卫，体温立升复常，可见桂枝温通之功。[中医杂志，1994，（11）：646]

白芍　浮小麦

配伍特点：

养阴血和营卫，润燥。白芍养阴敛营，兼能泄热。浮小麦益气除虚热止汗。二药合伍，敛则阴营不外泄，养则阴液得濡润，调和阴营、敛汗、退虚热、润燥功效颇佳。

经验采菁：

1. 劳伤发热，阴营虚弱低热，阴虚盗汗及自汗均宜选用。程门雪认为，二药有柔养及调和营卫之意，是治阴虚发热常用配伍。(《程门雪医案》)

2. 阴虚血燥，心神不宁而心悸虚烦，不寐，脏躁也可随证选用，有较好疗效。

（五）　调和肠胃

黄连　干姜

配伍特点：

辛开苦降，泻热消痞，健胃厚肠。黄连泻火解毒，清热燥湿，厚肠止泄痢。干姜温脾阳除里寒。二药寒热并施，辛开苦降，共奏泻热消痞、健胃厚肠之功。

经验采菁：

1. 中焦寒热互结，心下痞满，按之濡，或嘈杂，或泛酸，或肠鸣腹泻用之有较好疗效，是平调寒热、消痞除满、调整胃肠功能的对配伍。有经验认为，二药合伍，增消炎止酸止发酵止痛作用。可用于慢性胃炎、胆囊炎、溃疡病等属寒热互结者。

2. 脾气虚寒，阴火上逆，口舌生疮，顽而不愈，也可选用，有温脾阳降阴火之功。此时，黄连用量宜轻。

苏叶　黄连

配伍特点：

清热消痞，调和通降止呕。苏叶芳香，通降顺气，理气宽中，化浊辟秽，醒脾止呕逆，调整胃肠功能。黄连清热燥湿，泻火解毒。二药配伍，辛开苦降，平调寒热，宣通调和，以调整胃肠功能为其着眼点。席定认为，黄连能体现清热与燥湿两法，苏叶体现芳香化湿与宣通气滞两法。药虽两味，则四法俱备。祛邪中寓有调和之治，调和中含有祛邪之法。[中医杂志，1983，(7)：21]

经验采菁：

1. 高热，胃火上逆，呕吐不止，食入即吐，投之有较好疗效。湿热困阻中焦之脘闷不舒、恶心呕吐等证也颇宜选用。

2. 尿毒症属湿热秽浊阻于脾胃而致剧烈顽固性呕吐，用之常可取得较好清热化浊、和中止呕的效果。谢宗昌经验，用苏叶黄连汤加味治疗慢性肾功能衰竭，苏叶 30g，川连 6g，二药之比为 5：1～6：1 疗效较佳。［中医杂志，1994，（12）：734］

3. 胃中气滞热郁，胃失和降而感胃脘痞满、噫气、呕恶、不寐、眩晕、吐血、咳喘等均宜选用，有较好疗效。［中医杂志，1983，（7）：21］

4. 二药合伍，表里兼顾，徐小圃每以苏叶、黄连同用，治疗风寒夹滞，胃不和降之呕吐泛酸颇具功效。［中医杂志，1986，（8）：7］ 赵荣莱认为，二药配伍，可起到开肺和胃之功，宣上以畅中。单兆伟经验，治慢性胃炎，如遇外感寒邪，并脾胃气滞，兼见胃有郁热者，可用二药各 1～3g，泡开水代茶饮之，可收"轻可祛实"之效。［江苏中医，1997，（8）：3］ 单氏体会二药合伍，祛邪中寓有调和之治，调和中寓有祛邪之法，常用于湿热困阻中焦之脘闷不舒、恶心呕吐等症。

5. 苏梗理气安胎，二药合用也为治疗肝胃郁热，胃气上逆之妊娠恶阻要药。陈丹华经验，每药各用 3～6g 为适宜剂量，若过用之则效果不佳，甚则呕吐更剧。［江苏中医杂志，1987，（9）：4］

6. 李士懋等认为，外感所致肺胃不和而吐者，二药可用；内伤气郁化火所致肺胃不和而吐者，亦当辛开苦降，二药亦可用之。肺胃不和致吐者，二药可用；若不吐，而见胸脘满闷，嗳气吞酸，烦躁不安诸症，属中焦郁热，肺胃不和者，亦皆可用之。所治之呕吐，乃胃中郁热所致，当脉沉而数，舌红苔黄，胸痞脘满，口苦咽干，烦躁不寐等。若夹湿浊，则苔黄腻，脉沉数而濡伴头沉身困等证实属胃中郁热不解，迫胃气上逆而呕吐，故此呕吐当为胃中郁热无疑。［中医杂志，1996，(5)：323］

7. 二药剂量，除陈氏用于治疗妊娠恶阻之经验用量外，一般宜轻用，有用川连0.9～1.2g、苏叶0.6～0.9g者。席氏经验湿重于热则苏叶剂量偏重。

8. 煎服法：可将二药分煎，苏叶汁稍冷，和入黄连汁中，小量频频呷服。呕吐剧烈时，宜温服，也可泡茶代饮。

大黄 干姜

配伍特点：

温脾清胃，安和中焦。大黄通腑泄热清胃热，推陈出新，小量大黄还有启脾开胃，"安和五脏"之功。干姜温脾胃之阳除里寒。二药合伍，脾胃同治，寒热并调，一守一走，相辅相成，共奏温脾清胃、安和脾胃之功。

经验采菁：

张琪用治寒热互结之胃脘痛有较好效验，症见胃脘灼热胀痛，吞酸，嘈杂，嗳气，肠鸣，呕吐，便秘或大便黏滞不爽，舌边红苔白，脉弦滑，属胃热脾寒，寒热错杂者用之颇中病机。［实用中医内科杂志，1988，(1)：2］

广木香 青木香

配伍特点：

协调寒热，理气止痛。广木香辛苦而温，长于理气消胀治胃脘腹部疼痛。青木香辛苦而寒，善于理气泄热治胃痛。二药合用协调寒热，理气止痛功效益增。

经验采菁：

徐景藩经验，肝胃气滞证偏于脾胃内寒者用广木香，偏于肝胃郁热者宜用青木香。若寒热夹杂者，二味同用；即使寒热证象不著，胃脘气胀已久，均宜选用。二药相互协调寒热，对顽固病例，用二药各6～10g，疗效较佳。［中医杂志，1984，(10)：6］

莱菔子　决明子

配伍特点：

顺气润肠通便。莱菔子能升能降，行气消壅，理气除胀通便。决明子苦寒泄降，质润多脂，善于疏解泄里去滞，润肠通便。二药均入脾胃，合用则行气以通便，润肠以去滞，胃气得通降，气机得调畅，则大肠传导自可正常，而能顺气润肠通便。

经验采菁：

1. 单兆伟经验，对老年性便秘伴腹胀，二药合用甚为适宜，二药顺气润肠，通便之力虽缓，却无泻下伤正之弊。对慢性胃炎所致腹胀便秘尤为适宜。[江苏中医，1997，（8）：3]

2. 莱菔子不仅顺气通便，且有降压之功。决明子既可润肠通便，又可泄肝降血压降血脂。合用顺气润肠通便，泄肝降压降脂，故对高血压伴大便秘结不畅用之有良好通畅腑气、降低血压功效，既可用于治疗，也可用于预防保健，对肥胖者颇宜选用。

全瓜蒌　熟大黄

配伍特点：

通二阳壅滞。全瓜蒌疏通滑润，善清降肺胃痰热，滑降胃肠痰滞，导壅滞痰热积滞下行，利气宽胸。熟大黄苦寒泄降之力虽弱，但泻热通便，导胃肠积滞而不伤脾胃。二药降泄通调，合用相得益彰，通降阳明痰热积滞功效益增。

经验采菁：

1. 柴松岩经验，二阳之病与闭经关系密切，认为现在妇女社会地位、身体状况、饮食与古代不同。二阳之病也可引起心脾之病，治疗应采用养阴通便之法，特别喜用二药祛二阳之滞，以达到治疗阴亏性闭经的目的，使疗效大大提高。[北京中医，1996，（5）：6]。痰热或胃肠邪热壅滞耗伤阴血而致闭经可随证选用二药。

2. 痰热咳喘，胸闷不适，腑气不通，痰黄而稠，用之也颇宜，有清化痰热、通腑气、降肺气、止咳喘之功。

三、疏风化痰类

（一）疏风祛风

桔梗　荆芥　甘草

配伍特点：

疏散风热，开肺利咽。桔梗善于开提肺气，祛痰利咽。荆芥辛散疏风，利咽喉止痒。甘草清热解毒。三药合用，疏散不助热，开提不升火，轻清不凉遏，祛痰利咽，散结开音，相辅相成。

经验采菁：

1. 急性咽炎、喉炎、急性扁桃腺炎均用为要药。干祖望将三药合用又配薄荷、僵蚕、防风宣肺疏风化痰治疗急性喉炎之失音，有满意疗效。[浙江中医杂志，1989，（7）：322]

2. 外感咳嗽伴咽痒，或因咽痒不适而致咳嗽久久不愈，随证配伍三药有疏风利咽止痒止咳嗽之功。龚士澄经验，凡外感咳嗽，伴有声嘎或失音，或发音困难者，认为是风邪结而不散，属于"金实不鸣"，必用三药祛风散结利咽喉，屡用屡效。（《临证用药经验》）

川芎　露蜂房

配伍特点：

祛风止痛。川芎升散疏通，活血祛风止痛，善于止头痛。露蜂房性窜通，善于搜风止痛，质轻上行。二药均善于祛风，合用相得益彰，祛风止痛功效显著。

经验采菁：

1. 范中明用二药合伍治疗剧烈的偏头痛，血管神经性头痛有显著疗效。范氏用二药剂量较大，各用 15～30g。[上海

中医药杂志，1986，（9）：30]

2. 类风湿关节炎等久治不愈之顽痹也宜选用。

刺蒺藜　苦参　蝉衣

配伍特点：

清热燥湿，祛风止痒。刺蒺藜疏肝平肝，祛风止痒。苦参清热燥湿，祛风杀虫。蝉衣轻扬疏散，疏风止痒。三药均善于祛风止痒，药理研究证明，均有一定抗过敏作用，合用祛风止痒中又能清热燥湿，相辅相成，风邪风毒疏散，热毒湿热邪毒清解，而有良好的止痒功效。

经验采菁：

三药相须为用，直达病所，祛风清热，燥湿止痒功效显著，对于各种皮肤病瘙痒，于当用剂内加此三味各 15～30g，视病情轻重酌定其用量，颇可增效。荨麻疹、湿疹、老年皮肤瘙痒症等均可随证选用。

刺蒺藜　威灵仙　全蝎

配伍特点：

疏肝活血祛风、搜剔风毒湿浊。刺蒺藜疏肝活血，泄肝经风热，祛风。威灵仙祛肌表风邪，除在里湿浊。全蝎搜剔祛风，散结通络，解毒。三药疏利通达，搜剔中能活血散结，合用相得益彰，增疏肝活血祛风、搜剔风毒湿浊之功。

经验采菁：

赵炳南经验，三药合用治风毒湿浊伏于深邃所致顽固性瘙痒诸证有较好疗效。神经性皮炎、结节性痒疹等顽固性瘙痒性皮肤病均可随证选用。（《赵炳南临床经验集》）

刺蒺藜　地肤子

配伍特点：

祛风除湿热止痒。刺蒺藜轻扬疏散，既能平肝息内风，又能疏散肌表风邪，还能行气活血，为祛风止痒要药。地肤子清利疏散兼备，能清利湿热，祛风止痒。二药合用，相辅相成，祛风清利湿热止痒功效益增。

经验采菁:

1. 祝谌予经验,刺蒺藜对糖尿病皮肤瘙痒有良效,常用量为15g。二药合用对糖尿病皮肤瘙痒、尿毒症皮肤瘙痒、黄疸性皮肤瘙痒等均有较好疗效,可随证配伍。2. 湿疹、荨麻疹、老年性皮肤瘙痒症等均颇宜选用,于应证方中加用二药可增疗效。

羌活　防风

配伍特点:

疏散风邪,升发脾阳,宣通郁滞。羌活上升发表,疏散肌表风湿,条达肢体,通畅血脉。防风祛风胜湿,除脾家湿郁,升发脾阳。二药上浮升散,合用相得益彰,既能祛风胜湿,又可升发脾阳,除脾湿止泻,还可宣通郁滞。东垣视二药为升阳散郁药。

经验采菁:

1. 在张简斋的300例杂病医案中,运用二药相伍治疗的医案就有49例,而且常与补益剂同用,补中不离疏泄,开合配用,甚是合宜。[上海中医药杂志,1984,(4):5]

龚志贤经验,凡冒雨感寒湿之病,非羌活莫能解。(《龚志贤临床经验集》) 谢海洲认为,羌活一味,具宣通气机、促进生化之力,无论气血阴阳补益之剂,皆可以之为佐,临床用之甚得其益。(《医话医论荟要》)

2. 钟念文治疗复发性及难治性肾病综合征,重视风邪外袭肌表,客于肾经的致病作用,常随证选用风药,如羌活、防风、豨莶草、鹿含草等。[上海中医药杂志,1985,(11):11]余瀛鳌治疗慢性肾炎残留顽固性水肿,重视分部选药。头面肿选羌活、防风配合渗利之品。[中医杂志,1988,(3):11]

3. 风药能胜湿,治泄泻常配伍祛风药以增疗效。陈景河认为,二药升阳除湿,理肠中风气。[中医杂志,1990,(6):

5] 唐宗儒认为，羌活辛行宣达，既散寒又胜湿，宣阳于解表之中，散肠胃阴湿于辛达之内，具升阳、疏肝温中、健脾之效，行气而活血，攘外又安内，而有住泄止腹痛之功。对腹痛腹泻，酌其病情，适裁风药轻重，或以之为主，或辅佐他法，投之多建功效，且随湿滞或寒湿之轻重酌定羌活用量。羌活剂量过大有升散致呕之弊。如寒湿内盛用羌活 30g 也无妨，胃阴虚除与养胃药配伍外，羌活用量不宜超过 6g。若为湿热郁滞气分而痛泻，则稍佐羌活以除湿宣达。［中医报，1989，2，27，②］

4. 张又良治白带伴有关节酸重喜用二药配伍于应证方中，有祛风化湿止带之功。［中医杂志，1981，(11)：14］

羌活　川芎

配伍特点：

直上脑络，祛风活血，通络止痛。羌活上升发散，直上巅顶，长于搜风通络，通血脉，祛风湿利关节。川芎上行巅顶，活血行气，祛风止痛，有良好的解痉镇痛作用。二药相伍，相辅相成，直上脑络，祛风活血，通络止痛功效益增。

经验采菁：

1. 颜德馨认为，二药合用，既治表证头痛，也治内伤头痛。《本经逢源》谓羌活、藁本同用治太阴厥阴头痛，外感头痛多以川芎茶调散化裁；内伤头痛每用二药合桃红四物汤加减；痰湿头痛而重多配苍术、半夏、升麻；肝火头痛且胀与黄芩、夏枯草、石楠叶配伍；阴虚头痛且晕佐生地、枸杞、白芍；头痛不止则辅以全虫、蜈蚣、露蜂房虫蚁搜剔之品。［中医杂志，1996，(11)：665］

2. 芦芳经验，川芎活血行气，祛风止痛，尤为治头痛要药，凡偏头痛，三叉神经痛，不论风寒风热，气虚，血虚，血瘀，辨证配伍，皆以川芎为主药，用量 50～100g，无不奏效。(《中华名医特技集成》) 芦氏经验用量供参考。

3. 风湿关节痹痛、颈椎增生等也为常用之配伍，可随证选用。

4. 李少川经验，治癫痫用羌活，且常与川芎配伍，羌活用量一般为 3～5g，若兼感风邪，羌活用量加至 6～9g，随证配伍有较好疗效。若属阴虚风动则少用羌活。体会癫痫病位在脑，羌活上行"入颅络脑"，可透颅引诸药直达病所，羌活并能条达肢体，通利血脉，对其发作性肢体强直、抽搐诸症也有针对性治疗作用。同时，小儿癫痫多有脾虚痰阻，脾肺虚而卫外不固，易患感冒而诱发或症状加重，用二药疏利血脉，固护太阳，配合健脾扶正、豁痰息风诸药，既可治痫，又可防御外邪。

荆芥　防风

配伍特点：

宣达疏解，祛风止泻，止血。荆芥气质轻扬，辛散疏风，善疏散风寒风热。防风祛风解表，胜湿止泻，升阳鼓舞脾气。二药轻扬疏散，合用宣达疏解，而有祛风止泻、止血、止痹痛之功。

经验采菁：

1. 王伯岳治小儿外感，注意辨别寒郁表闭的轻重程度，不失时机发汗达邪。荆芥、防风是一对药，用于一般表寒郁闭；紫苏、羌活又是一对药，用于表寒郁闭较重。若更有甚者则四药同用。兼喘则麻桂也可酌用。汗出热解，取效甚捷。[中医杂志，1987，（11）：13]

2. 痢疾初起有表寒证用荆防败毒散，荆芥、防风炒炭用，不仅疏解表邪，且祛肠中风气，可缓急迫，入血和营，用治赤白痢甚为合拍，可增疗效。

3. 刘志明用二药又配薄荷、蝉衣，四药辛温与辛凉并用，达发表祛邪之功，疗效甚佳。　[中医杂志，1990，（4）：21]

4. 颜德馨经验，荆芥、防风、苏叶等祛风药对荨麻疹、各种原因的蛋白尿、病毒性心肌炎、过敏性哮喘、慢性哮喘等变态反应性疾病能收到意想不到的效果。(《颜德馨诊治疑难病秘笈》)褐国维经验,苏叶与防风合用可增强免疫功能及抗过敏作用,常用治四时表证、疮疡初起、瘾疹、皮肤瘙痒等,对海鲜过敏者有较好疗效。[新中医,1999,(11):12]

5. 龚士澄经验,胸中作痒咳嗽不止以防风作用较好,认为胸中作痒而咳,是肺之气管有风,非荆芥可散,防风深入托出而散之,非常有效。(《临证用药经验》)

羌活 葛根

配伍特点:

畅血脉,升疏清阳。羌活上升发表,长于发散风寒湿邪而通利关节,调畅血脉。药理研究认为,羌活对血小板有解聚作用。葛根气质轻扬,能解肌退热,升脾气鼓舞胃气。药理研究证明,葛根能扩张心脑血管。二药疏达升散,合用相得益彰,而有祛风湿解肌,升胃气助散风,疏通气机,畅血脉之功效。

经验采菁:

1. 可随证用治胸痹心绞痛,对冠心病因风寒或遇寒则诱发或加重之心绞痛用之尤宜。祝谌予治疗冠心病善配伍二药,并谓"葛根能扩血管,羌活通络止痛最良"。[中医杂志,1984,(11):10]

2. 用于急慢性腹泻,"调理脾胃,须羌活以散肝结"。风能胜湿。二药合用有升胃气,条肝气和脾胃,胜湿止泻之功,故用之颇宜,可随证选用。

3. 颈椎病、高血压病而颈项强几几肩背酸痛、头痛头晕也颇宜选用。

4. 外感表证,恶寒发热,头痛项强,一身酸痛也用为要药。

羌活 菊花

配伍特点:

祛风疏经,活血止痛。羌活宣行升散,祛肌表风寒湿邪,

"风药引动气血而通畅血脉"，"使心气畅快"。菊花疏散风热，芳香宣通。二药均宣行疏散，苦温与甘寒合伍，并行不悖，相辅相成，而有良好的疏经活血止痛功效，以疏通而不燥烈不寒滞为其特点。

经验采菁：

祝谌予经验，二药相伍治胸痹心痛，认为羌活辛温，善散头项脊背风寒，升太阳经和督脉之阳气而治心痛彻背。菊花甘寒，《日华子本草》谓其"利血脉，治四肢游风，心烦，胸膈壅实"，研究证实有扩张冠脉的作用。故凡冠心病心绞痛，心痛彻背者，常用两药相伍，取其有疏经活血止痛之功。[中医杂志，1992，（11）：13]

苏叶　苏梗

配伍特点：

通达上下，调气疏风解表。苏叶长于疏散风寒，解表以和里。苏梗偏于疏肝解郁，行气化痰。二药本来自同一草本，功用各有所长，合用则一开通上下气机而纵向，一疏散表邪而横向，纵横合伍，而能调理上下内外，行气疏风解表。

经验采菁：

1. 王占玺治梅核气喜苏梗、苏叶同用以通达上下，调理气机，行气化痰，有较好疗效。

2. 王伯岳谓苏叶长于发表而发汗较缓，苏梗理气宽中行滞，开胃下食。小儿风寒外感多兼伤食，配加二药而二利存焉，对"停食着凉者"尤为适宜。[北京中医，1988，（5）：12]

3. 徐景藩认为，苏梗的温性极微，不必拘于性温而远之，功能疏肝和胃而宽胸膈，对胃脘痛肝胃气滞证最为合拍。苏梗、柴胡均有疏肝理气作用。但见脘痛连胁，口苦，苔薄黄或兼低热者，以柴胡为宜。必要时苏梗、柴胡合用。徐氏治胃脘痛，夏秋季因吃螃蟹而诱发者，喜用苏叶、苏梗同用，有较好疗效。（《中华名医特技集成》）

4. 邹燕勤治慢性肾衰属湿浊中阻用小半夏加茯苓汤、旋

覆代赭石汤，配伍苏叶 10g、苏梗 30g，止呕功效益增。[中医杂志，1990，（11）：7]

苏叶　蝉衣　益母草

配伍特点：

疏风活血，利水解毒。苏叶散风寒，行气宽中，醒脾胃。蝉衣轻浮升散，开宣肺窍，利咽喉。益母草活血祛瘀，行水消肿，解毒。苏叶、蝉衣宣肺气开郁滞，宣通上中二焦，益母草活血行水而泄浊于下焦。三药合用，轻开轻疏三焦，疏风活血利水并施。药虽平淡，"轻可祛实"，有较好疏风活血、利水解毒之功。

经验采菁：

此配伍用于治肾炎肾病有较好利水消肿、消蛋白尿、改善肾功能等功效。既可辨证用于伴有外邪者，也可辨病用于无外邪的肾炎肾病。

1. 马莲湘、张沛虬治疗肾炎肾病蛋白尿，如有外邪者配苏叶、蝉衣，对消除蛋白尿有较好疗效。[浙江中医杂志，1983，（1）：486][浙江中医杂志，1985，（11～12）：486]张氏用苏叶 15～30g，蝉衣 10～15g，认为能使肺气宣而郁滞开，升降和，水谷精微归于正道，蛋白尿自可消除。

2. 郑孙谋治疗肾病综合征，自拟"苏蝉六味地黄汤"，有一定疗效。赵棻治疗慢性肾炎，认为在选用温肾药的同时，如能注意选用兼有祛风湿功能的药物则能提高疗效。自拟"慢肾汤"一方，谓方中苏叶、蝉衣既能驱逐风邪，又能宣开肺气发汗消肿，以利水之源，增强利尿消肿之功。[中医杂志，1984，（9）：5][中医杂志，1986，（10）：15]

3. 益母草有活血利水、消肿消蛋白尿作用，常与苏叶、蝉衣合用，其用量一般为 15～30g，但有观察认为，益母草用量过大，反可引起肾功能损害。

苏梗　藿香梗

配伍特点：

轻疏轻化，化湿止泻。苏梗偏于疏气滞解郁和中，也能疏风。藿香梗芳香快气和中，辟秽化浊，善于"宣中解郁，醒脾胃，助脾胃之气"，兼能疏表。二药合用，轻疏轻化，芳香不烈，而能解表和里，化浊疏滞，运脾止泻。

经验采菁：

1. 黄一峰治疗慢性腹泻喜用二药相伍，合生紫菀、桔梗、姜夏、乌药等，用治肺失宣肃，胃肠阻滞之腹泻、腹痛，伴胸闷脘胀，喉间痰黏，有开上达下，调整胃肠功能之效。[中医杂志，1988，（2）：15]　钱育寿也喜合伍二药，既增芳化之力，更有行气畅中之功。[上海中医药杂志，1990，（7）：14]

2. 外感风寒，伴见脘胀、腹泻、腹痛者颇宜用之。

麻黄　生牡蛎

配伍特点：

开发腠理，散结消肿。麻黄辛散温通，善于宣肺发散通络，活血调血。生牡蛎咸能软坚散结化痰，滋阴敛阴。二药一散一敛，一通一养，不仅仅着眼于汗，而在于并行表里之间，运行气血，调和阴阳，排毒泄毒，消散坚积。此与陈苏生用牡蛎配柴胡不在于牡蛎之敛，而在于制，调畅气血，有殊途同归之妙。

经验采菁：

1. 朱步先治乳痈初起，用麻黄破积，可冀速消，二药合伍用于治疗乳痈初起一二日，寒热交作，肿硬作痛有较好疗效。乳痈初起不宜过用寒凉，以免凉遏太过，乳络难以疏通，郁毒不易速散，反而稽延时日，以致酿脓者多矣。《素问·五常政大论》云："汗之则疮已。"朱氏每用麻黄5~6g，生牡蛎30g，随证配伍，服后取微汗，开腠发汗，散结消肿。若肿痛增剧，发热更甚，行将肉腐成脓，则又不宜用矣。[中医杂志，1986，（3）：17］此时应以清热解毒、消痈排脓为主。

2. 褐国维经验，麻黄可疏风止痒，有抗过敏作用。生牡蛎重镇安神，水煎剂含 Ca^{2+} 而有抗过敏止痒的作用。二药合用具有协同效应，共奏散风解表、敛阴止痒之效，收敛可防宣透太过。常用于一些过敏性疾病及各种变态反应性疾病，如荨麻疹、异位性皮炎等，对这类疾病而影响睡眠者效果更佳。［新中医，1999，（11）：12］

刺蒺藜　骨碎补

配伍特点：

补肾祛风止齿痛。刺蒺藜轻扬疏散，疏肝散风，行瘀散血。骨碎补益肾活血，能引升浮之邪热藏于下焦窟宅，而可治上热下冷之肾虚齿痛。二药合用，一温补下行，一疏散走上，标本兼顾，共奏补肾活血、祛风止齿痛之功。

经验采菁：

1. 此为熊魁梧的配伍用药经验，用于治疗肾虚齿痛，尤以下齿痛疗效为好。［浙江中医杂志，1985，（5）：197］

2. 李洁生经验，齿松不坚多习用骨碎补。［上海中医药杂志，1998，（10）：17］

全蝎　蜈蚣

配伍特点：

祛风镇痉，通络止痛，散结解毒。全蝎善于走窜，祛风通络，败毒散结，息风镇痉，穿筋透骨，逐瘀通痹。蜈蚣息风镇痉，攻毒散结，去恶血。二药均善于走窜搜剔，能入络搜剔深在之风毒，合用祛风活络、息风止痉功效增强。二药又善于解毒，有以毒攻毒、散结解毒之功。

经验采菁：

1. 用治癫痫、神经性头痛如掣、面瘫、偏瘫、震颤、麻木、抽搐等颇效。胡建华体会，二药治疗各种神经系统疾病之抽搐、震颤、疼痛动风等症有特殊效果。［中医杂志，1986，

(4)：15〕　　高热抽搐、破伤风也常用为"急则治其标"的必备配伍。高血压之头晕头痛、肢体麻木、中风后遗症用之有较好疗效。郭士魁经验，二药对神经系统功能的恢复颇有疗效。

2. 胡建华认为，二药有破瘀作用，故亦可治疗各种痞块、肿瘤。〔中医杂志，1986，（4）：15〕　　杨宗孟经验，二药又配䗪虫，为末，装胶囊，临床用于慢性盆腔炎、盆腔炎性包块、陈旧性宫外孕、未破损型宫外孕、子宫内膜异位症等，中医辨证属气滞血瘀、湿痰壅结所致者，疗效可靠，谓"瘀之既成，根深蒂固，虫药攻坚，势如破竹，犹风扫残云，光照阴霾"。若病程久远，正气耗伤，非用不可时，则须合以扶正药物，切勿犯"虚虚"之戒。〔新中医，1996，（10）：6〕　　蜈蚣对宫内死血瘀块、残留胎盘有很好的排出作用。沈炎桢保守治疗宫外孕每用蜈蚣为末1.6g，3次／日，其功效妙在集杀胚、去恶血、散结于一体，是保守治疗宫外孕的一味安全有效的药物。〔中医杂志，1998，（3）：148〕

3. 风湿痹痛麻木顽而不愈用为要药，尤以全蝎更为常用。叶显纯经验，全蝎长于祛风，善祛风止痹痛，临床治痹奏效不显者，加用全虫，其效乃著。〔中医杂志，1986，（4）：14〕　　朱仁康善用全蝎治疗缠火丹，通络止痛，解毒作用较好。（《医话医论荟要》）乔仰先治肾虚腰痛、腰椎间盘突出配伍蜈蚣，有解痉镇痛、活血化瘀之功。〔中医杂志，1995，（7）：402〕

4. 用治顽固性皮肤瘙痒，肖熙经验，对因穿毛织品而发及顽固奇痒不止者宜二药并用。〔中医杂志，1986，（4）：14〕

5. 李介鸣经验，用蜈蚣1条、全蝎3g，为末分冲，治疗难治性心绞痛疗效甚佳。（《中华名医特技集成》）

6. 蜈蚣活血通经，兴阳助阳，对阳痿、早泄、功能性不射精症等均可在应症方中随证加用蜈蚣，可更增疗效。徐福松经验，治阳痿用蜈蚣、露蜂房，出奇制胜。

7. 吴银根认为，虫类药搜风通络，使肺中伏痰顽瘀消散，肺气得以宣降，两药有搜风解痉平喘之功。可长期运用，尤其

是反复发作的顽固性哮喘。［浙江中医杂志，1999，（12）：508］

8. 胡建华经验，二药难溶于水，制成片剂或研粉，每日成人 2～3g，小儿 1～2g，分二次吞服。

柴胡　细辛

配伍特点：

疏肝祛风，治头部内伤。细辛祛风止痛。柴胡疏肝理气解郁结，升清，调畅气血。二药辛散疏通，合用相得益彰，共奏疏肝活血、祛风止痛之功。二药轻浮上达，尤善祛头风止头痛。

经验采菁：

石幼山体会，细辛能治"头痛脑疼"，用细辛配柴胡，合用活血化瘀药，组成柴胡细辛汤治头部内伤有良效。石氏又善用柴胡于内伤治疗，体会柴胡使理气、理血诸药在内伤的治疗中能更有效地发挥作用。损伤瘀阻而升降失司，柴胡合化瘀药使瘀凝得化，清阳能升，于是浊阴自可下降，降非柴胡之功而系治疗的结果。但对虽有气血凝阻，而平素肝旺者，石氏则绝不用柴胡。［上海中医药杂志，1984，（7）：19］

乌药　川芎

配伍特点：

顺气活血调冲，降逆散寒止痛。乌药善于顺气降逆，散寒止痛而趋于下。川芎祛风止痛，活血行气而偏于上。二药均辛散温通，顺气趋于下与祛风偏于上合用，理气与活血并施，共奏降逆散寒、祛风止痛之功，且能顺气活血调冲。

经验采菁：

1. 姚石安经验，乌药主要功能是"散寒"与"趋下"两个方面，运用乌药配伍治疗妇科多种病症。二药合用可治疗妇女气厥头痛。［中医杂志，1997，（3）：135］

2. 痛经、闭经等属寒凝气滞者也颇宜选用。

（二）祛风痰

僵蚕　牛蒡子

配伍特点：

化痰通络，祛风开痹。僵蚕疏风散热，化痰散结，解痉，活络通痹。牛蒡子疏散风热，清热解毒，豁痰消肿。二药合用，相得益彰，增疏散风痰、搜筋络顽痰浊邪、散结开痹之功。

经验采菁：

1. 石幼山善用二药合伍治疗伤科杂病"痰湿入络"之证，症见局部漫肿疼痛或筋结筋块，酸楚麻痹，活动不利，或有身热等。痰湿入于筋骨则头胸脊腰痛，手足牵引隐痛；入于经络则麻痹疼痛，聚于局部则为肿为块。二药为石氏家传方中治痰湿之常用要药，运用时可随证配伍活血祛风、益气养血、温化痰湿之品。[上海中医药杂志，1984，（7）：19]［中医杂志，1984，（4）：11]

2. 石仰山治颈椎病，认为多兼有"痰湿入络"之象，应抓住痰湿致病之因，针对性地采用化痰利水、通络散结之法，特别是对二药配伍运用独具特色，牛蒡、僵蚕配伍运用可通行经脉，并破痰结，导其结滞，宣达气血，滑利椎脉。[中医杂志，1998，（1）：21]　髋关节滑膜炎、股骨头骨骺炎、退行性骨关节炎也宜选用。石仰山治痰湿互阻型腰痛，善用二药宣滞破结，搜剔筋络之顽痰湿邪，配秦艽、独活、白芷、半夏、白蒺藜、桑枝等，兼顾脾胃。认为牛蒡子祛痰消肿，通行十二经络，"散结除风……利腰膝凝滞之气"。僵蚕化痰散结，为厥阴肝经之药，"治湿胜之风痰"，合用治疗痰湿互阻型腰痛有较好疗效。[上海中医药杂志，1995，（9）]

3. 外感风热之咽喉肿痛，痰多咳嗽，声嘶等用为要药。若伴有大便秘结者尤宜。痰核、瘰瘤、癌肿也可随证选用。

4. 二药疏散祛风，化痰通络，用于三叉神经痛有较好疗效。朱树宽经验，牛蒡子可使头面风热上宣外达，郁火得发，气血调畅，邪有出路，不失为治疗三叉神经痛的良药，于应证方中加入牛蒡子30g颇增效果。体会轻用牛蒡子9g能疏风透表，用至15g可解表退热，用至30g又有镇静止痛之功。[中医杂志，1997，(11)：645]

5. 牛蒡子清热解毒，有良好的抗菌作用。药理研究认为，牛蒡子有抗肾炎样活性物质，促进循环免疫复合物阴转，抑制免疫复合物对肾脏的损害，又有降血糖作用，故对急慢性肾炎、Ⅱ型糖尿病及糖尿病肾病可随证选用牛蒡子，或二药配伍。有经验认为，牛蒡子是治疗糖尿病肾病不可多得之佳品，对因上感、咽痛不适而引起肾炎肾病复发或加重，二药尤为适宜。

胆南星　地龙

配伍特点：

祛风化痰，定痉止咳。胆南星苦寒，善祛风痰清热滞，除经络之痰热。地龙性寒而降，能清肺热，解痉，降气止咳喘。二药均善清化痰热，祛风痰与解痉挛兼备，合用相得益彰，共奏祛风化痰、定痉止咳之功。

经验采菁：

1. 于己百经验，二药合用宜于风痰阻滞、痰热壅肺之阵咳、痉咳的治疗，认为既清肺热化风痰，又下气降肺，止咳平喘，如此标本兼治。凡上呼吸道感染、支气管炎、肺炎等病症，尤其是小儿气管炎，由于风热痰阻滞气道所致阵咳、痉咳用之确有良效。[国医论坛，1998，(5)：23]

2. 痰热风痰而致头痛、眩晕、惊痫、抽搐、偏瘫等症也为常用之配伍。研究证明，南星有祛痰、镇静、镇痛、抗惊厥、抗肿瘤作用。

苍耳子　僵蚕

配伍特点：

疏风化痰通窍，散结解毒。苍耳子疏达，能上通脑顶，下行足膝，外达皮肤，祛风通鼻窍。僵蚕祛风解痉，化痰散结。二药祛风疏达，合用相得益彰，共奏疏风化痰、散结解毒、通窍之功。

经验采菁：

顾筱岩治疗颜面疔疮易动风者，除用野菊花、草河草等解毒之品外，喜配用二药。认为僵蚕祛风化痰散结解毒，而不助长热毒。疔疮大证，欲散风邪，不如用僵蚕，以其既能祛风，又能清化痰热散结。遇疔疮下陷欲举者，则宜用苍耳子。因苍耳子上巅顶通窍散结，又表散不助热毒。［上海中医药杂志，1985，（10）：6］

僵蚕　白芷

配伍特点：

祛风痰，通络去黯斑。僵蚕祛风通络，灭瘢痕去黯斑。白芷祛风止痛增颜。二药均色白，祛风化痰，通络，合用相得益彰，化痰祛风、通络、去黯斑作用益增。

经验采菁：

1. 二药配伍常用于治疗色素沉着，黑褐斑。二药色白，有灭黯祛斑增颜作用。前人早已认识到二药有一定润养肌肤、美容作用。庄国康治中毒性黑变病，用滋肾抑火法治疗，又根据"肺主皮毛，色白入肺"，随证配伍白芷、僵蚕等色白通窍药以标本兼治取得较好疗效。［中医杂志，1994，（7）：404］姚寓晨经验，治妇女面部黄褐斑以益肾化瘀汤为基本方：淫羊藿15g，菟丝子20g，地黄（血热用生地，虚寒用熟地）15g，当归12g，川芎12g，芍药（养血用白芍，化瘀用赤芍）12g，桃仁12g，红花12g，僵蚕10g。谓僵蚕为虫蚁之品，祛风化痰，善搜剔经络邪气而走头面，能"灭黑黯，令人面色好"。［中医杂志，1993，（1）：15］

2. 二药合用还有良好的祛风化痰通络止痛作用，用于治疗风痰入络之头痛、偏头痛等也有较好疗效。

蝉衣　僵蚕

配伍特点：

疏散风热，化痰结解毒。蝉衣凉散风热，宣肺窍利咽，退翳，解痉，杨粟山谓之"轻清灵透"、"涤热解毒"、"疏达清阳，轻散秽浊"。僵蚕祛风解痉，化痰散结，解毒疗疮。二药气味俱薄，轻清上浮，合用相得益彰，共奏疏散风热、化痰散结解毒之功。

经验采菁：

1. 凡外感风热，温热邪毒诸证之高热、咽喉肿痛、音哑、目赤翳障、腮腺肿痛及大头瘟等均用为要药。朱良春用二药配伍银翘散、豆豉、苍耳子、羌活等治疗病毒性感冒有较好疗效。[上海中医药杂志，1983，（11）：39]　　蒲辅周认为，"扁桃腺炎，中医称咽痛、喉蛾、乳蛾，治疗重在祛风，不在清热，用甘草、桔梗为主，要加祛风开闭之药，如僵蚕、蝉衣、蜂房、前胡、射干"。[上海中医药杂志，1986，（2）：33]

2. 上呼吸道感染后期留有咳嗽，咽痒，或痰黏稠，或声嘶，咽痒则呛咳，随证配伍二药有疏散风热、化痰利咽、止痒止咳、抗过敏的效果。王正公善用二药合止嗽散治小儿呼吸道感染咳嗽痰多、鼻塞流涕等。对成人慢性支气管炎因外感而诱发咳嗽痰多也常在应证方中加用二药，取疏风化痰、解痉平喘之功。[中医报，1989，4，17②]　　范中明经验，辨证加用虫类药僵蚕、蝉衣、地龙、全蝎治疗急性支气管哮喘颇能提高疗效，认为此类祛风药有祛风解痉、化痰散结、宣达气机、利肺定喘之力。现代药理研究认为，蝉衣有明显的抗过敏作用，可缓解呼吸道痉挛状态。全蝎对小鼠碳粒廓清有降低作用，即其可抑制巨噬细胞活性。而研究表明，巨噬细胞的大量激活，可导致气道口径缩小，阻力增大，在治疗哮喘中起一定作用。地龙能有效地缓解哮喘，保护气道，对外寒内饮哮喘用小青龙合二陈汤加减再加四虫。外寒里热哮喘用麻杏石甘汤合千金苇

茎汤加减酌加四虫。痰浊阻肺哮喘用麻杏二三汤合葶苈大枣汤加味酌加四虫。[中医杂志，1998，(7)：396]

3. 慢性肾炎、肾病因外感风热而致急性复发，随证配用二药有疏散风热、利咽化痰、解毒抗过敏的作用，对控制上呼吸道感染，改善症状，减轻或消除蛋白尿均有一定疗效。[中医杂志，1987，(9)：32][辽宁中医杂志，1983，(10)：14] 颜德馨经验，僵蚕研末，每服1.5g，日服3次（也可用蚕蛹代替），能抗过敏及提高血浆蛋白。(《颜德馨诊治疑难病秘笈》)

4. 蒲辅周治小儿病毒性肺炎、"乙脑"等温热病，见表闭抽风，常于辨证方中配伍二药获效。 [中医杂志，1989，(12)：12]

5. 用于肝炎有降ALT，缩小肝肿大等效果。朱良春用二药又配蜂房、豨莶草等，有解毒散结、疏利肝胆、改善肝功能、阴转乙肝表面抗原等作用。 [上海中医药杂志，1983，(11)：39]

6. 朱良春治疗紫癜，在应证方中加配僵蚕，能加速紫癜的消退，有达肌表化瘀滞之功。[浙江中医杂志，1982，(9)：396]

7. 关幼波经验，二药对素体阴虚肝旺夹有风痰，咽红，身热不退者效果较好。对阴虚血热兼有蕴毒之症，有时在用青蒿、银柴胡、地骨皮无效时，配用二药而可取效。(《关幼波临床经验选》)

8. 蔡化理治疗心肌炎心动过速每在应证方中配伍二药有降低心率的作用。(《中西医结合儿科试用新方》)

9. 颜德馨用二药又配白芷治过敏性鼻炎。

川芎　僵蚕

配伍特点：

祛风化痰瘀通络。川芎活血祛风止痛，善于上行头目，祛巅顶之风。僵蚕疏散风热，化痰散结。二药合用，风痰瘀并治，相辅相成，增祛风化痰瘀、通络止痛之功。

经验采菁：

1. 钱伯文治疗瘀血证，善根据瘀血部位不同作不同的选药配伍。二药配伍，钱氏用于治疗脑部瘀血证。因川芎上行头顶，僵蚕轻灵上达之故。［中医杂志，1985，（8）：23］

2. 风痰上扰之头痛如掣、头目眩晕，如高血压、脑血管硬化、颈椎病、血管神经性头痛等均用为要药。

（三）祛风解毒脱敏

苍耳子　绿豆衣

配伍特点：

祛风脱敏解毒。苍耳子温和疏达，透达肌腠，善于祛风解毒。绿豆衣清心胃热而善于解毒，解药毒。二药合用，相得益彰，共收祛风清热解毒之功。临床观察，二药合用有脱敏作用，也有解药毒的功效。

经验采菁：

朱良春喜把二药合伍用于脱敏解毒，颇为得手。朱氏曾治一农药工人慢性中毒患者，用苍耳子配绿豆衣，并随证配药，取效之速，出乎患者意料之外。［上海中医药杂志，1986，（3）：37］

白花蛇　露蜂房

配伍特点：

祛风解毒抗过敏。白花蛇性善走窜，搜风邪，透关节，解毒攻毒。露蜂房祛风攻毒，散坚积。合用益增祛风解毒之功。临床观察有一定的抗过敏作用。

经验采菁：

1. 黄振鸣，在辨证方中加配二药治疗乳糜尿有较好疗效。（《奇难杂证》）

2. 治疗顽固性皮肤瘙痒、湿疹、荨麻疹、牛皮癣也可选用二药。

防风 乌梅 甘草

配伍特点：

敛内风攘外风，抗过敏。防风鼓舞脾胃清气，疏散外风。乌梅敛肝安定肝风。药理研究证明，乌梅有抗过敏样作用。乌梅、防风合用，敛肝安内以攘外风，祛风抗过敏。更合甘草清热解毒抗过敏，其祛风抗过敏作用益增。

经验采菁：

1. 用于过敏性疾病，有风邪表现或无风邪表现者，均可辨证或辨病选用。

2. 又配柴胡、五味子，名过敏煎，用治过敏性病证有较好疗效。有用过敏煎治疗慢性肝炎获得较好疗效者。

3. 朱宗元经验，治疗小儿肾炎要把握变态反应这一关，认为乌梅解痉功效独特，酸温能利筋脉缓痉挛，解除肾小动脉痉挛，从而改善肾脏血循，有脱敏作用，对消除蛋白尿有一定作用。用三药合柴胡、五味子（即过敏煎）等组成抗变肾病方（乌梅4g，防风3g，柴胡5g，五味子4g，甘草2g，雷公藤7g，蛇舌草7g，红花5g，熟地6g，桑螵蛸4g），并随证加味，治疗小儿肾炎有较好疗效。[中医杂志，1995，(8)：46]

4. 徐福松用乌梅、甘草治精液不液化症有较好疗效。

合欢皮 防风 老鹳草

配伍特点：

安益心脾御外风，解郁活血抗过敏。合欢皮益心脾，和血安神，解郁活血消肿。防风祛风胜湿，升发脾气以御风。老鹳草祛风活血，清热解毒，益肺健脾，抗过敏。三药合用，轻补轻疏轻清，调补以御风，轻疏解郁活血以祛风，轻清解毒助祛风，相辅相成。

经验采菁：

此为姜春华的配伍用药经验，临床实践证明，三药合用有

较好抗过敏作用。用治病理性过敏反应性疾病，如支气管哮喘
因过敏因素诱发或加剧者较宜选用。

（四）化痰浊

海藻　昆布

配伍特点：

化痰结软坚。海藻软坚散结，清热消痰。昆布消痰结，散
瘿瘤。二药合伍，使痰结能化，结滞能散，相得益彰。

经验采菁：

1. 凡痰火郁结诸症，如瘰疬、瘿瘤、痰核等均用为要药。
睾丸肿硬疼痛、慢性扁桃腺炎肿大及滤泡增生、慢性前列腺
炎、非甲亢性甲状腺肿大、瘢痕结缔组织增生、肿瘤癌肿均可
随证选用。

2. 朱小南、朱南荪用其治疗乳房胀痛结块，灼热感，有
解郁热、散结块消胀痛的作用。（《朱小南妇科经验选》）［江
苏中医，1990，（11）：35］

3. 韦文贵治疗视神经视网膜炎的视网膜渗出难于吸收者
加用海藻、昆布以软坚散结促进吸收。（《医论医话荟要》）

4. 王士相临床体会，用海藻、昆布含碘药治疗甲亢，并
不能取得稳定疗效。常见甲亢患者，长期大量服用二药，非但
无效，反而见甲状腺发硬。王氏经验，重证甲亢患者，开始治
疗时，于辨证方中酌加海藻、昆布各6~9g，可提高疗效。服
药10天左右，即停用二药。（《名老中医医话》）虽属离经，
但值得进一步观察研究。临床观察表明，海藻、昆布、海带等
含碘较丰富的中药对甲亢病人弊多利少，可使甲亢症状不易控
制，甚或使病情加重，或使病情反复。现代医学研究也早已认
识到碘对甲状腺素合成的影响。故大多数医家经验认为，甲亢
患者（不论伴有明显甲状腺肿大与否）宜慎用或忌用海藻、
昆布等含碘量高的药物，夏枯草、生牡蛎清肝化痰散结，含碘
较少，可随证选用。但也有经验认为，二药在治疗初期或甲亢

症状难于控制时可选用，待症状减轻后去掉，若用1周后不效即去之不用。

5. 沙载阳喜用海藻治疗慢性肝炎。［江苏中医，1990，（1）：1］　章次公用海藻治疗渗出性胸膜炎，可帮助病理性炎症渗出物的吸收。（《章次公医案》）

白芥子　夏枯草　海藻

配伍特点：

化痰散结，促炎性增生病变吸收。白芥子性锐，通经络而调气机，善逐痰浊而散结消肿。夏枯草疏肝散结消痰积。海藻软坚散结化顽痰，通脉络。三药均有化痰软坚散结之力，合用益增软坚散结之力，可促进炎性增生病变及其他增生性病变吸收。

经验采菁：

1. 姚石安经验，卵巢囊肿属肝肾不足、气血失调是病本，肝郁痰阻是标，治疗辨证以气虚痰瘀互阻为主，在用药上"痰瘀同源"，善重用白芥子、夏枯草、海藻，对卵巢囊肿及其炎性增生性病变有不同程度的软化吸收作用。［中医杂志，1996，（2）：129］

2. 痰瘀互结诸症如痰核、瘰疬、瘿瘤、癌肿等均可随证选用。

青黛　白矾

配伍特点：

清肝解毒，消痰瘀退黄疸。青黛清肝凉血解毒。白矾消痰燥湿，解毒，化瘀浊，治黑疸。"痰化黄易却"二药合用，共奏清肝解毒、消痰瘀退黄疸之功。

经验采菁：

退黄疸，阳黄、阴黄均可随证配伍运用，阳黄尤宜。对肝炎残留黄疸久久不退者也有较好疗效。关幼波经验，二药治黄疸效果较好。［中医杂志，1984，（9）：21］

苍术　白芥子

配伍特点：

除痰湿通络达卫。苍术燥湿健脾，祛风除湿。白芥子气锐善走，通经络利气机，豁寒痰结滞，长于祛皮里膜外之痰浊。二药合用，共奏除肌表痰湿、通经络利气机之功。

经验采菁：

1. 郭贞卿认为，经络为卫气通达肌表的主要弥散渠道。如果肌表经络为痰湿所阻遏，卫气不能顺利达于肌表则不能祛邪外达。治宜宣通经络达卫解表，二药合伍与解表药同时配伍运用，有除湿通络达卫解表之功。[新中医，1985，(10)：15]

2. 二药合用除痰湿通经络作用较佳，对痰湿痹阻，关节肿痛、积液颇有效，寒湿痰饮痹阻腰痛困重僵硬也用为要药。石仰山治气血瘀滞型腰痛也常用白芥子配伍，因气血瘀滞，会引起津气凝聚不畅，白芥子不但能通导行气，更能开结宣滞，随证配伍增强疗效。[上海中医药杂志，1995，(9)]

明矾　皂荚

配伍特点：

蠲痰浊除垢滞。明矾燥湿祛痰。皂荚豁痰导滞，除湿祛垢。二药合用，豁痰除垢滞功效较峻，故也可伤正气。

经验采菁：

陈耀堂曾用过不少药物降血脂，但认为降低血脂较有效者为明矾。每日清晨口服米粒大一粒，温水送服，连服2~3个月，有较好的降血脂作用。[中医杂志，1984，(11)：9] 奚凤霖用二药与其他药配伍组成"去脂片"，有较好降血脂减肥作用。[中医杂志，1986，(7)：67] 但仅适用于体实肥胖，高血脂症属痰湿重者，正气虚者不能使用。皂荚有毒，不宜大剂量服用，也不宜长时间服用。

僵蚕　山楂

配伍特点：

化痰浊行瘀通络。僵蚕祛风解痉，化痰散结清热。山楂化食积，行结气，健胃宽胸，行血瘀。药理研究认为，山楂有降血压、降血脂、强心等作用。痰瘀相关，二药相伍，痰瘀并治，共奏化痰瘀通络之功。

经验采菁：

周仲英认为，僵蚕尚能入血分搜浊，消痰通络，清凉祛风，对肝风暗动，浊邪壅盛者甚宜。蚕喜食桑，禀其清冽芬冽之气。二药相伍，用治高血压、高血脂症属痰浊瘀血闭络之头晕、肢麻、胸闷有效。［中医杂志，1989，(6)：13］

僵蚕　乌梅

配伍特点：

化痰软坚散结。僵蚕消风，化痰散结，灭诸疮瘢痕。乌梅蚀恶肉，消胬肉。二药合用，化痰软坚散结之功益增。

经验采菁：

1. 龚志贤善用二药配入指甲、象牙屑组成济生乌梅丸治疗直肠息肉、声带息肉、宫颈息肉。也可用乌梅15g，僵蚕15g（炒），煎服，一日一剂。（《龚志贤临床经验集》）费国斌经验，二药合用，软坚散结，消息肉。　［江苏中医杂志，1985，(9)：5］

2. 过敏性鼻炎也颇宜选用，有祛风通络、抗过敏之功。

全瓜蒌　川椒目

配伍特点：

化痰逐饮，通痹宽胸。全瓜蒌化痰浊，开痹宽胸。椒目消饮逐水，顺气降逆。二药均善化痰饮，理气通阳，开痹逐痰饮，合用相辅相成，功专逐饮通痹、消饮宽胸。

经验采菁：

1. 焦树德善用瓜蒌椒目汤加减治疗胸腔积液，中医称之为悬饮者。

2. 李建立等经验，治疗结核性胸腔积液，在应用西药抗痨的同时，运用以二药为主的中药复方取得满意疗效。认为瓜蒌能提高机体耐缺氧能力，抑制血小板聚集，降低毛细血管通透性。川椒目可改善微循环，促进炎症吸收，防止胸膜肥厚粘连。以二药合用为主药，配合桑白皮、葶苈子、杏仁、枳壳、冬瓜皮、茯苓、桂枝等，的确是治疗该病的有效方剂。[中医杂志，1998，（1）：3]

天花粉　生牡蛎

配伍特点：

降痰火散坚结。天花粉清热，"消肿排脓结可散"；生牡蛎化痰软坚散结，兼清虚热。二药均为消散之品，消痰火散痰结，合用相得益彰，虽善于消散，却不同于攻破。

经验采菁：

1. 徐蔚霖经过长期临床实践总结出，天花粉对女童性早熟有特殊疗效。天花粉味苦微甘，性寒，有开郁结、降痰火之功，又取其清热散瘀之力，能化乳房提早发育所带来的肿痛。同时，天花粉与牡蛎配伍运用，牡蛎咸寒，化痰软坚兼清虚热。二者合用，降痰火、散坚结之功颇佳。[辽宁中医杂志，1998，（10）：461]

2. 瘰疬、瘿瘤、痰核、肿块等属痰火郁结者也颇宜选用。

四、清热类

（一）清气分热

金银花　连翘

配伍特点：

清气分热，透解血热。金银花清芳疏透，能清气分热，也可透解血分热。连翘轻清上浮，清气分热，兼能疏散透解。二药轻清透达，既清气分实热，又透解血分邪热，清解不伤正。

经验采菁：

1. 王为兰体会，对类风湿关节炎属热盛型之顽固性疾病，大量长期服用银花、连翘，甚有裨益，不似芩、连、胆草之苦寒伤胃，既能清解气分又可解血中热毒。（《北京市老中医经验选编》）

2. 石熙瑞治小儿先天性胆道阻塞性黄疸，认为不同于阳黄，又不同于阴黄，为本虚标实、寒热错杂证，喜用银花、连翘二药，体会二药能散热下气，宣畅气机，有利于肝胆湿热下行。[上海中医药杂志，1983，（2）：22]

3. 斑秀文经验，连翘辛苦而寒，善入血分，解郁清热，凉血和营，行血散结，使血热能清，血结能散，血脉通畅，血止痛消，可用于血热壅盛所致的月经过多、崩漏、痛经等。连翘清热解毒，其气芳香，祛湿化浊，泻心火，降脾胃湿热，用于治疗湿热带下、赤白带下有较好疗效。[中医杂志，1993，（5）：276]

黄连　乌梅

配伍特点：

酸苦涌泄，清热泻火。黄连清热燥湿治痢，清心除烦。乌梅清凉收敛，敛肺涩肠，生津开胃。"酸苦涌泄"，二药酸苦合用，增黄连泻火泄热作用，清热燥湿不伤阴，生津涩肠不碍邪。

经验采菁：

1. 心火亢旺，心烦不寐，口疮口糜，痒疮等均可随证选用，能增泻火清心除烦安神疗疮痒之功。

2. 急慢性湿热泻痢均宜选用，对泻痢已久湿热未尽，阴液已伤者尤宜。刘鸿恩运用乌梅有丰富经验，刘氏治痢体虚者用独梅汤，认为乌梅能舒胃气敛肝养肝。　[中医杂志，1991，（1）：59]　姜春华认为，乌梅有抗菌、抗真菌、抗过敏作用，用于急慢性炎症不敛邪。[中医杂志，1991，（3）：60]

生石膏　竹叶

配伍特点：

清热生津，除烦止渴。生石膏清透气分郁热，清胃中邪热。竹叶清心除烦渴，泄胃热。二药为竹叶石膏汤之主药，合用清泄而透不闭遏，功专清热生津、除烦止渴。

经验采菁：

1. 姜良铎经验，治消渴病在解除口渴一症，生石膏最为理想，无论上消、中消，只要是口渴、舌红，即可运用，配以竹叶疗效更佳。[中医杂志，1993，（5）：311]研究表明，淡竹叶有升高血糖作用，故用治Ⅱ型糖尿病，消渴口干，不宜用淡竹叶，而宜用竹叶。

2. 温热病后期，邪热未清，口干，心烦不宁等也用为要药，心胃火热亢盛之口舌糜烂等也可选用。

（二）清血分热

金银花炭　生地炭

配伍特点：

清热凉血解毒，养阴护心。金银花长于疏散风热，清热解毒，且入血分而凉血。生地黄清热凉血，养阴生津。二药合用，银花清解透达，随清热凉血的生地黄入血分，而能气血两清，清解不郁遏，且养阴护心。

经验采菁：

1. 此为赵炳南惯用的凉血解毒药组，赵氏经验，生地黄炒炭存性，色黑入血分，解入于血分之热毒。二药如用之得当能起羚羊角、犀角之功效。（《赵炳南临床经验集》）

2. 养阴护心，减轻热毒对心阴的耗伤和心肌的损害。因生地黄含有营养心肌、保护心肌、强心的多种因子。病毒性心肌炎属血热或热毒伤阴者用之颇宜，二药可不炒炭用。

大青叶　玄参

配伍特点：

清热凉血，养阴解毒。大青叶解心胃二经实热火毒，清热凉血，消肿利咽。玄参滋阴降火解毒，尤善降虚火利咽喉。二药善于清解降泄心胃二经实热虚火，合用相得益彰，增清热凉血、解毒利咽之功。

经验采菁：

1. 孙谨臣善用二药配伍治疗乳蛾肿痛，且无滋腻留邪之弊。刘氏经验，大青叶解热毒消乳蛾功效甚著，合玄参养阴降火解毒，利咽消肿痛作用甚为满意。　［上海中医药杂志，1989，（6）：20］

2. 张望之经验，黑睛病多属热毒，治宜活血解毒，玄参清郁热，滋肾阴，润肝燥，解热毒为主药，每重用40～60g，配伍银花、黄柏、茺蔚子、生甘草等有较好疗效。［江西中医药，1996，（2）：8］

生地黄　蒲公英

配伍特点：

凉血解毒，散结除痹。生地黄滋阴清热，凉血解毒，逐血痹，除痹痛。蒲公英清热解毒，消肿散结，疏肝化滞。二药合用，增凉血解毒、散热除痹之功。

经验采菁：

1. 热痹，症见关节红肿热痛，或伴有风湿结节，属血热壅滞者用之有较好疗效，对伴有热毒犯心者尤宜。蒋立基治疗痹证，对生地黄倍加赞赏，风湿热痹、热痹均随证选用地黄，且用量多在50g。[黑龙江中医药，1985，（5）：5] 药理研究表明，生地黄有较好的抗风湿作用。

2. 血有热毒之疮疡肿毒、咽喉肿痛、口舌糜烂及各种血证均宜选用。

水牛角　赤芍

配伍特点：

解毒散瘀，凉血止血。水牛角清热凉血解毒。赤芍凉血散瘀通经脉，消肿止痛。二药均能凉血，一长于解毒，一善于散瘀，合用能凉血解毒散瘀。

经验采菁：

1. 董建华认为，水牛角治热痹颇有疗效。董氏用二药相伍治热痹，症见关节红肿焮赤灼痛，口渴烦热，小便黄赤，舌红苔黄者。（《现代著名老中医临床诊治荟萃》）

2. 朱良春又配丹皮治环形红斑或皮下结节有较好疗效。[中医杂志，1987，（9）：14]

生地黄　川牛膝

配伍特点：

凉血养阴降火。生地黄滋阴凉血泻火以治本。牛膝引血下行，导热下走，降炎上之虚火以治标。二药合用，标本兼顾，上病下取，上下并治，滋润滑利，养阴凉血，降炎上火热功效益增。

经验采菁：

1. 汪承柏经验，生地黄最善清热，有凉血、化瘀血、生新血之功，与牛膝配伍，随证选用，治慢性肝炎口舌生疮，收

效甚快。[中医杂志，1985，（10）：31]

2. 齿龈肿痛、齿衄、鼻衄、倒经均为常用配伍，随证选用，有较好疗效。慢性前列腺炎、精囊炎属血热瘀滞者也用为要药。

桑叶　丹皮

配伍特点：

疏散风热，凉血散血。桑叶轻清疏散，甘寒清润，善于疏散风热泄肺热，清肝热明目。丹皮凉血，活血散瘀。二药轻清疏散，合用疏散风热、凉血散血功效益增。

经验采菁：

1. 风热引动肝阳，气火偏旺之头痛头晕，或胸胁灼痛，或目赤畏光用之甚宜。张泽生善用二药配伍治疗此类头痛头晕。（《张泽生医案医话集》）　如头部抽掣作痛，用天麻钩藤饮配伍二药，疗效益佳。

2. 徐景藩经验，按叶桂之旨，桑叶、丹皮同用擅长清肝经气血之郁热。凡慢性胃肠炎有肝经郁热而兼形热，手足心热，头额昏痛，性躁，脉弦，尤以妇女更年期较常见，配加二药，可有良效。[中医杂志，1991，（5）：13]

槐花　小蓟　夏枯草

配伍特点：

凉血止血，清泄肝热。槐花清热凉血止血。小蓟凉血止血。夏枯草宣泄肝胆郁火，畅气机于清肝热之中。三药合用，清降中有开郁，凉血止血中有宣泄，相辅相成，共奏清泄肝火、凉血止血之功。

经验采菁：

1. 肝火上炎下迫所致多种血证，如脑溢血、眼底出血、鼻衄、尿血、痔血、肝病合并血证均可选用。用治肝病血证不仅有凉血止血作用，且又有降ALT，改善肝功能等功效。

2. 三药合伍降压作用良好而稳妥，用治肝经郁热型高血压有较好疗效。

（三） 清脏腑热

草决明　芦荟

配伍特点：

清肝和胃，通便解毒。草决明清泄肝胆郁火，润肠通便，消肿毒。芦荟下行通便泄热，泄肝胆积热，解毒。二药相伍，清泄肝胃，通便导热下行以解毒。

经验采菁：

朱良春经验，决明子清肝和胃通便，为治疗消化道溃疡之有效药，合芦荟泻肝脾积热，善治肝胃火热上炎，对口疮口糜、烦热口渴、大便秘结等有较好疗效。若配马勃、木蝴蝶，清热生肌护溃疡面，可加速其愈合。　［上海中医药杂志，1983，（1）：28］

黄连　吴茱萸

配伍特点：

泄肝郁，清肝火，和胃止酸。黄连泻心火，"实则泻其子"而降泄肝胃。吴茱萸疏泄肝郁，下气降逆，同气相求，引热下行。二药寒热并用，辛开苦降，能泄肝郁，合用相反相成，共奏清肝解郁热、和胃止酸之功。

经验采菁：

选用时，随二药剂量之不同而有不同的适应证。

1. 二药各等份，张景岳称之为黄连丸，可治大便下血、痔疮肿痛等症。

2. 黄连与吴茱萸用量为6:1时为左金丸，治肝火犯胃之胁痛、胃脘痛，伴泛酸、呕吐、嗳气、嘈杂、灼热感，用为要药。但谢海洲经验，黄连散即左金丸，用起来比例不是6:1（或1:6），而是3:6（或6:3）。如此用起来效果较好，发挥各自的特点，而且起到了反佐的作用，适应于寒热不同的胃溃疡嘈杂症。[中医杂志，1995，（2）：69］　董建华经验，对胃脘痛，泛酸，烧心患者，用左金丸不效，加用生石膏可获得热清酸止的效果。[中医杂志，1993，（5）：311]

3. 张羹梅灵活变动二药剂量，若胃阴亏，重用黄连，轻用吴茱萸反佐，并配用石斛；若胃寒者，则重用吴茱萸，轻用黄连反佐，并可配党参。　[上海中医药杂志，1982，（2）：8]

黄芩　仙鹤草

配伍特点：

清胃益脾，消痞止痛。黄芩清胃热，清热燥湿止泻痢。仙鹤草清热解毒，清解中有扶正益气、健脾胃之功，且行瘀缓急止痛，"活血，理百病，散痞满"。二药清胃不寒中，健脾不滞气，清解与清补合用，行瘀缓急，合用相得益彰，更增清胃益脾胃、散痞止痛之功。

经验采菁：

1. 单兆伟治慢性胃炎，十分注意药物的选择与配伍，清胃应注意苦寒伤中之弊。黄芩配仙鹤草，则清胃之力有增，而无苦寒伤脾之忧，健脾固本又不滞气助热，二药抑杀 HP 有一定效果，治慢性胃炎胃脘痞胀、呕恶，以及泄痢等属湿热内蕴者效佳，有较好的清胃益脾、消痞止痛作用。　[江苏中医，1997，（8）：3]

2. 二药均可入大肠清热解毒燥湿，且有良好的抑菌作用，故治湿热泻痢、湿热带下均可选用，对慢性泻痢而湿热未尽者更为适宜。二药合用又有良好的清热止血功用，可用于血热引起的各种血证，如咯血、便血、痔血、月经过多、崩漏等。

瓜蒌皮　蒲公英

配伍特点：

清热散结，和胃消痞。瓜蒌皮清肺胃之热而涤痰导滞，宽中下气，和中消痞。蒲公英清热解毒，散结消肿，疏肝行滞。

二药开通消散，合用相得益彰，具涤化痰热、散结滞、和胃消痞之功。

经验采菁：

1. 用治痰热中阻，胃脘痞满不适，黄腻苔，有小陷胸汤之意，而有较好疗效。急慢性胃炎、溃疡病、胆石症、胆囊炎有痰热阻滞者均颇宜选用。

2. 章次公治溃疡病，具小建中汤证者，恒以小建中汤加蒲公英30g，疗效较佳。《章次公医案》）　朱良春认为，蒲公英治胃痛作用"不仅在于它能清胃，还在于它能消瘀，凡胃脘因瘀热作痛用之最宜"，功能清胃定痛，清肝达郁。［上海中医药杂志，1984，（2）：33］　何任治溃疡病也随证善用蒲公英，认为蒲公英既能清热，又能养阴。［中医杂志，1984，（8）：5］　现代药理研究证明，蒲公英可提高胃黏膜电位差，从而增强胃黏膜屏障的作用，还有较强的抗菌消炎抗HP作用。

3. 二药能清热疏肝，故对急慢性肝炎属肝有郁热之胁痛、脘胀、大便不畅、ALT升高等有效。

4. 陈树森经验，蒲公英大剂量较小剂量疗效为优，但用大剂量时约1/3左右的患者感到胃部不适，有烧灼感，或轻度恶心，大部分患者有排气增多，大便稀，经3～5日，症状即可消除。脾虚便溏者宜慎用或不用此药。（《陈树森医疗经验集粹》）

黄芩　黄连

配伍特点：

清热燥湿，泻火解毒。黄芩清热燥湿，泻火解毒，有解热镇静、利尿降压之功。黄连清心胃之火，燥湿解毒，有抗菌消炎、抗心律失常之效。二药合用，相得益彰，清热燥湿、泻火镇静功效益增。

经验采菁：

1. 祝谌予经验，二药合用对更年期出现烦躁不安，血压不稳定，潮热自汗，以及糖尿病患者的烘热汗出，消谷善肌，口苦口渴，牙龈肿痛，痈肿疔疮，烦躁不安等均有良效。

2. 湿热或热毒蕴结其他诸症如泻痢、便血、胃脘痞满、疮毒湿疡等均用为要药。

黄连 香附

配伍特点：

疏泄肝火，行气清热。黄连清心火，泄肝热。香附疏肝解郁。二药清疏并用，寒不郁遏，疏不助火，相辅相成，共奏疏肝行气、清心泻肝火之功。

经验采菁：

1. 肝郁化火，心火亢旺，胸胁胃脘胀痛不适，心烦不寐，非此难除。王渭川用二药合伍治疗郁火胸满痛有较好疗效。（《王渭川临床经验选》）

2. 龚志贤喜用二药治疗气热上攻，头目昏眩及偏正头痛。（《龚志贤临床经验集》）

3. 钱伯煊用二药治热性痛经颇效。［辽宁中医杂志，1988，（8）：30］

黄芩 龙胆草

配伍特点：

清肝胃，泻热利水降血压。黄芩清肺胃邪热，"苦寒除湿热，所以小肠利水自逐，源清则流洁"。龙胆草清肝胆实火湿热，"专于利水消湿"。现代药理研究认为，二药有一定的降压作用。二药苦寒相合，清肝胃泻热利水作用益增，而有降血压之功。

经验采菁：

1. 盛国荣经验，对肝胃火旺之高血压，常投苦寒之黄芩、龙胆草以清肝胃之实热，利尿而降血压。［中医杂志，1994，（1）：22］ 二药主要用于肝胃火旺实证高血压，常见于初期高血压。

2. 肝胆湿热或肝胃火旺之肝炎黄疸、胁痛等也颇宜选用,有较好的清利湿热、清热解毒、降酶退黄疸等作用。

大黄　五味子

配伍特点:

敛泄调节降酶。大黄清利肝胆湿热,凉血活血,通腑泄热解毒,对 HBsAg 有抑制作用,调节免疫功能等多方面多层次的作用。五味子酸敛肝气而不敛邪气,敛肝养肝,护肝降酶。二药敛泄并用,敛养不固邪气,清泄不伤正,相反相成,共奏敛泄调节降酶之功。

经验采菁:

1. 顾丕荣经验,二药敛泄调节是治疗慢性肝炎,ALT 升高的"绝招"配伍。[中医杂志,1994,(8):469]　临床和药理研究证明,五味子及其有效成分有极好的降 ALT 作用,但停药后易反跳。从中医辨证分析,用五味子降酶,若肝火或肝胆湿热重等邪气壅滞时,则疗效较差且易反跳,因五味子虽说酸敛不固邪气,但却无清湿热之功,而二药配伍,则敛养中有清泄,泄敛调节,则降 ALT 更有效更稳妥。

大黄　生甘草

配伍特点:

清泄胃热,降胃止呕。大黄降泄通腑,清胃热,降胃气。生甘草清热解毒,调中和胃。胃以和降为顺。二药清降中能调胃,少量大黄能健胃,合用相得益彰,具清胃热、降胃气、和中止呕之功。

经验采菁:

1. 胃热壅盛,胃气上逆之呕吐,食后即吐,用之有较好疗效。王文育经验,对以呕吐为主者,不论外邪、饮食不节、情志失调、脾胃虚弱所致均用二药配伍治疗取得满意疗效。[中医杂志,1991,(12):6]

2. 吴光烈应用大黄甘草积有丰富经验。①感邪或纳食不慎,胃受热邪干扰，脾气郁闭，升清降浊不能，水饮内停，胃气上逆而见食即吐无味之水，腹胀，有灼热感，小便短赤，脉滑数，舌质红，苔黄少津，用大黄20g，甘草4g，用量比为5:1。②外感热邪或肝郁化火，血分热盛，血热络损见紫癜并尿血，用大黄20g，甘草5g，用量比例为4:1。③外感蕴毒或过食肥甘厚腻，嗜酒失度，湿热痰阻，气血瘀滞，见唇舌颜面生疮，舌质红，苔黄，脉弦数，用大黄20g，甘草4g，用量比例为4:1。④肝气郁结，郁而化火，症见胁痛，胸胁胀满，口苦耳鸣，大便干结，小便短赤，脉弦数，舌红，舌苔黄燥者，用大黄20g，甘草5g，用量比例为4:1。⑤抗衰老，对某些不可妄攻，不可纯补，而宜攻补兼施，虚实同调者，用大黄畅通腑气，祛浊化瘀，使精气化生，气血通畅，功能活动自然健旺，用大黄15g，甘草蜜炙15g，用量比例1:1。或单独应用，或稍事加味，均取得较好疗效。［中医杂志，1993，（2）：85］

3. 王明如用生大黄30g，生甘草5g，水煎服治疗一例毒蕈中毒所致的急性肾功能衰竭取得较好疗效，并体会大黄导泻可使肠道排氮增多，使尿素氮下降，改善肾脏微循环，是治疗急性肾功能衰竭之良药。［中医杂志，1992，（2）：5］徐荣斋经验，二药配伍能利小便。

4. 遇有畏服中药，服药即吐者，用大黄1g，甘草0.6g，煎成一小杯，慢慢咽下，约过20分钟，再服中药即不呕吐。

大黄　决明子

配伍特点：

通便清热，降浊降血压。大黄清热通腑气，凉血祛瘀，推陈出新，"调血脉，泄壅滞、水气，利大小便"。决明子清肝平肝，养肝明目，润肠通便，有降胆固醇作用。二药清下通腑与平肝润肠并用，相辅相成，使腑气得通，浊气得泄，血压得降，有通腑气平肝阳之功。

经验采菁：

盛国荣经验，腑气不通，水道不畅，湿浊凝滞，升降失常，气血运行悖乱而致血压升高者，当通腑降浊，调畅二便，否则不为功，此时此证，二药颇宜选用，以釜底抽薪，通便泻水。尤善用决明子，认为其性缓味醇，对高血压之便秘，无论年老、体弱，还是男、妇均为佳品。[中医杂志，1994，（1）：24]

大黄　大黄炭

配伍特点：

通腑泄热，活血解毒。大黄炒炭后苦寒之性已减。二药合用，相得益彰，增通腑泄热、活血解毒之功，减苦寒伤脾胃之副作用。

经验采菁：

张荣榜经验，用大黄炭30g，生大黄3g，二药之比为10：1。服用后大便次数每天3次以上，可减少生大黄的用量。大便每天1次或偏干者，可小量递增生大黄的用量，大便以每日2次为宜。用于治疗慢性肾功能衰竭取得较好疗效，又可减轻大黄苦寒伤脾胃的副作用，而能坚持服药治疗。张氏曾以大黄合菊花组成肾衰合剂治疗31例慢性肾功能衰竭，总有效率为70%。[中医杂志，1992，（2）：4]

生石膏　石斛

配伍特点：

清热增液养胃。生石膏清透胃热。石斛滋阴养胃，生津清热。二药合伍，清透而不苦寒化燥，养胃而不腻滞寒滑，正合胃喜濡润之性，而有清热增液养胃之功。

经验采菁：

1. 此为过锡生的配伍用药经验，过氏用石斛配小剂量生石膏治疗阴虚胃热，确有复津养胃、增液清热之功。[江苏中医杂志，1987，（5）：4]

2. 消渴属胃热伤阴者用为要药。但研究认为，石斛可升高血糖，故对Ⅱ型糖尿病应慎用石斛为妥。

地骨皮　骨碎补

配伍特点：

补肾清虚热治齿痛。地骨皮清热凉血，除骨蒸劳热。骨碎补补肾活血止痛。二药甘寒苦温并用，平调寒热，补泻兼施，补则治其本，泻则治其标，合用相辅相成，共奏补肾清虚热止齿痛之功。

经验采菁：

此为过锡生的配伍用药经验。过氏用二药配伍统治齿痛，不论寒热虚实，随证配伍他药，均获满意疗效。[江苏中医杂志，1987，(5)：5]

连翘　白茅根

配伍特点：

清热散结，凉血通淋。连翘清热解毒，散结消肿，"主通利五淋，小便不通"，清血分热结而通淋。白茅根凉血止血，清热利尿，利而兼能生津养阴。二药相伍，清热散结而不伤阴，凉血止血而不留瘀，相得益彰，共奏清热散结凉血通淋之功

经验采菁：

1. 李文瑞经验，下焦热结血分之血淋，如西医之肾小球肾炎、原因不明之血尿、泌尿系感染、肾盂肾炎、泌尿系结石等，用二药有较好疗效。(《中华名医特技集成》)

2. 风热外感，咽痛不利、口干咽干；血有瘀热之其他血证，如过敏性紫癜、血小板减少性紫癜、紫癜性肾炎等也很适宜选用。

白头翁　秦皮

配伍特点：

清肝凉血，治崩带，明目。白头翁清热解毒、凉肝止血。秦皮清热化湿，收涩止痢，兼清泄肝热而明目，去目中久热。二药合用，清肝解毒、凉血止血之功益增，清化湿热之效益强。

经验采菁：

1. 李衡友用治肝热肝阳过旺，下迫冲任而致血热妄行的崩漏，效果良好。[中医杂志，1985，(6)：9]

2. 湿热下注而黄赤带下，阴肿阴痒颇宜选用，清热化湿解毒、止带止痒功效显著。湿热是月经不调的重要病因。凡湿热内扰冲任所致月经先期、月经过多、月经淋漓不净、月经色秽如脓血均宜选用。姚五达经验，白头翁、秦皮入肝经清热解毒调冲任，可对手术后胞宫受损及带中夹血起到治疗作用。[中医杂志，1996，(5)：274]

3. 目赤肿痛而痒，眵多黏糊，目生翳膜属肝经湿热者用之也有效。

4. 程门雪经验，治慢性泻痢湿热未净者，秦皮涩中有清，涩不留邪，清不伤正，为首选之品。

5. 曹向平治尿路感染尿培养有大肠杆菌生长，善配伍二药治之，有较好疗效。[江苏中医，1991，(4)：7]

6. 洪广祥治疗支气管扩张，呼吸及痰有臭味者，痰培养绿脓杆菌阳性，加用夏枯草 20～30g，白头翁 15～30g，白细胞明显升高加用败酱草。对肝火肺热者则重用白头翁 15～30g，秦皮 15g。[中医杂志，1995，(11)：658]

7. 卢尚岭治疗室性早搏善用白头翁，认为白头翁清热凉肝，疏郁透达，镇痉息风，最宜于肝经郁火之心悸。[上海中医药杂志，1997，(1)：9]

地骨皮　桑白皮　桑叶

配伍特点：

散表之风热，清肺之积热。桑叶疏散肌表风热。桑白皮甘寒泄降，清泄肺之郁热。地骨皮甘寒清润，清透肺胃之积热。三药合用，清泄不郁遏，清透清泄之力益增，善于散肌表之风热，清肺胃之积热。

经验采菁：

1. 方佩珍经验，地骨皮是一味有效而无副作用的抗过敏药物，重用地骨皮 30g，配桑白皮、桑叶，有疏散肌表风热，清泄肺胃积热之功，随证配伍治疗接触性皮炎有较好疗效。

2. 汪达成治疗荨麻疹善用地骨皮、桑白皮，二药微寒，入肺肝肾三经而清肺热，配防风祛湿止痒，白鲜皮清热解毒、祛风除湿而止痒。认为地骨皮功效独特，可降肺中伏火，泻肝肾虚热，凉血而补正气，除用于治疗荨麻疹外，还可用于治疗糖尿病。地骨皮配桑叶治小儿虚汗有良效。（《中华名医特技集成》）

黄连　知母

配伍特点：

清心泻肝润肺。"实则泻其子"。黄连泻心清肝热，治实火郁结。知母清肺胃，泻肾火，养肺肾阴液。二药合伍，清热不化燥，泻南补北，能清心泻肝而养肺润肺。

经验采菁：

1. 邹鑫和经验，肝火犯肺，阵阵剧咳，夜间尤甚，烦躁，两胁震痛，甚则痰中带血，二药为的对之配伍，非此难除。

2. 心火上炎之不寐、口糜、心悸均用为要药。对缓解或消除甲状腺机能亢进合并心动过速有较好疗效。对更年期综合征之烦躁不寐、烘热汗出也颇宜选用。

3. 董建华治糖尿病消渴属火热重者，擅长用黄连，认为黄连苦寒清热，专治消渴饮水，小便甜，是治疗糖尿病胃热炽盛的首选药物，但用量不宜重，以 5g 为宜，小量久服，药效持久。喜用黄连配知母，组成治疗消渴清热泻火的常用药对。[辽宁中医杂志，1999，（11）：485]

（四）清虚热

黄柏　知母

配伍特点：

清湿热养阴降火。黄柏清热燥湿，长于清肾经相火，泄下焦湿热而坚阴。知母滋肾阴降火，清实热，退虚热。二药合伍，坚阴与养阴并用，清不化燥，养阴不助湿热，相辅相成，共奏清湿热养阴降火之功。

经验采菁：

1. 阴虚火旺之低热、潮热、盗汗、咯血、衄血、虚烦不寐、遗精、阳强等均用为要药。二药合伍有镇静、抑制虚性亢奋作用，能降低性神经的兴奋性。李广文认为，黄柏、知母相伍治疗遗精有特效。［中医杂志，1990，（12）：6］　李氏常用二药治疗精液不化所致不育。因知母、黄柏合用可降低性神经系统兴奋性，在治疗过程中，为防性欲减退太过，伍用补肾壮阳之淫羊藿，可明显提高性欲，并能防止知柏寒凉太过。［新中医，1999，（2）：10］　二药对前列腺炎、精囊炎所引起的遗精均有较满意疗效，可随证配伍用于多种证型的遗精。

2. 现代医学研究认为，二药对抑制免疫损伤性反应有一定作用，对阴虚火旺型的各种免疫损伤性疾病均可选用，与免疫机制失调有关的一些疾病属阴虚火旺者也可选用。血小板减少性紫斑、红斑性狼疮、肾炎肾病血尿、甲亢、糖尿病等均可随证选用。

3. 湿热下注伤阴诸证用为必备之配伍。有观察认为，二药对消除尿中白细胞有较好疗效。慢性肾盂肾炎属湿热伤阴者颇宜选用。

4. 朱南荪用于肾亏肝旺型之不孕症，基础体温高水平单相或高水平不典型双相之患者，用二药配以柔肝养血之品，可使基础体温转为典型双相。［江苏中医，1990，（11）：35］

5. 岳美中用补中益气汤配伍二药，治清阳下陷之血尿，收到较好疗效。（《岳美中医案集》）　李少川经验，治肾炎恢复期尿中有白细胞，且颜面苍白肌瘦，中气不足之小儿，常以补中益气汤加黄柏、知母以清命门之相火，每多奏效。［天津中医，1999，（4）：1］

生地　白薇

配伍特点：

滋阴凉血退虚热。生地清血热，凉血止血，养阴血，通利血脉。白薇清虚热，凉血，通血脉。二药合用，更增凉血养阴退虚热之功。

经验采菁：

1. 此为周仲英的配伍用药经验，治疗阴虚血热中风，肢体疼痛、麻木不遂、低热、口干、舌红等症有较好疗效。（《周仲英临床经验辑要》）

2. 温热病后期，阴虚低热不退，二药也用为要药。或内伤杂病阴虚内热，低热不退，产后阴虚潮热等均可选用。

3. 二药用治血热或阴虚血热所致月经过多、崩漏、衄血、阴虚潮热、盗汗等均有效。

地骨皮　白薇（青蒿　连翘）

配伍特点：

退表证潮热。地骨皮清热凉血，清泄肺热，善退虚热。白薇清热凉血，既能清实热，又善于清虚热。青蒿草芳化清解，善退虚热。连翘轻清而宣散，清热解毒，也可疏散风热。诸药均善于退热、清热而凉散，不闭遏不留邪气，合用相得益彰，退热功效益增。

经验采菁：

龚士澄经验，潮热特点在于潮有定时，故无论里病所致的"内潮"，表邪所致的"外潮"，只要定时，表不实，就可概用地骨皮。里病潮热，须针对发病原因，立法处方，宜以地骨皮为主药，尤其是阴虚潮热，不可或缺。白薇善退时病之发热，尤其是夜晚热甚，善于退风温犯肺之有汗身热，用治流行性感冒，发热，晨轻夜重，及暑病热在卫气分，解热功效明显，缘其凉而清散，无阴凝之弊。表证潮热，须外寒已散，投和解、解肌、辛凉、清热诸法不应者，即用地骨皮以退之。午后潮热，伍以青蒿；夜晚潮热，伍以白薇；早晨潮热，伍以连翘，多能起退热作用。对肺部感染邪毒、痨虫所生之潮热，地骨皮最为合拍。地骨皮乃走表及走里之药，可以退多种潮热，临证验之，诚然。(《临证用药经验》)

生地　地骨皮

配伍特点：

养阴凉血，清退虚热。生地滋阴清热凉血。地骨皮清热凉血，退虚热而透达。二药均入血分，善于清血分实热，也清血分虚热，清解中尤能甘寒养阴，合用相得益彰，更增养阴凉血、清退虚热功效。

经验采菁：

1. 血热或阴虚血热所致血证，如吐血、咯血、鼻衄、肌衄、崩漏、月经淋漓不尽等均用为要药，有较好清热凉血、养阴止血之功。

2. 阴虚低热、潮热、盗汗、五心烦热等为必选配伍，有滋阴清虚热退骨蒸之效。

3. 阴虚内热消渴也用为有效配伍，Ⅱ型糖尿病颇宜随证选用。药理研究证明，生地有降血糖作用，地骨皮不仅有降血糖作用，而且对胰岛 β 细胞结构损伤也有减轻作用。对Ⅱ型糖尿病可辨证选用二药，也可用单味地骨皮。李孔定经验，重用地骨皮 60g～120g 或 200g，治Ⅱ型糖尿病有较好疗效。(《中华名医特技集成》)

五、温阳散寒类

细辛　附子

配伍特点：

温阳气，散寒凝，蠲痰饮。细辛外散风寒，内祛阴凝，温通肾气，开通诸窍。附子温里扶阳，散寒滞通经脉。二药合用，温通宣散，彻表入膀胱经，彻里入肾经，相得益彰，共奏散寒凝、蠲痰饮之功。

经验采菁：

1. 阳虚阴寒阻遏，胸闷胸痹，脉迟，用之得当有较好疗效，可用治病态窦房结综合征属阳虚寒凝者。但有人认为，细辛可能有诱发心房纤颤副作用，故对有心房纤颤倾向者应慎用。赵冠英经验，重用细辛的作用，细辛温阳散寒入心经，对心绞痛属心阳虚损，血脉瘀阻而反复发作要温阳通脉，心肾同治。细辛温补心肾，散寒止痛效佳，每以 6～8g 合益气活血之品同用，对减少和防止心绞痛发作确有良效。治疗病态窦房结综合征，重用细辛（10～15g），配伍益气活血药，心率可逐步提高到正常范围。（《中华名医特技集成》）

研究表明，细辛对心脏有明显的兴奋作用，可使心肌收缩力增强，心率加快，且呈现正性肌力和正性频率等作用，对病态窦房结综合征、窦性心动过缓、房室传导阻滞等慢性心律失常有一定治疗作用。慢性心律失常多由阳气亏虚、痰瘀互结所致，细辛与附子、桂枝、黄芪等配伍，振奋心阳的作用尤为突出，故对缓慢性心律失常有明显的纠正作用。郝建新体会，治疗缓慢性心律失常时细辛用量宜在 10g 左右。 [中医杂志，1996，（10）：630]

2. 温暖胞宫，用于治疗肾阳不足，寒凝胞宫之痛经、闭经、不孕。朱久之用治子宫寒凝不孕，可获得温阳暖宫、散寒

凝种子之效验。[辽宁中医杂志，1983，（9）：12]

3. 蠲痰饮，《本草汇言》云："细辛佐附子能散诸痰之壅。"对阳虚寒痰水饮咳喘，用为要药。龚志贤自拟扶肾蠲饮汤，用附子30g，细辛6g，干姜12g，桂枝12g，半夏12g，炙甘草9g。方中取附子温阳化饮、细辛散寒蠲饮之功，而有较好疗效。（《龚志贤临床经验集》）

4. 寒湿痰饮痹阻，关节疼痛漫肿恶寒等证也用为要药。

肉桂　鹿角　小茴香

配伍特点：

温补肝肾，散寒通经。肉桂补命门火，益阳消阴，散寒止痛。鹿角温肝肾，强筋骨，活血消肿。小茴香散肝经寒滞，理气止痛，治寒疝腹痛，睾丸偏坠。三药同入肝肾，温阳散寒滞，理气活血，合用相得益彰，共奏温补肝肾、散寒通经之功。

经验采菁：

主要用于治疗肝肾不足，寒滞肝经之疝气腹痛、睾丸冷痛、水疝等。程门雪以三药合用治疗疝痛，睾丸肿痛属寒凝肝经者，每获良效。（《程门雪医案》）

蜀椒　小茴香

配伍特点：

疏通厥阴寒滞。蜀椒温中散寒止痛。小茴香散厥阴寒邪，理气止痛，调中和胃。二药合用共奏疏泄厥阴、驱除阴寒之功。

经验采菁：

1. 为治疗寒疝腹痛要药，睾丸偏坠冷痛、睾丸鞘膜积液用之有较好疗效。

2. 川椒为叶天士治疗肝肾阴浊之邪上泛之品。小茴香，程门雪尝谓"补肾药中须加茴香，初予总不解，今悟是甘温合化以通补奇经"。刘树农治疗肾结石肾积水，将二药合用，

通中寓补，温化祛寒湿利水之功益增，有较好疗效。［上海中医药杂志，1985，（1）：6］

吴茱萸　细辛

配伍特点：

激化肾阳，驱脾中阴寒。细辛通阳气，散寒结，入肾经，更可激发肾中阳气以驱逐阴寒。吴茱萸暖肝散寒止痛。东垣云："浊阴不降……泻痢，宜吴萸治之……用之如神，诸药不可代也。"二药合用，共奏激化肾阳、逐脾中阴寒之功。

经验采菁：

1. 岳美中用治肾泻。岳氏治一例肠鸣腹泻，食谷不化，多方治疗无效，用理中汤去甘草加细辛、吴茱萸为治。去甘草，乃防其将肾经药物缓停中焦，以削弱暖下之力。加二药激发肾阳，驱逐脾中阴寒浊邪以止泻。服药三剂，三年顽疾得愈。（《老中医医案医话选》）

2. 盛国荣治脾肾阳虚泄泻，在健脾温肾之时，加祛散之品，而细辛亦为要药。治疗慢性肠炎，脐围闷痛，腹中雷鸣，用人参、黄芪、肉桂、附子、鹿角霜、补骨脂、诃子等，并加细辛 6～10g，温散寒湿，并配吴茱萸、干姜，效果显著。［上海中医杂志，1985，（4）：28］

附子　桂枝

配伍特点：

温通心肾阳气，散寒通络除痹。桂枝温阳通经脉，利关节。附子温肾阳，散寒湿除痹痛。二药合用，相得益彰，温通心肾阳气、散寒通经止痛功效益增。

经验采菁：

1. 阳虚寒湿痹阻肌肤关节，一身尽痛而烦，不能转侧用为要药。

2. 风湿性心肌炎属心阳虚，心悸汗出，甚则心力不支，脉细弱或结代用之较宜。［上海中医药杂志，1982，（1）：14］

二药均具刚燥之性，阳损常可及阴，故有经验认为，即使阴虚不明显，也可配伍养阴之品，如地黄、麦冬、玉竹等，以"阴中求阳"，且可制桂附伤阴之弊，服药稳妥有效。陈妙峰用二药又配党参、黄芪、麦冬、丹参、炙甘草治疗阳虚型心律失常，认为附子强心，增加心肌供血，使窦房结功能兴奋性增强，改善传导功能，对缓慢型或快速型心律失常均可随证选用附子10～45g。[上海中医药杂志，1990，（11）：3]　张伯臾治疗心痹（冠心病、心绞痛），温阳通阳善用附子、桂枝，特别是附子一味，既能温阳又能通阳，优于桂枝，甚为推崇。（《张伯臾医案》）

麻黄　附子

配伍特点：

温阳通经散寒滞，助阳平喘。麻黄辛散温通，宣肺气，平喘利水，散肌表寒湿。附子纯阳善走，温下焦元阳，逐在里寒湿，散在表之风寒。二药温阳宣通，肺肾同治，心肾同疗，合用相得益彰，共奏温阳散寒通经脉、助阳平喘之功。

经验采菁：

1. 心肾阳虚咳喘用为要药，虚喘不忌麻黄。肺心病痰饮咳喘、水肿，随证选用三拗汤、越婢汤、小青龙汤合真武汤加减有较好疗效。颜德馨治哮喘之偏于寒胜者，最喜冠此两味。[中医杂志，1984，（10）：6]　董建华也善配用二药助阳平喘，对心肾阳虚，痰饮咳喘，或兼有外感风寒者，用之有温阳化饮、宣肺平喘功效，常又与白果、五味子等配伍。[浙江中医杂志，1984，（11）：498]　虚喘用麻黄的剂量宜随证酌定，有的体会虚喘用麻黄的剂量约为治实喘的1/2，一日量掌握在3～6g为宜。

2. 麻黄宣通寒滞提高心率以治标，附子温壮心肾阳气以治本，为治疗心肾阳气不足迟脉症的常用有效配伍。附子能提高窦房结功能并改善房室传导阻滞。范昌华治疗完全性房室传导阻滞，随证逐渐增加净麻黄、熟附子用量，并配伍细辛4～

14g。魏汉民治病态窦房结综合征善用麻黄，用量较大，可从6g开始，随证逐渐递增，重用至25g，且与附子、黄芪等配伍。先武火煎去沫，后文火煎，久煎后发汗作用减弱或消失。[中医杂志，1996，（8）：461] 但有人认为，麻黄、细辛用量增加是拔苗助长。

3. 陈耀堂运用二药治疗中风偏瘫属肝阳不足，阳虚生风者。（《名老中医医话》）

4. 肾炎肾病属阳虚表寒之水肿、咳喘也用为要药。

5. 王大经体会，二药合用能增强温阳散寒除痹痛之功，善用二药配伍治疗寒湿痹痛。（《北京市老中医经验选编》）

全瓜蒌　薤白

配伍特点：

宣通阳气，散阴凝痰结，下气导滞。全瓜蒌润滑，涤痰导滞，宽胸散结，滑利大肠而调气滞，舒肝郁。薤白滑利，宣通胸中阳气，散阴寒之结，下气行滞散血。二药合伍，辛通滑利，通降行滞，善于宣通阳气，散阴凝痰结，行气导滞，总以宣通阳气为要。

经验采菁：

1. 阳微阴盛，阴寒痰浊阻遏心阳而致胸痹胸痛，短气不足以息用为的对配伍，是治疗冠心病心绞痛属阳微阴盛之要药。沙星垣经验，治冠心病用薤白15～30g才效著。[中医杂志，1984，（10）：13]

2. 慢性泄痢夹滞，里急后重，肛门坠胀，用之有较好疗效。《汤液本草》谓："下重者，气滞也。四逆散加此（薤白），以泄气滞。"张伯臾每以二药与桂枝汤合用治疗脾虚夹滞泄痢，并谓二药通阳泄浊，调利气机，对消除里急后重疗效可靠。[中医杂志，1980，（6）：13《张伯臾医案》] 谢海洲谓薤白上开胸痹，下泄气滞，治疗泄泻伴里急后重有确切疗效。[中医杂志，1982，（11）：15] 傅方珍经验，用四逆散加薤白治脾虚泄泻，薤白必须重用才能通阳散结，下气行滞。

(《中华名医特技集成》)

3. 哈荔田治孕痢除后重不用枳实、厚朴，而用薤白通肺气利肠胃，散结疏滞，安胎利产，除后重之效优于枳青之品。[中医杂志，1985，(7)：21]

4. 章次公体会，薤白尤能下气散血，健胃开隔，对脘胀有卓效。故凡有胃胀者，悉用之，为章氏独到经验。张泽生每用二药治痰浊内阻，胸阳不振之便秘。[中医杂志，1985，(9)：24]　施奠邦治疗妇人肝气郁结而见胸闷不舒者也喜配伍二药，每能取效。

六、温清合伍类

细辛　酒大黄

配伍特点：

辛散苦降泄郁火。细辛辛散上浮，长于祛风止痛，能降浊而升清，故善治头痛。大黄苦降清泻，酒制则能载药上行巅顶，清上降泄。二药一温一寒，辛散开郁与苦寒泄降并用，辛燥不伤阴，泄降不苦寒闭遏，相反相成，共奏辛散苦降泄郁火之功。

经验采菁：

1. 周仲英此配伍用药经验，用于治疗肝旺火郁、风火上扰头痛有显著疗效。（《周仲英临床经验辑要》）

2. 除用于肝旺火郁头痛外，对郁热火邪上冲而致牙龈肿痛、口腔糜烂、口腔溃疡肿痛、目赤肿痛等均可随证选用，伴大便秘结者可用之，即使大便不秘结而郁火甚者也可选用。

细辛　生石膏

配伍特点：

清宣肺胃邪热，宣通开窍止痛。生石膏清透肺胃邪热。细辛散风寒，宣通鼻窍，长于止痛。二药寒温并用，清宣合伍，清不郁遏，散不助热，共奏清宣肺胃邪热、开窍止痛之功。

经验采菁：

1. 顾兆农以二药相伍治疗鼻衄属肺卫有热者，且体会二药剂量以 1∶10 为佳。（《顾兆农医案选》）

2. 胃火郁热风热牙龈肿痛、头痛用为要药。祝谌予经验，二药相伍，以细辛之辛散引石膏之寒冷治疗内蕴郁热之牙龈肿痛，不但有清热止痛的作用，而且无燥烈遏邪之弊。［中医杂志，1992，（11）：13］　龚士澄经验，二药可治口臭。（《临

证用药经验》）

3. 热痹，尤以下颌关节属热痹疼痛更为适宜。此乃阳明经所循行部位。

细辛　黄连

配伍特点：

清宣郁火治口疮。细辛宣散，善于止痛疗口疮。黄连清热燥湿，泻火解毒。二药寒热互济，细辛引黄连达少阴肾经，黄连引细辛达少阴心经。合用清宣心肾郁火，善治郁火口疮。

经验采菁：

治少阴郁火之口疮、口糜、流涎、齿龈肿痛，用为要药。龚士澄经验，二药散火清热，清心解毒，善疗心火上炎之口疮，二药等量为末，饭后漱口，取药末敷上任其流涎即愈。（《临证用药经验》）

羌活　黄连

配伍特点：

解表清里，宣泄解毒疗口疮。羌活表散肌腠风寒湿邪。黄连泻火解毒，清泄心胃火毒，疗口疮。二药合用，宣散清解，相辅相成，共奏解表清里、宣泄解毒疗口疮之功。

经验采菁：

徐仲才善用二药相伍治疗口疮、口糜有表证者，症见形寒发热，少汗，口糜口疮，流涎，心烦，口苦口干等。羌活用量应视表证轻重酌定，一般用小剂量仅取其宣散作用。［浙江中医杂志，1984，(9)：418]

细辛　黄芩

配伍特点：

清肺热通鼻窍。细辛芳香走窜，行散风寒，辛香宣通鼻窍透脑。黄芩长于清肺热解毒。二药寒温并用，清解中能宣通，共奏清肺热通鼻窍之功。

经验采菁：

龚士澄经验，用细辛 5g 通鼻透脑，黄芩 8g 清肺除热，相反相成，善疗鼻渊涕黄，鼻塞不闻香臭，头脑昏疼等症。（《临证用药经验》）

附子　生石膏

配伍特点：

温阳清热泻火。附子温通心阳，回阳救逆。生石膏清宣肺热平喘，清透阳明气分邪热，生津除烦。二药辛寒辛热并行，温阳清泄并施，相辅相成，清不伤阳，温不伤阴，阴阳互化。

经验采菁：

1. 姜春华经验，生石膏有减弱心力的副作用，与附子配伍，互制互济，温阳清热，各展其长。温热病，气分邪热炽盛，耗伤心阳，心力不支而致虚脱、休克、心力不足用为要药。如肺热壅盛之肺炎合并心衰，可用麻杏石甘汤合附子，甚者又合人参龙牡，有温阳救脱、清宣肺热之功。姜良铎体会，肺胀咳嗽痰多痰色黄稠，畏寒心悸，下肢浮肿，舌质淡黯，乃痰热阻肺，心肾阳虚，当以二药寒热并用。　［中医杂志，1993，（5）：311］

2. 祝味菊用治高热屡效，一以制炎而解热，一以扶正而固本；一以制亢，一以强心。［浙江中医杂志，1984，（6）：249］

3. 小儿夏季热病久，暑热未尽，心肾阳虚，二药温下清上，温阳生津，扶阳解暑，甚为贴切。

附子　龙胆草

配伍特点：

温阳清肝解毒。附子温脾阳助气化强肝用。龙胆草清肝胆湿热实火，解毒。二药大辛大热与大苦大寒并用，辛以开通，苦以泄降，寒以清解，温以暖肝，相反相成，共奏温阳清泄、强肝解毒之功。

经验采菁：

1. 慢性肝炎、迁延性肝炎，或素体脾阳不足，感受湿热之邪，或因过服苦寒之品，清泄太过而伤阳，湿热见证中有畏寒便溏，舌苔黄腻或黄白相兼者，用之有温阳清肝解毒、降ALT 之功。药理研究认为，温阳扶正可激化或提高机体的免疫功能。陈苏生认为，二药温养强肝治慢肝有效。［中医杂志，1979，（10）：48］　有的则用龙胆草与制川乌，或与桂枝配伍，治疗阳虚湿热蕴结之慢性肝炎。

2. 王大经体会，用治类风湿关节炎属阳虚而兼有肝阳上亢者，其降血沉效果也好，多用于类风湿关节炎兼有高血压者。（《北京市老中医经验选编》）

附子　苍术　黄连

配伍特点：

温化湿浊，清化湿热，实脾坚肠。附子温脾阳化湿浊。苍术燥湿运脾开湿郁。黄连清热燥湿，消炎厚肠。三药温阳与清热并用，温化与燥湿并施，清不伤阳郁遏，温化不助热动火，相反相成，使脾阳得振，湿浊得化，湿热得清，腐秽自去，而有健脾厚肠之效。

经验采菁：

江扬清体会，慢性泄痢，如慢性结肠炎、慢性痢疾等，泄痢已久，脾阳不足，湿浊胶结不化，湿热蕴结未清，徒温阳则胶结之湿浊难化，只清热又恐伤阳郁遏，助湿浊闭滞，单燥湿又虑助热，均不中肯綮。唯有温阳燥湿与清热化湿并用，才不会掣肘，符合病机。临证运用时需据阳虚、湿浊、湿热轻重之不同酌定三药的剂量。用苍术时，脾虚生湿则改用白术，若湿盛困脾或痰湿用苍术，剂量小至6g，大至15～20g，舌苔厚白滑腻，苍术可用30g，此时附子用量6～10g即可，如脾虚与寒湿并重，则苍白术同用各6～10g，如苔黄厚浊腻，则重用苍术10～15g，黄连6～10g。如苔腻罩黄或淡黄，不能误认为湿热，而是兼夹脾虚或脾阳虚，此时每取白术与附子、黄连同用。黄连苦寒坚肠，清热燥湿，久泻尽管一派阳虚寒湿，但仍每每用之。在用附、桂、苍术温化的同时，用少量黄连不嫌其寒，但取其苦，每用3～6g伍入方中，属辛苦寒热并用，既能化湿，又能实脾坚肠温脾肾，尤适宜大便滞而不畅，苔腻带黄，大便有黏液者。黄连用量要据下述情况酌定：①大肠湿热较盛，脾胃功能虚衰不著者。②虽属中焦虚寒，但久用或重用温阳健脾之剂不易取效，或取效不易巩固，可以一试。效则坚持寒热补清并用，如虑黄连苦寒量大伤脾阳，则宜相应加重附桂参术的剂量。如此配伍则脾胃虚寒也大致无妨。③大便虽溏，但解而不畅，可用较大剂量的黄连配伍槟榔、制大黄、肉桂、木香、薤白、白术等同用。［中医杂志，1992，（11）：58］

附子　黄连

配伍特点：

温阳清解，泻火护阳。附子温通心阳，温补脾阳，温振肾阳。黄连清热泻火燥湿，以清泄心胃二经之火见长。二药寒温并用，补泻兼施，辛开苦降，温阳助清解，泻火护心阳，相辅相成。

经验采菁：

1. 温阳清热开痞，用治热痞兼表阳虚而汗出恶风者。对慢性胃炎属脾胃阳虚，湿热中阻用之较宜。脾肾阳虚湿热蕴结之慢性泻痢也用为要药。

2. 温下清上，用治上热下寒之咯血、呕血、口疮、口糜、心烦不寐、足胫冷等，用之得当，有较好疗效。

3. 心悸属寒热错杂，阴阳互损，用之甚宜。药理研究证明，黄连小剂量能兴奋心肌，增加冠状动脉血流量，抗心律失常。二药温心阳清心定心悸作用较佳。张伯臾善用二药合伍治疗寒热错杂之心律失常而感心悸，张氏治疗老年冠心病，善用附子，巧配伍，凡遇心阳不足的老年冠心病患者，主张用附子强心，通过灵活配伍，应用甚广。兼心火旺，用附子合黄连

（或木通）；有肝火者，附子合龙胆草；有胃肠积热或瘀热互阻者，用附子合大黄；兼虚阳上扰者，用附子合磁石、珍珠母；属心肾阴亏或心阴心阳两亏者，用附子合生地、熟地、麦冬、首乌；有心律失常者，用附子合万年青或苦参。配伍得当，无刚燥之弊。用热药于补血药之中，阳得阴助，热得寒制，则温而不燥，刚而不烈。（《中国现代名医医案精华》）

4. 姜春华经验，附子配黄连、黄芩（温清并用），温阳益气药有兴奋中枢神经和调整内分泌的功能，保护和促进免疫功能，提高机体应激能力，清热解毒药能抑菌、抗病毒、抑制变态反应，两者同用，对慢性炎症（结膜炎、脉管炎、气管炎、肺炎和局部麻木、肿瘤等）有很好的疗效。　［山西中医，1997，（1）：3］

补骨脂　黄连　益智仁

配伍特点：

温肾助阳，清"潜在"热。补骨脂温脾肾阳气止泻，兼有收涩作用。黄连清热燥湿，坚阴，厚肠胃。益智仁温脾肾摄涎。三药温清并用，清涩并施，温阳助清热不伤阳，清热助温肾不滞邪，互制互济，共奏温清止泻之功。

经验采菁：

徐景藩经验，三药合伍温清止泻甚妙。徐氏认为，补骨脂温肾涩肠止泻，治泻作用较好，配黄连清脏腑"潜在"之热，使止泻不留邪，清热坚阴不致过寒。益智仁，温肾摄涎，可提高肠管对水分的吸收功能，服药后可使粪中水分减少。徐氏常在健脾温肾药中加入益智仁。补骨脂用量为 10～20g。益智仁、补骨脂、黄连三药的比例为 7:5:1，如此配伍治泻功效尤著。［中医杂志，1985，（9）：20］［中医杂志，1991，（5）：12］

肉桂　黄柏

配伍特点：

温阳清解抗霉菌。黄柏清热燥湿解毒，清下焦湿热。肉桂温阳消阴，振奋元阳助气化。二药寒热并用，温阳与清解并施，标本并治，相制相济，相反相成，更增清热燥湿解毒之功。

经验采著：

吕承全经验，二药配伍用于治疗深部霉菌感染疗效颇佳，如肺部等处的霉菌感染在辨证方中用之颇增疗效。[中医杂志，1997，（9）：529]老药新用，颇具特色。

益智仁　牛黄

配伍特点：

固肾清心，双调心肾治遗尿。益智仁温肾固涩止遗尿。牛黄清心除烦安神，通窍醒神。二药寒温相济，双调心肾，固肾清心而治遗尿。

经验采菁：

龚士澄经验，学龄儿童遗尿，多因肾气未充，而心经有热，惯用炒益智仁（先去壳）20g，研细过筛加人造牛黄粉10g，二药和匀，瓶收，每次3~5g，空腹开水调服。一般3日后可止遗，夜起自尿，仍须减量继服5日，以资巩固。龚氏治儿童遗尿，又屡用山栀仁清心热，川贝母、石菖蒲清心化痰宣窍，焙桑螵蛸固肾止遗，各用10g，研细和匀，过80目筛，每次3g，用糖水调，空腹，1日2~3次。若患儿便溏，即须减量。（《临证用药经验》）　临证时可师其意，随证选用栀子、莲子心等与益智仁配伍，也有清心固肾止遗尿之功。

七、祛湿浊类

（一）燥湿化浊

蚕砂　皂荚子

配伍特点：

化湿降秽软便。蚕砂燥湿祛风，化胃肠湿浊而降秽，吴鞠通称之"得蚕之纯清，虽走浊道，而清气独全，既能走下焦之浊邪，又能化湿浊而使之归清"。皂荚子功专润肠通便。二药合用，相得益彰，俾郁结之湿邪秽浊由大便一齐解散，而有化湿浊降秽软便之功。

经验采菁：

1. 通治三焦湿邪秽浊阻滞诸证，上可治头晕头重，胸闷胸痹；中可消脘满，止呕恶；下可通大便燥结，尤善治湿邪浊阴滞脾胃，大便不得通降之湿秘。［中医杂志，1986，（11）：5］大便初硬后溏，黏滞不爽者也宜选用。

2. 尿毒症属湿邪秽浊闭阻，舌苔浊腻，大便不通，小便不利，恶心呕吐，用之也甚宜。张镜人认为，化浊是治疗尿毒症的重要治法。因皂荚子对胃有刺激，张氏每用二药煎水保留灌肠，有较好疗效。

蚕砂　山楂

配伍特点：

化湿浊消积滞。蚕砂化湿浊。山楂消积滞活血化瘀，药理研究证明，其有抗菌、降血脂、强心、降压等作用。二药湿浊积滞并消，别浊而分清，化浊而正清，合用相得益彰。

经验采菁：

1. 用于治疗子痫蛋白尿可增疗效，可辨证与辨病相结合选用。

2. 顽固性荨麻疹、湿疹属胃肠有湿浊积滞者用之也有较好疗效。

3. 浊瘀阻滞，月经不调后期，闭经均可选用。

藿香 佩兰

配伍特点：

化湿辟秽，醒脾开胃。藿香芳香化湿辟秽，醒脾开胃，和中止呕。佩兰宣湿化浊，祛胃中秽浊陈腐之气。二药合用，相得益彰，具化湿辟秽、醒脾开胃之功。

经验采菁：

1. 湿邪秽浊，阻碍脾胃，口甜口腻，口臭，舌苔浊腻者，非此难除。黄疸型肝炎、无黄疸型肝炎有湿浊蕴结者用为要药。关幼波称之"化湿解毒治肝病"。

2. 王少华治疗长夏湿温初起，身热不扬，凛寒无汗或微汗，头晕重胀，胸脘痞满，口不渴或渴不多饮，善用二药配伍，有较好疗效。[中医杂志，1986，（10）：26]

3. 徐景藩经验，胃病因霉菌感染而加重者，藿香甚效。[江苏中医杂志，1987，（6）：26]

4. 暑湿秽浊阻于脾胃，蕴于肌肤之暑疖、湿疹淫水流漓不止，湿浊上阻鼻窍之鼻渊、鼻臭均宜选用。

苍术 桂枝

配伍特点：

疏肝行郁燥湿。苍术功擅解郁燥湿运脾。桂枝温阳化气，通阳化浊。二药燥湿与温化并用，疏郁与通阳并施，合伍相辅相成，更增燥湿疏郁运脾之功。

经验采菁：

1. 颜乾麟认为，肝失疏泄，必克脾胃，脾失健运，则湿郁内生，湿为阴邪，其性重浊黏滞，最易阻遏气机，而气机不畅又助湿生，导致肝病缠绵难愈。二药相伍，疏肝化湿，行郁

燥湿治肝病。[中医杂志，1997，（1）：6]　　在临证时对乙型
肝炎长期服用大剂清热解毒之品，或过食瓜果，滋补营养拘泥
"三高一低"，常常造成湿困脾胃或寒湿蕴肝，肝郁不舒，症
状不得改善，ALT不得下降或降而复升，大便稀溏，腹胀，苔
腻等，此时必须燥湿开郁运脾，二药为的对之配伍。

2. 湿痹或寒湿痹阻关节痹痛，寒湿蕴结水肿等也可选用。

石菖蒲　白芷

配伍特点：

化湿醒神，通窍复嗅。石菖蒲芳香宣通，化痰湿秽浊而开窍
醒神。白芷芳香上达，化湿浊解毒通窍，活血消肿排脓。二药芳
香上达通窍，合用相得益彰，具化湿醒神、通鼻窍复嗅之功。

经验采菁：

1. 蔡福养经验，治疗慢性鼻炎、鼻窦炎，配伍二药既能
化湿醒脾，又能通窍复嗅，对伴有嗅觉减退失灵者尤宜。[辽
宁中医杂志，1987，（7）：2]

2. 带下秽浊选用，有较好的化浊止带功效。

藁本　荆芥　白芷

配伍特点：

祛风燥湿，疏通肝经寒湿。藁本通督脉入肝经，祛风散寒
湿止痛。荆芥辛温疏通入肝经，祛风胜湿。白芷祛风湿，通窍
化浊，消肿排脓止痛。肝经循少腹络阴器。三药气香辛散，入
肝经，合用相得益彰，共奏祛风燥湿、疏通肝经寒湿之功。

经验采菁：

1. 用于治疗风寒湿浊蕴结肝经少腹而带下淋漓，腹急冷
痛，阴冷等有较好的疏化寒湿、止带下功效。输卵管阻塞积水
属寒湿阻滞肝经者用之甚宜。

2. 风寒湿邪上犯巅顶，头痛而重者，也可选用。

石菖蒲　防风

配伍特点：

化湿祛风运脾，治水湿停滞。石菖蒲功擅化痰湿秽浊，醒脾开胃。防风祛风胜湿，升运脾气。二药芳化升运，轻灵疏通，合用相得益彰，共奏化湿祛风运脾之功，而善治胃脘水湿停滞。

经验采菁：

1. 徐景藩经验，胃下垂、胃炎而见脘腹如有水击气之声，病人松弛收缩腹肌时，其声甚显，二药相伍，化湿祛风，用之有一定疗效。如不效，配伍茯苓、泽泻、白术等加强利湿，有较好的疗效。［江苏中医杂志，1987，(6)：27］

2. 徐氏运用石菖蒲积有丰富经验，胃病兼寒湿证，舌苔薄白或白腻，胃脘隐痛而胀，遇寒加重，石菖蒲加入辨证方中确有良效。寒湿甚者，配草豆蔻；湿热重者配黄连或黄芩。［江苏中医杂志，1987，(6)：26］

乌药　白芷

配伍特点：

蠲湿祛寒束带。乌药温肾散寒，缩津止遗。白芷祛风除湿，化浊止带。二药温固与辛散并用，带浊得化，精气得固，散不耗气，固不留湿，相辅相成，直达病所，蠲湿祛寒，束带止带下功效益增。

经验采菁：

1. 姚石安经验，二药合用，治寒湿带下有较好的疗效。［中医杂志，1997，(3)：135］　有研究认为，乌药富含有微量元素硒，有补益作用，可增强机体抵抗力，与中医认为乌药温肾缩津作用有类似之处。

2. 风寒或寒湿痹阻腰痛而困重，甚则腰腹胀痛，二药也颇宜选用。

石菖蒲　萆薢

配伍特点：

化浊利湿，功专治尿浊。石菖蒲芳香化湿浊，宣壅通窍。萆薢利湿而能分清别浊。二药宣化与渗利并用，上下分消，相得益彰，具化浊利湿之功，而功专治尿浊。

经验采菁：

1. 柴彭年称二药利湿分清化浊，为后世推崇的治疗膏淋最佳配伍。柴氏用二药配蛇舌草、黄柏、石韦、马勃、蝎尾等治疗泌尿系感染之尿液混浊，尿检白细胞持续不减有较好疗效。[中医杂志，1989，（9）：22]

2. 二药对慢性前列腺炎小便滴白也有较好疗效。徐福松治男科病用药中正平和，轻清灵动，如用石菖蒲治慢性前列腺炎仅 2g 之微，以引经通精窍。治疗不射精症石菖蒲用量不超过 6～10g，以豁痰开精闭，意在轻可祛实。[新中医，1998，（3）]

3. 张敏建认为，萆薢去浊分清，为治湿浊下注，宗筋弛缓阳痿要药。《本草思辨录》云："风寒湿之为阳痿……阳不伸也，以萆薢导之而阳伸。"《本草通玄》云："萆薢搜风去湿，补肾强筋，去白浊茎中痛，阳痿失溺。"萆薢用于前列腺炎所致阳痿，能起到补肾强筋、去湿起痿的功效。[中医杂志，1996，（3）：159]

石菖蒲　鸡冠花

配伍特点：

清热避秽，祛湿止痒。石菖蒲芳化宣通，化湿浊辟秽，和中健胃。鸡冠花化浊功专治带下，且能凉血。二药化湿辟秽，合用则相辅相成，功专治带下，化湿不燥烈，清热不寒滞，平正可取。

经验采菁：

姚石安治带下善用石菖蒲，其主要适应证有：①带下或黄或白，量多，质稠，无明显恶臭味；②可伴有阴痒、不孕，妇检可见轻度慢性炎症反应；③全身见有形体肥胖，嗜睡，倦怠，纳谷不振，脘腹胀满或见大便稀溏，舌苔厚腻，脉濡。治带下黄稠，石菖蒲配鸡冠花。治阴汗湿痒，石菖蒲配蛇床子以燥湿泄浊，杀虫止痒。治痰湿不孕，石菖蒲配白芥子以辟秽化痰，泄浊调中。治痰热恶阻，配黄芩以泻火降逆，化痰安胎。[中医杂志，1996，（11）：647]

（二）　清热祛湿

墓头回　土茯苓

配伍特点：

清湿热解毒止带。墓头回收涩止带，且可泄热。土茯苓清热祛湿浊解毒。二药合伍，收涩止带中有清热祛湿之功，收涩不滞邪，功专泄热祛湿、解毒止带。

经验采菁：

1. 带下淋漓，腥臭秽浊异常属湿热带下者，朱小南经验用二药合伍治之有确效。（《朱小南妇科经验选》）

2. 湿热湿毒下注之阴部湿疹、阴痒也宜选用。

白芷　车前子

配伍特点：

清利湿热，化浊止带。白芷祛风燥湿，化湿浊辟秽，消肿排脓。车前子渗湿泄热。二药芳化渗利，使湿热上下分消芳化，合用相得益彰，具清利湿热、化浊止带之功。

经验采菁：

1. 朱小南治湿重而带多秽浊将白芷炭加入清泄药中，不独燥湿止带，排除秽浊，而且为治带的引经药。临证时，遇有形体虚肿湿重而兼有阴部痛痒并有肿胀者，在应证方中加配二药，燥湿排脓之功增强。（《朱小南妇科经验选》）

2. 用于治疗下肢湿疹、痒疮，或水土不服疮疹瘙痒等也可获得较好疗效。

黄柏　椿白皮

配伍特点：

清热燥湿，固涩止带。黄柏长于清下焦湿热。椿白皮清热燥湿解毒，兼固涩，功专治带下。二药合伍，相得益彰，清热燥湿解毒、固涩止带功效益增。

经验采菁：

朱南苏认为，二药合伍为治湿热带下要药，带下黄稠秽浊而腥臭，阴痒阴肿等用之有明显疗效。[江苏中医（11）：36，1990]

桑螵蛸　黄芩　木通

配伍特点：

收涩清通，治湿热癃闭。桑螵蛸收涩固小便。黄芩清肺热以洁水之上源。木通清利湿热，通淋闭。三药合用，收涩、清热、通淋三法兼备，收涩不留邪，清通不伤正，标本兼顾，相制相成，而治湿热癃闭。

经验采菁：

龚士澄用桑螵蛸配黄芩治癃闭。癃闭，即小便不通或点滴而出，下腹胀满难受之症。其因于湿热者，尿黄少并有灼热感。曾用二药治之少效，揆其方义，似为一收一清之法。收，可使膀胱收缩以排尿；清，可清其湿热不致蕴蓄。试加木通苦寒通利以滑窍，意为不止不行，有涩有通方妙。结果，服后尿如涌泉而瘥。（《临证用药经验》）　该配伍主要用于湿热蕴于下焦膀胱所致小便淋涩癃闭。因木通对肾功能有损害作用，故对急慢性肾炎或肾功能有损害者，木通应慎用。

车前子　瞿麦　萹蓄

配伍特点：

清利湿热，化瘀通经。车前子降泄滑利，清利湿热。瞿麦利湿热，通心经而破血。萹蓄功专清膀胱湿热利水通淋。三药降泄下行，功专通利，湿热瘀血同治，合用相得益彰，具清利湿热、化瘀通经之功。

经验采菁：

1. 湿热为月经失调的重要病因，湿热瘀阻闭经用之有较好的化湿热瘀滞通经效果。刘奉五用三药合伍治疗血热郁结之经闭有良效。(《刘奉五妇科经验选》)

2. 湿热瘀阻之湿热带下也宜选用，可用于急性盆腔炎有湿热瘀滞者。

琥珀　益母草

配伍特点：

活血行水，清热降血压。琥珀活血利水，清热安神，凉血止血。益母草活血利水，祛瘀生新，现代药理研究认为，有降血压，改善血行，利尿消肿等作用。二药活血与利水兼备，合用水血并调，且可清心除热，而有活血利水、清热降血压之功。

经验采菁：

1. 盛国荣经验，湿滞血瘀，脉络痹阻，血行不畅，升降失常，致使血压升高而成高血压病，二药合用能活血行水清热降血压。[中医杂志，1994，(1)：23]

2. 对急慢性肾炎肾病水肿、血尿等属血有瘀热者也为常用的配伍，可随证选用。

黄连　厚朴

配伍特点：

清热燥湿，疏通壅滞。黄连苦寒，消痞，清热燥湿。厚朴辛温开通，燥湿散满，行气宽中。二药苦寒与辛温并用，清泄与开通并施，相辅相成，辛开苦降，清泄疏通之功颇佳。

经验采菁：

1. 刘弼臣称二药合伍为大辛开，用于寒热互结或湿热郁滞，胃脘痞满，呕逆，小儿痰热咳喘，泄痢等有较好疗效。(《中华名医特技集成》)

2. 蔡友敬治疗消化系疾病，对脾胃升降失调，中焦寒热交阻的消化疾病胃脘胀闷、嘈杂呕逆等症，辛开苦降法最宜，用半夏泻心汤加减，又用厚朴与黄连配伍，能通能泄，疏通壅滞，痞能自解。[中医杂志，1998，(10)：594] 颜德馨也喜用二药配伍治慢性胃炎（寒热合用，相反相成）（《颜德馨诊治疑难病秘笈》） 王少华治慢性萎缩性胃炎，既有胃热伤阴，又有脾气虚，治宜寒热互济，清胃药黄连、黄芩、蒲公英为首选，温脾药常用吴茱萸、半夏、厚朴。寒性药味数与温性药味数之比多为 2：1，用量则中小量为主，黄连一般开始用 3～4g，黄芩 6～10g，蒲公英 10g，吴茱萸 1～3g，半夏 6～10g，厚朴 3～4g，奏效后减为 2/3～1/2 量，对中虚患者用黄芪建中汤也可加入 1～2g 黄连或 3～5g 蒲公英，以作寒热互制之用。[江苏中医，1999，(6)：1]

威灵仙　茵陈

配伍特点：

祛湿通络，清利解毒退黄。威灵仙宣通十二经络，决壅滞，解毒消炎，利胆退黄。茵陈清利湿热，为退黄疸要药。二药清利与宣通合用，辛咸温与辛甘凉并施，相辅相成，共奏通络清利、解毒退黄之功。

经验采菁：

1. 李济仁经验，以二药配伍为主，随证配用大黄、龙胆草等治疗阳黄重症有其独到之处，用量为 1：2，威灵仙可用至 30g，茵陈可用至 60g。审证求因，病证相参，灵活加减，治疗胆石症、胆道蛔虫、化脓性胆管炎、黄疸型肝炎等均有较好的退黄疸功效。（《中华名医特技集成》）

2. 本配伍以祛风湿通络与清利湿热相合为特点，威灵仙对胆囊胆道有多方面作用，如消炎利胆、解痉止痛等，故该配伍尤适宜于胆囊胆道病症所致黄疸。

九香虫 茵陈

配伍特点：

理气清利湿热。九香虫辛散温通，理气止痛。茵陈辛凉清利湿热。二药辛凉辛温并用，温通助湿热之清利，温通不燥，清利不寒滞，相辅相成，共奏温通理气、清利湿热之功。

经验采菁：

李春华经验，两药同入肝经，用其治疗急性胆囊炎、胰腺炎及肝郁湿热之胸胁疼痛等症有较好疗效。[浙江中医杂志，1999，（2）：77]

茵陈 郁金

配伍特点：

清利湿热，疏肝活血。茵陈芳化清利，功专清利湿热，利肝胆，退黄疸。药理研究证明，茵陈有利胆，促进肝细胞再生等作用。郁金芳香宣达，行气化瘀，疏利肝胆退黄疸。二药清利湿热与疏肝活血合伍，退黄疸功效更强。

经验采菁：

1. 谭日强治迁延性肝炎、慢性肝炎，日久气血不足，不耐大苦大寒之品而湿热余邪未尽者，每在应证方中加配二药，对清利湿热余邪，疏肝活血，改善肝功能有较好疗效，而无伤脾胃之弊端。[湖南中医学院学报，1983，（3）：29]

2. 胆石症、胆囊炎、高血脂症属湿热蕴结者均用为要药。

大黄 车前子

配伍特点：

前后分消湿热，退黄疸降 ALT。大黄清肝胆湿热，通腑清热，凉血散血，改善肝脏微循环，有良好地降酶退黄疸功效，对 HBsAg 有抑制作用。车前子利小便渗湿泄热。二药前后分消，合用更增分消湿热之功，使肝胆脾胃湿热分消走泄而不胶结，则黄疸、ALT 易退易降。

经验采菁：

湿热疫毒是肝炎黄疸的重要病因，祛除湿热途径虽然多端，而使大小便通利却是分消湿热，退黄疸，降酶的重要途径。王灵台治慢性乙型肝炎，擅长通降，用制大黄配车前子，前后分消湿热取得较好疗效，大黄用量一般在 10～30g 之间，以大便溏泻如泥如粥，每天 2 次为佳，即使脾虚便溏，若每日仅 1 次也宜加制大黄。当 ALT 降至正常后，为防止病情反复，宜续服含有制大黄的方药。[中医杂志，1997，(5)：217]

金银花　茵陈

配伍特点：

清利解毒，护肝肾。金银花清热凉血解毒，护肝降酶。茵陈清利湿热，退黄疸护肝。二药清利与清解并用，清不寒滞不伤脾胃，利不伤阴，合用相得益彰，共奏清热利湿解毒之功。

经验采菁：

1. 刘云山认为，毒蕈中毒属湿热内蕴，善于重用银花 60g，茵陈 30g，煎服治疗毒蕈中毒。(《中华名医特技集成》) 毒蕈中毒，轻则上吐下泻，神志模糊，重则昏迷不醒，肝肾受损，用二药及时煎服有一定疗效，但对病情严重者应中西医结合抢救治疗，或用血液透析治疗等。

2. 湿热蕴结其他病证如肝炎黄疸、口腔溃疡、带状疱疹等也颇宜选用。

羊蹄根　萹草　白鲜皮

配伍特点：

祛湿浊清热解毒。羊蹄根凉血清热解毒。萹草清热解毒，利湿消瘀。白鲜皮祛湿解毒，祛风止痒。三药合用，祛湿解毒治痒疮功效较佳。

经验采菁：

洪百年经验，三药为治疗小儿奶癣的常用有效配伍。(《上海老中医经验选编》) 湿疹、皮炎、痒疮肿毒均可随证选用。

藿香　大黄

配伍特点：

化湿泄热，导滞解毒。藿香散表邪，化里湿，辟秽化浊，宣中快气。大黄通腑泄热，荡涤胃肠积滞腐秽，活血解毒。二药化湿浊与通腑气并用，燥湿与泄热并行，解表与清里并施，苦寒沉降中能快气宣中，合用相辅相成，湿热秽浊分消化解，导滞解毒功效较佳。

经验采菁：

1. 湿热秽浊蕴阻于脾胃，口舌生疮，口腻口臭，腹满不适，大便溏而不爽，舌苔黄腻而浊，随证选用，有较好疗效。

2. 急性心肌梗死便秘属湿热互结用之颇宜。［中医杂志，1980，（12）：29］

3. 久病卧床便秘属湿热阻滞，可二药配伍熬膏，每次10~15毫升，每日2~3次。

红条紫草　木通

配伍特点：

凉血透解，泄湿热解毒。红条紫草凉而不峻，善于入血分，长于清热凉血解毒，透解收湿，消疮肿，滑利二便。木通清热利尿，通利关节。二药均善于清热通利，合用相得益彰，外郁能通散，内热能透解，而有凉血透解、泄湿热解毒之功。

经验采菁：

孔炳耀经验，红条紫草配木通治湿郁内热，身痛，烦闷，尿赤之症，效果相当不错。［新中医，1998，（5）：5］

藿香　生石膏

配伍特点：

化湿浊透伏热。藿香芳香化湿，快气和中，发表宣透不燥烈。生石膏清泄透解脾胃积热。二药芳化宣通与清泄透解并施，清泄不郁遏，宣化不助热，相辅相成，共奏化湿透伏热之功。

经验采菁：

1. 脾胃湿热郁火，循经上犯鼻窍之鼻渊流黄浊脓涕、鼻臭等用之有较好疗效。

2. 脾胃湿热伏火之口臭口疮、牙龈肿痛或出血、口唇糜烂而肿等均用为要药。

泽泻　龙胆草

配伍特点：

清湿热，利湿浊，止眩晕。泽泻渗利湿热，湿浊去清阳上升，为泄热降浊，泄体内秽浊之佳品，有降血脂降血糖作用。龙胆草清利肝胆湿热降浊。二药均善清利，一清肝胆湿热，一利肾经湿浊，肝肾同调，合用相得益彰，清湿热，利湿浊，止眩晕功效益增。

经验采菁：

1. 徐宗忠体会，二药合用治疗肝胆湿热性顽固性眩晕，常有较好疗效，运用时宜重用泽泻，配以轻剂之龙胆草，苦而无过，淡而力宏。［浙江中医杂志，1996，（10）：470］初期高血压、高血脂症、脑动脉硬化等属肝胆湿热者，随证选用有清湿热去湿浊、降血脂降血压之作用。

2. 二药本为龙胆泻肝汤之配伍，对肝胆湿热眩晕也可选用该方加减治疗，但此配伍重用泽泻、轻用龙胆草之经验值得借鉴。

泽泻　槟榔　葶苈子

配伍特点：

泻肺强心，导滞行水。泽泻渗湿利水。槟榔降气破滞，通行水湿。葶苈子开肺气壅滞，泻肺行水，药理研究证明有强心利尿作用。三药合用，葶苈子泻肺强心治其上，槟榔导滞宣壅行湿治其中，泽泻渗利水湿治其下，上中下三焦并治，泻肺强心、导滞行水功效较著。

经验采菁：

1. 朱锡祺治疗左心衰竭出现肺水肿征象时，以三药合用，并随证配伍，有改善肺水肿，强心利尿之功。[上海中医药杂志，1983，（5）：5]　　体虚正气不足者随证配伍黄芪、党参、附片等扶正之品。

2. 药理研究发现，葶苈子需较大剂量才起强心作用，但有传导阻滞者应慎用。钱伯文认为，槟榔能使心脏搏动变慢，胃肠蠕动增强。

赤小豆　玉米须

配伍特点：

健脾清热利水降血压。玉米须利水祛湿，平肝泄热，现代药理研究证明，其有利尿增加氯化物的排泄，有显著降血压作用，且能降血糖。赤小豆清热和血，利水通经，且能除烦。二药均轻淡利尿，合用相辅相成，具健脾清热利尿降压之功。

经验采菁：

1. 盛国荣经验，两者合用对肾性高血压效果较佳。唯其性味平淡，临证须用较大剂量方能奏效。二药常用至 30 ~ 60g。[中医杂志，1994，（1）：23]

2. 二药合用对急慢性肾炎、肾病综合征有较好的清利湿热、健脾利水之功，对水肿、蛋白尿、血尿等均有较好疗效，对合并高血压者更为适宜，均用为要药。

葶苈子　防己

配伍特点：

清泻肺热，行水消肿。葶苈子清泻肺气，行水消肿。防己利水消肿，去下焦湿邪。二药合用，上下二焦同治，相得益彰，共奏泻肺开上源利下窍、行水消肿之功。

经验采菁：

赵锡武称二药配伍泻肺行水有极妙之处。　　[中医杂志，

1980，（8）：16］　用于治疗痰湿水饮，取己椒苈黄丸意。老年慢性支气管炎、肺心病属水饮凌肺者，症见咳喘、心悸、唇绀、下肢浮肿，或有腹水等，用之有一定疗效。

茯苓皮　车前子

配伍特点：

渗湿利尿降血压。茯苓皮功专利水消肿，认为"行皮肤之水"。车前子利水清热明目，"祛肝中风热"。二药功专渗利水湿，合用相得益彰，且渗利不伤正，而渗湿利尿降血压之功益增。

经验采菁：

盛国荣经验，高血压属脾湿壅滞、痰湿瘀阻经络者用之颇宜。这种高血压常见形体肥胖，头痛且胀，脘腹胀闷，肢体关节酸楚麻胀，弯曲不灵，晨起尤剧，纳少口淡，便溏溲短，舌淡胖，苔白滑。［中医杂志，1994，（1）：22］　高血压属脾湿壅滞或痰湿瘀阻，配伍二药，轻淡有效。二药均富含钾，利尿不丢钾不伤正，这与现代医学治疗高血压有多方面不谋而合之处。

白茅根　冬瓜皮

配伍特点：

清热利水消肿。白茅根清热利尿，养阴生津。冬瓜皮利尿消肿。二药甘淡渗利，善清热利水消肿，清利不伤阴不伤脾胃，以轻淡灵通为长。

经验采菁：

1. 凡水肿、腹水、脚气等水湿内停属湿热所致者均用为要药。

2. 治疗肝硬化腹水，重用二药，煎汤代水煎余药，除阳虚寒湿者外，其余各证均可选用，利尿作用较佳，而且还能养阴清热，凉血止血。因白茅根富含钾，对维持患者的水和电解质平衡十分有利。张羹梅治肝硬化腹水，在肝脾肾同病的情况下，认为选用白茅根最理想，既能利小便，又不伤阴；既能清热，又不败伤胃气，还有养阴生津，轻淡灵通，治血理气之功。鲜茅根用量30g，若腹水严重者可用至500g。[上海中医药杂志，1981，（2）：9]

藿香 茵陈

配伍特点：

清化湿热，畅中气助宣降肺气。藿香芳香化湿悦脾，快气宽中。茵陈清湿热而能疏通。脾胃为升降之枢纽，为生痰之源。二药清化湿热，悦脾宽中以宣畅中气。中气宣畅，升降有序，则有助于肺气之宣降；湿浊得化，痰浊自可减少。

经验采菁：

1. 邵长荣治疗支气管哮喘，无论是哮喘发作期还是缓解期，在辨证用药的基础上加配二药各9g，对减轻哮喘发作和预防复发均有一定效果。对伴有胸膈烦闷不畅，食欲欠振者尤宜。[中医杂志，1988，（3）：13]

2. 湿热蕴滞脾胃，纳呆，脘腹痞胀，大便溏而不爽等证也宜选用。

土茯苓 川芎

配伍特点：

除湿解毒，祛风止痛。土茯苓祛湿浊解毒。川芎祛风止痛。二药合用重在祛风除湿解毒，而善止头风头痛。

经验采菁：

1. 朱良春经验，土茯苓为治疗湿浊上蒙清窍所致头痛及痛风之要药。土茯苓所治之头痛乃湿浊害清，清窍不利而作痛。病久经脉痹阻，痛势剧烈，此时一般祛风通络之剂难以缓其苦，唯有祛湿解毒，治其病因，配合祛风通络之品，始克奏功。朱氏独到经验，在于土茯苓用量突破常规，一般为60g，多则90~120g，随证配伍多可获效。朱氏治疗一例头痛宿疾六载，痛无定时，痛剧如裂，舌苔黄腻，舌质紫，乃湿热瘀阻，清窍不利，用土茯苓 60g，川芎、蔓荆子、菊花各 10g，甘草 5g，服 3 剂，头痛愈。[上海中医药杂志，1984，（1）：31]

2. 王渭川善用二药配伍治疗肝郁头痛。(《王渭川临床经验选》)

大黄　草果仁

配伍特点：

泄热化浊解毒。大黄荡涤胃肠，泄实热，凉血解毒，活血行瘀，推陈出新，安和五脏。草果仁芳香化浊，燥湿散寒。二药寒热并用，苦寒不伤脾胃，香燥不伤阴动血，相辅相成，共奏泄热毒化湿浊、解毒之功。

经验采菁：

1. 张琪认为，肾功能不全多以脾肾虚损为本，湿浊化热为标，毒邪内陷，湿热血瘀，邪毒交阻上逆而致。大黄苦寒解毒，配草果仁芳香化浊，较为对证。大黄用量不宜大，一般用 5~10g，量大致泻反伤正。[实用中医内科杂志，1988，（1）：2]

2. 草果燥烈，治慢性肾功能不全只能用于湿毒秽浊蕴结，舌苔厚腻白滑，舌质淡红者。热重或有动血倾向，或阴伤者宜慎用。

大黄　桑白皮

配伍特点：

通利三焦，降泄三焦浊邪。大黄荡涤肠胃，降泄浊邪，开启脾胃，活血祛瘀，清热解毒，有推中下二焦陈秽而出新之功。桑白皮泻肺气壅实，开通上焦。二药合用，三焦并调，通泄三焦浊邪功效益增。

经验采菁：

1. 张淑娟用二药治疗肾功能不全，对防止感染，改善食欲，缓解高血压都有一定的作用。[中医药学报，1986，（1）：

17〕

2. 徐福松治无精虫症常随证伍用大黄，治男子免疫性不育症用桑白皮、米仁、牡蛎。〔新中医，1998，（3）〕

绿豆　六月雪

配伍特点：

清热解毒，活血利水。绿豆清热解毒，利水湿，益气，厚肠胃，通脉。六月雪祛风，利水消肿，清热解毒，行瘀。二药合用，相得益彰，具祛风清热解毒、活血利水之功。

经验采菁：

1. 用治慢性肾功能不全，尿毒症，有活血利水、清热解毒之功。对降低 N. P. N 有一定疗效，药性平和，无过偏之弊，辨证辨病选用，可提高疗效。

2. 窦国祥用六月雪 30～60g 浓煎服，治肾炎高血压，头痛似炸裂，颞部血管绷紧者，以其当茶频服，有较好疗效。〔中医杂志，1987，（3）：36〕

黑大豆　蚕砂　土茯苓　六月雪

配伍特点：

活血化湿浊解毒。黑大豆活血祛风解毒，治水肿胀满，风毒脚气。蚕砂燥湿祛风，化胃肠湿浊。土茯苓解湿毒，兼清血热。六月雪祛风消肿，清热解毒行瘀。四药祛风、化湿浊、清热解毒合用，解毒中兼能活血，相得益彰，具解毒之功。

经验采菁：

张镜人用诸药合伍治疗慢性肾功能不全获得一定疗效。〔上海中医药杂志，1982，（2）：12〕　对缓解症状，降低血中某些有害代谢产物滞留有一定作用。用于慢性肾功能不全之尿毒症属湿毒秽浊滞留，清浊不分者，有较好疗效。

大红袍　红眉梢　六月雪　鹿衔草

配伍特点：

清热除风湿，解毒活血。大红袍活血祛风湿。红眉梢活血舒筋，散瘀止痛，清热解毒。六月雪祛风消肿，清热解毒，行瘀。鹿衔草祛风除湿活血，补虚益肾。诸药合用，相得益彰，共奏清热除风湿、解毒活血之功。

经验采菁：

此为姜春华治疗慢性肾炎的辨病用药，有强壮补肾，解毒，改善肾脏血行，调整阴阳，保护肾功能等作用。[上海中医药杂志，1983，（12）：3] 于轻补强壮中有祛风活血解毒之功，且不燥烈不苦寒伤正。颜德馨则仅用六月雪配鹿衔草治慢性肾衰高氮质血症。（《颜德馨诊治疑难病秘笈》）

土茯苓 忍冬藤 白薇 连翘

配伍特点：

利湿清热解毒，对抗激素副作用。土茯苓利湿解毒。白薇清热利尿退虚热。忍冬藤、连翘清热解毒，散结通络。四药合用，解湿热之毒，清解不苦寒，退虚热不滋腻，以轻清灵通见长。

经验采菁：

陈苏生治疗慢性肾炎肾病在应用激素过程中，出现的痤疮，毳毛增长，或毛发脱落，烦躁不安，或向心性肥胖，每用四药搜风通络，利湿清热解毒，能减轻激素副反应，提高机体抗感染能力。[上海中医药杂志，1988，（1）：28]

大黄 黑料豆

配伍特点：

解毒泄浊，推陈出新。大黄泻热通腑，解毒泄浊，活血化瘀。黑料豆活血祛风解毒，利水气，兼能补益扶正。二药合用，解毒与活血兼顾，解毒泄浊，通利二便，使湿浊邪毒从二便排出，且泄浊不伤正。

经验采菁：

用于治疗慢性肾功能不全之尿毒症，对改善症状，降低N. P. N有较好作用。故建华治疗尿毒症喜用二药配伍。对慢性肾功能衰竭之尿毒症属脾肾阳虚，浊气上逆，治以温肾益气，解毒和胃，用大黄附子汤配黑料豆有较好疗效。[上海中医药杂志，1985，（7）：33]

土茯苓　白茅根

配伍特点：

分清别浊，治蛋白尿。土茯苓清热解毒，除湿通络。白茅根清热利尿，凉血止血。二药均能清热利湿浊，合用利湿浊而能分清，虽清利但不碍脾胃也不伤阴。

经验采菁：

1. 任继学经验，二药有分清利浊、透达经络之功，用治慢性肾炎蛋白尿有较好疗效。[浙江中医杂志，1989，（1）：1]湿热是肾炎的重要致病因素。二药合用，清利湿热，利湿浊而分清，平和有效，故对湿热见证明显者，固然可随证选用，即使无明显湿热见证的慢性肾炎也可在应证方中配伍二药，间断运用，可提高消蛋白尿的疗效。任氏用二药的剂量较大，土茯苓50~200g，白茅根30~50g。[浙江中医杂志，1989，（1）：1]

2. 土茯苓祛湿热解湿毒，药理研究有抗病毒、抗炎、抗过敏、利尿作用，对抑制乙肝病毒有一定作用。白茅根清热凉血，利湿热。故治疗乙肝也颇宜选用二药，有清湿热解湿毒退黄疸、降ALT等功效。

白茅根　土茯苓　白蒺藜

配伍特点：

清热利湿解毒，平肝疏风止痒。白茅根清热凉血，清利湿热。土茯苓清热祛湿浊解毒，尤善解湿毒。白蒺藜平肝祛风而善止痒。三药清解与平肝并用，祛湿与疏风并施，相辅相成，而有良好的清热利湿解毒、平肝疏风止痒功效。

经验采菁：

杨宗孟经验，用其治疗湿热下注，肝经风毒所致带下量多、腰腹疼痛、阴疮、阴蚀等疾，疗效可靠。凡急慢性盆腔炎，滴虫性、霉菌性阴道炎，外阴溃疡，外阴营养不良等疾患属湿热风毒所致者，用之效佳。凡妇科诸证由湿热毒、风毒而致者，可二药大剂量配伍（皆以50～100g为宜），若按常量用药，恐难捣病巢，而成缠绵之疾。［新中医，1996，（10）：5］

土茯苓　爵床

配伍特点：

清利湿热，活血降浊。土茯苓利湿热解毒。爵床清热解毒，利尿消肿，活血。二药合用，善清湿热，清解中能活血，具清利活血消肿之功。

经验采菁：

1. 任继学用土茯苓100g，爵床50g，分清降浊，引导水湿下行由小便而出。治慢性肾炎，常在应证方中随证配伍二药。［中医杂志，1986，（10）：17］

2. 姜春华认为爵床有消蛋白尿作用。［中医杂志，1990，（4）：59］　治慢性肾病则善以六月雪、爵床辨病用药，有清热解毒、强壮补肾、改善肾小球血液微循环、保护肾脏的作用。［中医杂志，1994，（10）：598］

鹿衔草　石韦

配伍特点：

补肾清湿热消蛋白尿。鹿衔草补肾止血，祛风湿。石韦清利湿热，临床观察有消蛋白尿、降血中 NPN 的作用。二药合用，补不壅滞，清利不伤正，相辅相成，共奏补肾清湿热消蛋白尿之功。

经验采菁：

陈宗颖治疗慢性肾炎喜用二药合伍，体会一以清利湿热，一以补肾止血，对消除蛋白尿有一定疗效。［浙江中医杂志，1983，（11）：487］

大黄　苍术

配伍特点：

健脾燥湿，清肠导滞。大黄清热解毒，泻下通腑。苍术燥湿运脾开湿郁。二药寒温并用，清肠通腑与燥湿开郁并施，相辅相成，清泻不峻下，燥湿不助热，从而秽浊得下，脾气得运，共奏健脾化湿、清肠导滞之功。

经验采菁：

1. 葛克明经验，治痢宜苦寒中佐以辛温，不可纯用寒凉；治痢宜参用调气活血；治痢当以辨证为据不拘新久；"初痢宜通"，不可印定眼目，初痢并非一定要用硝黄通下，一般用清肠治痢药加健脾消导行气活血之品即可。若必须用下，也宜适当配伍健脾药，常以大黄、苍术相伍，可收健脾化湿、清肠导滞之效，且有攻积而不伤正之妙。［中医杂志，1998（5）：271］

（三）运脾祛湿

白术　泽泻

配伍特点：

运脾利水除痰饮。白术健脾运湿化痰饮，治水气。泽泻渗利水湿祛水饮。二药健运与渗利合用，相辅相成，共奏健脾运化水饮之功。

经验采菁：

1. 用于水饮停于心下，阻遏清阳，浊阴上逆而致头目眩晕，心动悸等证有较好疗效。徐真认为，眩晕是清浊逆乱，配伍二药有功奇，泽泻用30g，并喜加怀牛膝15g。泽泻含多量钾而"利水不伤阴"。张锡纯称怀牛膝"善引上部之血下行，为治疗脑充血症无上妙品"。［北京中医，1986，（2）：15］刘渡舟用二药配伍治疗眩晕积有丰富的经验，主症是"苦冒眩"，言其头目冒晕之苦，有不可名状之意，它异于普通的头目眩晕症状。这种冒眩脉象或弦或沉，或沉弦共见，颜面或见黧黑，或呈青黯，或色黄而晦暗，舌体肥大是辨认心下支饮苦冒眩的一个有力根据。另外还可用于治疗头痛头重、耳鸣、鼻塞等。(《名老中医医活》)　　徐景藩体会，不论是内耳性眩晕还是高血压等引起的眩晕，重用泽泻25～30g，均有显著的作用，确实是治疗眩晕的良药。[中医杂志，1986，(7) ：69]

2. 二药为《金匮》泽泻汤之配伍。原方中泽泻与白术之比为5:2，徐景藩认为，此比例用量极为重要，泽泻用量少则疗效不佳。[中医杂志，1984，(10) ：17]

3. 观察发现，有的病人服药后，小便通利，三焦阳气同时通达，表里通畅，可出现周身、前后胸背漐漐汗出，冒眩等症状立减，此即叶天士"通阳不在温，而在利水便"之效验。

泽泻　制南星

配伍特点：

利水祛痰，开结散瘀浊止眩晕。泽泻渗利水湿，利水益肾，降浊降血脂。南星祛风痰开结闭破瘀结，镇静解痉。二药合用，一渗利，水去痰自消浊也降，一辛通，痰浊自散，瘀结能开，从而痰浊得降，清阳上升，眩晕自止。

经验采菁：

徐宗忠体会，二药合用治疗痰瘀互结顽固性眩晕，佐以它药，恒能奏效。[浙江中医杂志，1996，(10) ：470]　　对高血压，高血脂症，脑动脉硬化，老年痴呆属痰湿瘀浊闭结者，用之有较好疗效。

白术　苍术

配伍特点：

健脾燥湿，并行表里之湿。白术补多于散，以补脾健运为主。苍术散多于补，以燥湿运脾为主。二药补脾与燥湿并用，相辅相成，共奏健脾以运湿，燥湿以运脾，并行表里水湿之功。

经验采菁：

1. 苍术为治肿要药，药理研究认为，苍术有保护肾小管上皮细胞，改善肾内梗阻和肾功能等作用，还能"敛脾精"，对治蛋白尿有裨益。有人观察认为，只要有不同程度的水肿，不论舌苔是否厚腻，均可运用，不致造成伤阴，随证与白术配伍，运湿消肿作用更著。肾炎肾病水肿等随证配伍，有较好疗效。

2. 湿困脾土而致肝木郁滞，ALT 不得下降，舌苔厚腻之肝炎也宜选用，有化湿运脾护肝降 ALT 之效。

3. 陈苏生对苍术极为推崇，认为苍术不仅能燥湿健脾和中，且有很高的营养价值，还能增强人体的免疫功能，具干旋大气之功。苍术燥烈之性，完全可以辅以他药制其偏而尽其用。[新中医，1992，（2）：5]　颜德馨经验，在苦寒药和滋腻药中加用苍术，以助运化，而无碍脾胃之弊。[上海中医药杂志，1990，（2）：33]

4. 湿困脾胃诸证，如脘腹胀满，腹泻便溏，纳呆，肢体困重等均用为要药。寒湿之邪侵袭肾府，经脉痹阻而腰痛重着冷痛，苍术辛温而燥，开湿郁而运脾燥湿，善治腰痛重着如束，转侧不利。腰痛久治少效，尚需治脾，用白术疗效欠满意，可用苍术或二术同用。

5. 曹世宏经验，治慢阻肺急性发作期化痰为主，运用各种化痰措施时，勿忘健脾助运以杜生痰之源，在药物选择上尤喜用苍术和白术，二者均有燥湿运脾之功，而脾喜燥恶湿，脾得健运，则痰自无处可藏。其一收一发，既宣又降，相得益彰，常以二术二陈汤为基本方加减，每获卓效。[新中医，1998，（10）：13]

6. 属痰饮水湿停留诸证，如痰湿内阻眩晕用半夏白术天麻汤、泽泻汤少效，痰湿水饮较重，每用苍术泄水开郁或二术同用。心性水肿、肝性水肿、脚气水肿、功能性特发性水肿等均可选用。

麻黄　白术

配伍特点：

宣肺运脾，微汗祛湿。麻黄宣肺疏通肌表。白术健脾运里湿。二药合伍，一外一内，一散一补，一肺一脾，如此内外兼治，补散得宜，宣肺运脾，微汗祛湿，运化内外之湿，而无大汗伤正之弊。

经验采菁：

1. 急慢性肾炎水肿属风湿蕴于肌肤，肺气不宣，脾不健运者用之有满意疗效。姚正平用麻黄治疗风水，有用至 30g 者。急性肾炎水肿，血压升高，若中医辨证可使用者仍可使用，随着水肿的消退，血压也可下降。但也有人认为，麻黄有升血压的副作用，而宜用苏叶、紫背浮萍、蝉衣等代替。

2. 溢饮水肿咳喘用为要药。张镜人治一顽固性哮喘，治以泄肺平喘仍不忘健运脾土，用二药配伍以宣肺运脾化痰湿。[上海中医药杂志，1987，（5）：8]

麻黄　苍术

配伍特点：

宣肺燥湿，并行表里水湿结肿。麻黄宣肺利湿。苍术祛风胜湿，燥湿运脾。二药合用，宣利肺气助燥湿运脾之功，并行表里之湿，散水湿结肿之力较著。

经验采菁：

1. 许公岩体会，二药配伍是治疗湿证最为理想的药物，对积湿为病恒以二药为主，疗效显著。（《北京市老中医经验选编》）

（1）表里水湿壅滞结肿，如肌肉风湿顽麻不仁、重困酸痛、关节痹痛、水肿、湿毒淫水流漓等均宜。急性肾炎属风湿蕴于肌肤较甚者用为要药。

（2）寒湿痹阻之偏正头痛而重困者甚宜。

（3）痰湿蕴阻之咳喘胸闷痰多也宜选用，可用治慢性支气管炎属痰湿型而正气不甚虚者。

（4）慢性口腔溃疡、肝炎属寒湿蕴脾不化用之也宜，为其独特经验。

（5）苍术、麻黄的剂量随证酌定，许公岩经验是：苍术与麻黄剂量之比 1∶1——大发汗作用；2∶1——小发汗作用；3∶1——明显利尿作用；4∶1——无明显发汗利尿作用。

2. 陈家璋体会，麻黄还有醒脾之功。治湿阻中焦而痞满用麻黄配苍术以燥湿散满，引湿出表，对湿困脾胃之纳呆腹胀有明显疗效。治疗痞满时，以但见舌苔厚腻为据。［中医杂志，1992，（3）：7］

升麻　苍术

配伍特点：

升阳燥湿，振奋气化，升清泄浊。升麻升举清阳，且善解毒。苍术燥湿运脾。二药合伍，升清与燥湿运脾并用，相辅相成，合脾气宜升喜燥恶湿，宜健运之特性，一升一降，升清泄浊，而能振奋脾胃气化功能。

经验采菁：

1. 颜德馨认为，二药有起痿、振颓之功，善用二药合伍治疗内脏下垂、低血钾症、肺气肿、肺心病、冠心病之消化不良，多能应手取效。［中医报，1989，7，7］

2. 颜氏又善用二药治疗血液病，升麻几乎每方必用。认为升麻是治疗粒细胞减少急性期之主药，有清热解毒、升提白细胞作用，对粒细胞减少症各型均用升麻。西洋参、霍石斛、玉竹、麦冬也有升白细胞的作用。升麻还有升高血小板的作用。治疗血液病，若需用质黏补益之品，配伍苍术有疏运作用，可防止呆补碍中，又可振奋气化，使药物发挥更大作用。所以二药是治疗血液病的重要配伍。（《难病辨治》）

3. 颜氏体会，苍术质重味厚，可导胃气下降；升麻质轻味薄，能引脾气上腾。二味相伍，升清泄浊，俾清气升发，浊气下降，用治胃炎腹胀泛恶者，颇有效验。　　[中医杂志，1997，（1）：6]　　若湿热中阻者，则佐以左金丸、温胆汤，寒湿内盛者，则合以玉枢丹、旋覆代赭石汤。颜氏称苍术是"运脾胜品"。(《颜德馨诊治疑难病秘笈》)

黄芪　防己

配伍特点：

益气行水，固表祛湿。黄芪补气运湿，升阳固表。防己通利经络水湿，泄降行水。二药合伍，益气升提与降泄通行并用，外宣内达，通行诸经，降泄不耗正，相辅相成，共奏益气行水、固表祛湿之功。

经验采菁：

1. 肌表气虚，肤腠风水风湿逗留，肌肤浮肿，周身困重麻木，关节痹痛，汗出恶风，脉浮而虚等症用为要药。

2. 为治疗肾炎肾病气虚湿滞浮肿之要药，张海峰用二药（取防己黄芪汤意）、济生肾气丸、水陆二仙丹、五苓散、五皮饮，随证选方，加人爵床 20 ~ 40g（为末冲服），对消除水肿、消除蛋白尿有较好疗效。一般服用十余剂即可见效。[新中医，1986，（4）：6]

3. 熊魁梧经验，防己可消除局部黑斑，尤以治眼眶周围黑斑有效。此为肾虚水泛证。[浙江中医杂志，1985，（5）：197]

黄芪　玉米须

配伍特点：

益气升阳行水，渗利湿热降浊。黄芪补益脾肺元气，益气升阳降浊行水。玉米须渗利湿热消肿。二药升清阳与降浊阴并用，甘温补气不助湿，渗利湿热不伤正，共奏益气升阳、行水降浊之功。

经验采菁：

1. 气虚湿热留滞之水肿、淋证等均用为要药，可用于多

种泌尿系疾病、肾炎肾病、肾盂肾炎属气虚湿热留滞者用之有
较好的消肿、消蛋白尿、降血压、降胆固醇作用。慢性前列腺
炎也可随证选用。丁济南用黄芪、玉米须、米仁根、黑料豆、
白术等益气补肾以消除蛋白尿。　［上海中医药杂志，1983，
（12）：9］

2. 岳美中经验，对小儿肾炎，15岁以下，用玉米须持久
服用，一般无特殊情况者均能趋向好转或达到治愈，但对成人
效果不佳。（《岳美中医案集》）

（四）温化水湿

细辛　黄芪　麻黄

配伍特点：

补脾宣肺，激发肾气化水。细辛散风寒，激发肾气以化水
饮。黄芪补益脾肺，益气行水。麻黄宣通肺气。三药合用，一
宣肺开上源，一下通肾气，一补脾运中，上中下与肺脾肾并
顾，扶正祛邪并施，相辅相成，共奏补脾宣肺、激发肾气化水
之功。

经验采菁：

1. 三药合伍用治慢性肾炎急性复发属脾肺气虚，风寒湿
邪外犯肌表，内侵少阴肾经者有较好疗效。此为麻黄附子细辛
汤去附子而用黄芪以益气行水。如阳虚较甚者，则又宜用附子
以温阳化气利水。

2. 细辛能激发肾气，对阳虚不能温化水湿，在应证方中
加用细辛激发肾气，能使虚弱阳气获得生机。［浙江中医杂
志，1988，（8）：381］　蒲辅周治疗肾炎的经验也指出，
"腰部及下肢寒者加细辛"。（《蒲辅周医疗经验》）

黄芪　肉桂　车前子

配伍特点：

益气温阳，利水消肿。黄芪益气行水。肉桂温化水气。车

前子利湿。三药补气、温阳、利水，合用则升清与降泄并施，温阳与渗利并行，补气与利水并顾，相辅相成，更增淡渗利水之功。临床实践证明，温阳益气与渗利合用，其利尿作用较单用益气，或纯用温化，或仅用渗利为好。

经验采菁：

顾文华经验，三药合用的利尿消肿效果较好，治肾炎肾病水肿属脾肾阳虚者获得较满意利尿消肿效果。顾氏经验，浮肿小便不利者用肉桂，小便尚多者用附子。[中医杂志，1984，(3)：14]

附子　石韦

配伍特点：

温阳益气，通淋排石。附子温通肾阳，温阳化气。石韦清利湿热，通淋排石。二药温阳与清利合用，寒热合伍，温阳化气促湿热湿浊之化解，更增通淋排石之功。

经验采菁：

颜德馨经验，石淋一症，肾虚气化失利为本，湿热蕴结下焦为标。肾主水，司二便。肾阳旺盛，气化有权，生化有序，湿热无以蕴结，结石无法形成。若肾阳衰弱，气化乏力，清浊泌别失司，湿浊无法下泄而沉积为石。若治疗拘泥清热通淋，不但结石难以攻下，且久服攻利，反有耗气损阳之弊，而须以温通肾阳之附子，以补代通，阳气充盈，气化则能出焉。二药温阳通淋，化气助排石，有较好疗效。(《颜德馨诊治疑难病证秘笈》)

桂枝　茯苓

配伍特点：

温阳化气除水饮。桂枝温阳化气利水，平冲降逆。茯苓渗利水湿，补益心脾，"桂枝得茯苓则不发表而反行水"，温阳化气助淡渗利水除饮之功益增。

经验采菁：

1. 水湿痰饮不化诸证用为要药，为首冠之配伍，如水饮上逆欲作奔豚，心悸，眩晕，痰饮阻遏心阳胸痹，咳喘，背心冷等均可选用。张海峰治胃十二指肠球部溃疡、胃下垂属寒饮留中，脾阳不足，症见中脘特别畏寒怕冷者，认为宜温阳涤饮，用苓桂术甘汤，重用茯苓 30g，桂枝改肉桂 9g，获得满意疗效。(《脾胃学说临证心得》)

2. 洪嘉禾又配丹皮、桃仁等化瘀活血之品，治疗顽固性风心心衰有较好的温阳化气、强心利尿作用。[上海中医药杂志，1982，(1)：14]

桂枝　益智仁

配伍特点：

温通化水气，温肾化湿浊。桂枝既可补元阳、祛肾寒，又可温通血脉之寒闭，而温阳化水，温通化瘀俱备。益智仁苦涩沉降，既可温肾以化湿浊，又可温摄津液回原宅。二药温通与温涩并用，涩不留邪而摄津液，通不扰正而化水气，相辅相成，斡旋气机，共奏温通化水气、温肾化湿浊之功。

经验采菁：

1. 雍履平经验，肾囊肿属中医之"水积"，为肾阳虚而水聚，治必斡旋其阳气，用温法，善重用二药，认为桂枝可补充元阳而祛肾寒，又可温通血脉之寒闭，温通补俱合其宜。益智仁苦涩沉降，温肾又摄膜络之湿浊而下。并遵循温而勿忘清，随证配伍大青叶、蛇舌草、鱼腥草等；还须行气活血，随证运用陈皮、大腹皮、赤芍、桃仁、牛膝、水蛭等；通利还需顾阴。另外还可随证选用牵牛子、云苓、车前子，随证加味，取得较好疗效。[中医杂志，1998，(1)：53]

2. 二药合用，温通与温摄、利尿与缩泉兼备，也可用于治疗小便不禁与欲解不得小便失调之症属肾阳不足，寒邪凝滞者。曾用缩泉丸与五苓散加减治疗此类病证，取得较好疗效。

乌药　泽泻

配伍特点：

温通行气利水。乌药辛开温通，可疏通肺脾气机，行气宣通助气化而利水。泽泻甘淡渗湿，清利湿热，养新水去旧水。二药行散与渗利并用，气行则水行，水行则气也行，相辅相成，共奏温通行气利水之功。

经验采菁：

李延培经验，二药配伍可治非结石性肾积水，每用乌药20g，泽泻15～20g，取得较好疗效。李氏又用乌药配鳖甲治疗肝硬化腹水也取得较好疗效。体会肾积水、肝硬化腹水属气机郁滞者，重用乌药每获良效。[中医杂志，1997，（3）：133]

（五）养阴利湿

楮实子　天仙藤

配伍特点：

滋养肝肾，疏导利水。楮实子滋肾清肝，平肝阳，疏利水气。药理研究证明，楮实子可调整内分泌，对某些高血压、高血脂症有治疗作用。天仙藤祛风利湿，疏肝行气。二药合用，有补有通，补养不腻滞，通利不伤正，共奏滋养肝肾、活血行水之功。

经验采菁：

周仲英用其治疗高血压、高血脂症有较好疗效，周氏认为，高血压、高血脂症的基本病机均有阴虚阳亢，浊瘀互阻，痰浊瘀血滞于脉络，水津不归正化，泛于肌肤，乃为水肿。二药合伍，药中病机。唯天仙藤长于旁达肢节，对肢体浮肿者较宜。楮实子上达头目，中及胸腹，对面目浮肿、胸腹积水更宜。水肿甚者配用较大剂量泽泻以增利尿作用。[中医杂志，1989，（6）：14]

楮实子　葎蓄子

配伍特点：

养阴化瘀，利水消胀。葎蓄子活血行瘀，清热利水，"主五脏血"。楮实子养阴清肝利水。二药合伍，滋养肝肾治其本，活血利水治其标，利而不伤，养而不滞，共奏养阴化瘀利水之功。

经验采菁：

凡阴虚瘀阻水停之证均可选用。朱良春认为，"主五脏血"最堪玩味，肝硬化腹水不仅瘀于肝，其他脏腑也多伴见瘀血。朱氏擅以二药为主，随证加药，治疗阴虚，水瘀交阻之肝硬化腹水。如补脾益气加配黄芪、太子参、炒白术、山药等，养阴加配北沙参、石斛、珠儿参，温阳加配淫羊藿、肉桂、附子，解毒消瘀加配白花蛇舌草、龙葵、半枝莲，化瘀通络加蜣螂、䗪虫、路路通、丝瓜络，活血利水加益母草、泽兰、泽泻。腹水消退后用复肝散巩固疗效。二药剂量可随证各用 15～30g。［上海中医药杂志，1982，（7）：21］

生地　白茅根

配伍特点：

养阴利尿，凉血止血。生地甘寒，长于养阴清热，凉血止血。白茅根甘寒，善于凉血止血，清热利尿。二药均入血分，合用相得益彰，更增养阴凉血止血之功；合伍相辅相成，共奏养阴利尿之效。凉血止血不留瘀，养阴利尿不伤阴为其特点。

经验采菁：

1. 阴虚小便不利诸症，如阴虚湿热蕴结而小便不利短少、浮肿、口干、舌红少苔，甚或腹水等均可随证选用，有养阴不碍湿热之长。

2. 血热或阴虚血热所致诸种血症，如血尿、鼻衄、肌衄、咯血、呕血、月经过多或淋漓不净等均可选用，尤其对血尿更用为要药，急慢性肾炎血尿属阴虚血热者颇宜选用，肝病牙龈出血、紫癜属阴虚血热者用之亦有较好疗效。

（六）活血利水

当归　泽泻

配伍特点：

活血利水，调经消肿。当归养血活血调经。泽泻渗利水湿消肿。二药活血助利水，水利血也行，水血并调，共奏活血利水、调经消肿之功。

经验采菁：

1. 水血互阻，月经不调诸证用为的对配伍，月经量少，色淡，日渐肥胖，闭经，或经期浮肿等均可随证选用。刘树农用其治疗月经病血瘀水肿者有明显疗效。［上海中医药杂志，1985，（3）：27］

2. 肾炎肾病水肿、肝病水肿、血管神经性水肿伴有瘀血者均宜选用，可增疗效。慢性泄痢，久病有水湿瘀滞交阻者用之也有效。

赤芍　茯苓

配伍特点：

活血健脾利水。茯苓健脾渗湿。赤芍活血散瘀消肿。两药合伍，水血并调，共奏活血健脾，利水消肿之功。

经验采菁：

1. 凡水湿瘀血交阻之证均可选用。有经验认为，二药合伍对减轻迷路水肿有较好疗效，可用治耳源性眩晕。

2. 赤芍活血凉血善退黄疸，茯苓健脾护肝，肝病黄疸颇宜选用二药。

泽兰　佩兰

配伍特点：

调理气血治经闭。佩兰芬芳清香，宣湿化浊，调气机开胃气，药性平和。泽兰入肝经血分，活血祛瘀作用温和，调经治闭,兼能利水。两药一入气分,一入血分,行气活血,化湿利水,使气血处于平和状态,而善理气血治经闭。

经验采菁:

1. 姚五达治疗闭经,以调理为主,强调调理肝脾肾及冲任气血功能,而不是过度滋补或破血,常用续断、杜仲、菟丝子等养肝肾调冲任,当归、白芍、阿胶养血调经和冲任。佩兰叶、泽兰叶行气活血,两药合伍为调和之剂,行气不破气,活血不伤血。又常用丝瓜络以络通络,使经血通畅,益母草、丹参、香附、大腹皮等均可随证选用。[北京中医,1998,(6):6]。

2. 二药水血并调,对水血交阻闭经颇为适宜,水血交阻经期水肿也可选用。

泽兰 泽泻

配伍特点:

活血利水消肿。泽兰疏肝祛瘀散结,利水消肿。泽泻渗利水湿。"血不利则为水"。二药合用,活血助利水之功,水津通利助血行,水血并治,共奏活血利水消肿之功。

经验采菁:

1. 朱良春用于治疗风湿关节痹痛、关节肿胀疼痛、关节腔积液有较好消肿、消关节腔积液之作用。"瘀血化水,亦发为肿"。二药既能使已有之积液得以渗利,又能使经脉通畅,积液难于再生,故有显效。[中医杂志,1987,(9):14]

2. 过锡生用于治疗肝硬化腹水有较好疗效。[江苏中医杂志,1987,(5):4] 经期水肿也可选用。

路路通 天仙藤

配伍特点:

疏通经隧,利水消肿。路路通行气活血,祛风通络,利水除湿,"通行十二经络,搜伏水"。天仙藤理气行血,通络行水,宣通经隧,导达郁滞。二药均善行气通络,活血利水,合用相得益彰，更增疏通经隧、利水消肿之功。

经验采菁：

此为周仲英配伍用药经验。用于治疗气血郁滞，经隧阻滞所致水肿有较好疗效。气血不调所致水肿，非平常淡渗利湿等治法所能取效，而须调气血通经络方能取得较好疗效。对高血压、中风后遗症、更年期综合征、心脏病等见有浮肿属气血不调者也宜选用。(《周仲英临床经验辑要》)

芫花　大戟　升麻

配伍特点：

升清降浊，攻逐水饮。水饮积蓄于中，清浊混淆。芫花攻逐走下，泻窠囊之水饮。大戟通利二便，泄脏腑之水湿。升麻升清降浊，解毒。三药攻下升清并施，较单用攻逐走下之剂更为周全。

经验采菁：

张羹梅经验，用其治疗臌胀腹水有较稳妥疗效。[中医杂志，1981，(4)：17] 对伴有中气欲陷者尤宜。芫花，大戟等总属攻伐之品，对邪实正气不虚者可随证选用，但要中病即止，而且攻逐之品多取效一时，为治标之法，往往旋去旋生，故在腹水逐渐消减时，宜及时给予扶正治本。

八、祛风湿类

川乌　生石膏

配伍特点：

解表里寒热互结痹痛。制川乌辛热疏利开通，温经止痛，解外郁之寒。生石膏辛寒清解宣透，除里结之热。二药寒热合伍，疏通清透并施，共奏解表里寒热互结之痹痛。

经验采菁：

1. 用于外寒里热，寒热互结之痛痹，症见与寒湿痹痛相类似，但有舌红苔黄便干，脉有力等实热内郁之象。董建华经验，寒热错杂，外寒里热之痛痹以此配伍为主治疗效果较优。（《现代著名老中医临床诊治荟萃》）　沙剑飞又配细辛，则更增散寒通络止痹痛之功。

2. 外寒郁遏，里热上扰，或胃火上冲所致剧烈头痛，如三叉神经痛、偏头痛用之均有较好疗效。

川乌　麻黄

配伍特点：

疏痼阴破痼寒，开通痹阻。乌头善于疏通痼阴沍寒，祛风寒湿痹痛。麻黄发散风寒，调血脉。二药辛温宣通，彻里彻外，彻外为主，合用相得益彰，共奏搜剔疏通痼阴沍冷、开通痹阻之功。

经验采菁：

1. 善治寒湿痹痛，疼痛剧烈，遇寒更甚，局部不温，舌黯不红或舌淡胖苔白腻。董建华经验，"疏痼阴破沍寒，乌头麻黄力宏"，可与桂枝、当归、白芍、黄芪、木瓜等配伍。（《现代著名老中医临床诊治荟萃》）

2. 但李济仁认为，附子、草乌不可与麻黄同用，以免产

生不良反应，可伍秦艽，以增强镇痛之功。　　［中医杂志，
1990，（11）：18］

羌活　川乌

配伍特点：

祛表里冱寒，蠲痹止痛。羌活气味雄烈，表散肌腠风寒湿
邪，合川乌，力能疏痼阴破冱寒，疏利迅速，开通甚捷，祛表
里寒湿，而能蠲痹止痛。

经验采菁：

徐仲才善用二药合伍治疗小儿风湿热、类风湿关节炎，证
属热痹，发热壮盛，烦闷口渴，但舌苔白润，未转黄燥，脉浮
未去者。且宜中病即止，用药不宜超过五天，否则可致呕吐或
胃出血。［浙江中医杂志，1984，（9）：418］

附子　全蝎

配伍特点：

温阳息风止痉，散寒通络止痛。附子温阳祛寒，通经除
痹。全蝎息风止痉，祛风通络止痛。二药合用，温阳以息风，
取日丽风自和之意；通阳以开痹，取阳通阴寒自散之旨。

经验采菁：

1. 祝味菊治疗一抽搐奇疾：女性，48 岁，每天晨起必抽
搐，神志清醒，过二时而自止，从肝风治疗用平肝息风药无
效。祝氏用二药配伍僵蚕、桂枝、白芍、龙齿、牡蛎、制南
星、石菖蒲等而取效治愈。［浙江中医杂志，1984，（6）：
249］

2. 阳虚寒湿痹痛顽麻、偏头痛也用为要药。

川乌　桂枝

配伍特点：

通阳开痹，逐寒湿止痹痛。制川乌散寒湿止痹痛。桂枝温
通经络。二药合用，既可散在表之风寒湿邪，又可除里伏之痼
冷阴湿，共奏通阳开痹、逐寒湿止痹痛之功。

经验采菁：

1. 朱良春经验，治顽痹如寒湿胜者用川乌配桂枝，而鲜用麻黄与川乌配伍。认为麻黄虽可宣痹解凝，但有发越阳气之弊。[中医杂志，1987，(9)：14]

2. 胡建华善用桂枝芍药知母汤治疗痹症，用川乌代替方中的附子，取效更佳。制川乌祛风温经止痛作用胜于附子。如寒重于热则加重川乌、桂枝用量（各9～12g）。如热重于寒，则二药剂量可减至各6～9g。[上海中医药杂志，1983，(3)：18]

3. 丁济南以乌头、桂枝为主治疗硬皮病，认为二药大辛大热，有逐风寒湿三邪，达正本清源之功，尤以乌头为重要，每用制川草乌各9g。[上海中医药杂志，1984，(5)：8]

草乌　磁石

配伍特点：

温通血脉，消肿息痛。制草乌辛通搜风胜湿，散寒止痛，宣通血脉，利关节，直抵病所。磁石咸凉，活血化瘀，消肿止痛，补肾益精，《千金要方》谓之"通关节消肿痛"，《别录》称之"养肾脏，强肾气，通关节"。二药咸凉与辛通并用，相互制约，相制相成，共奏温通血脉、消肿止痛之功。

经验采菁：

石仰山经验，治颈椎病，头颈臂痛，在辨证的基础上，擅长用草乌、磁石二药配伍，对解除疼痛有较好疗效。认为颈椎病疼痛或气滞血瘀，或风寒痹塞，或痰湿互阻等，使脉道不利，运行失常而产生疼痛，每用二药通脉息痛。[中医杂志，1998，(1)：22]

川乌　当归

配伍特点：

养血逐寒湿除痹痛。制川乌药性刚燥而烈。当归药性较柔润。二药养血活血与逐风寒湿邪并用，相辅相成，温而不燥，养而能通，"治风先治血，血行风自灭"，共奏养血活血、逐寒湿止痹痛之功。

经验采菁：

1. 章次公经验，川乌温经散寒之力甚著，得当归则温而不燥，当归得川乌，则活血止痛之力愈著，为其独到经验。（《章次公医案》）

2. 姜春华治风寒头痛已久也用二药相伍，温而不燥，益增温经散寒、活血祛瘀止痛之长。[中医杂志，1987，（6）：26]

杜仲　杜衡

配伍特点：

补肝肾，祛风活血定痛。杜仲补肝肾强筋骨。杜衡即土细辛，辛温无毒，散风逐寒，消痰平喘，活血定痛。二药补肝肾与祛风通络合用，相辅相成，共奏补肝肾、祛风活血定痛之功。

经验采菁：

1. 夏翔每予此药对治疗肾虚所致的头颈、腰及关节等处的疼痛酸楚，药简效捷，且无副反应。杜仲、杜衡协同，肾虚诸痛皆宜。夏氏每用杜仲12g，杜衡12g。[上海中医药杂志，1998，（11）：11]

2. 细辛与杜衡功效相近，故如缺杜衡，是否可用细辛代之，可临床观察，但细辛用量则需随证酌定。

麻黄　白芥子

配伍特点：

宣散经络痰湿寒滞，消肿止痛。麻黄宣通腠理，通九窍调血脉。白芥子走窜利气，通经络散寒滞，涤痰结。二药宣通利气，散消结痰，合用相得益彰，共奏宣散经络寒湿痰滞之功。

经验采菁：

1. 王为兰经验，白芥子为治疗类风湿关节炎关节肿痛必用之品，对阴寒痰湿所致关节肌肉漫肿酸痛有良效，少佐麻黄之宣发则善消关节肿胀。(《北京市老中医经验选编》) 王大经也认为，白芥子确为治疗类风湿关节炎之要药。二药相伍治疗关节肿痛、关节腔积液效果较好。(《北京市老中医经验选编》)

2. 许公岩经验，治湿在周身多配用白芥子。(《北京市老中医经验选编》)

桂枝 生石膏

配伍特点：

清热通经，除痹止痛。桂枝辛散温通经脉。生石膏清透表里邪热。二药辛温辛寒并用，辛散温通，宣通清热，清里彻表，寒热互制，相反相成，共奏清热通络、除痹止痛之功。

经验采菁：

1. 为治疗热痹的重要配伍，虽为热痹，但辛温通络之桂枝不可少，否则疗效大减。白虎加桂枝汤，有较好清热通络除痹痛效果。张伯叟经验，治热痹，热重表轻，用白虎加桂枝汤疗效甚好，桂枝配生石膏，"寒热相反相成，妙在其中"。[新中医，1988，(9)：4]

2. 王少华用二药治疗风湿热病发热持续不退，四肢疼痛，有一定退热作用。[中医杂志，1986，(10)：25]

麻黄 苍术 生石膏

配伍特点：

蠲痹止痛。麻黄散风寒，开腠理，疏通经络气血。苍术燥湿运脾，祛肌腠风湿。生石膏清热泻火，透表解肌。三药寒温并用，疏通清热并施，疏不燥烈，清不寒滞，增蠲痹止痛之功。师法越婢加术汤，但较之开通肌腠功效更胜。

经验采菁：

1. 此为范中明的配伍用药经验，功专蠲痹定痛。对外寒里热搏结气血之痹痛，屡见卓效。范氏经验，发表麻黄宜小量，治痹则非大剂无以为功，常用量为 20～30g，而断无汗出如水流漓之弊，其功类似乌附，又无燥烈之偏胜。配伍等量之苍术、生石膏，一则祛风散湿，一则清宣里热，兼以监制麻黄过于发散发表。三药合用治疗寒热杂陈之痹痛颇宜。观其外证，局部不甚红肿，也喜热熨，痛势甚剧，似属风寒湿痹，但又兼见口苦舌燥，尿黄便干，脉象有力等内热蕴伏之象。揣其病机，当是外寒里热搏结气血使然。随证配伍颇见功效。［上海中医药杂志，1986，（9）：29］

2. 康良石治痛风急性发作，关节红肿灼痛，痛不可忍，畏寒发热，口渴口苦，苔黄腻，每以苍术为主合生石膏、知母、防己等获较好疗效。［中医杂志，1997，（2）：69］

松节　天仙藤

配伍特点：

行气活血，化湿消肿治痹痛。松节祛风燥湿，善治关节风湿肿痛。天仙藤活血通络，化湿消肿。二药合用，相得益彰，更增行气活血通络、化湿消肿止痛之功。

经验采菁：

此为周仲英治疗痹证的配伍用药经验，周氏经验用二药合伍，参防己利关节，楮实子祛水湿，木瓜舒筋止痛，配合益气助阳、活血行瘀之品治关节僵硬、屈伸不利，有消肿止痛、降血沉之作用。［浙江中医杂志，1988，（2）：51］

附子　石见穿

配伍特点：

温阳解毒，活血除痹。附子温通除痹。石见穿祛风活血，兼能清热解毒。二药温阳散寒与祛风活血并用，更增温通止痹痛之功；温阳与解毒并施，更增解毒之效。

经验采菁：

王大经体会，石见穿清热解毒，对降低血沉有一定作用。凡类风湿关节炎偏寒型而血沉快者，或肝功能不正常，ALT 升

高者，两药同用，寒热互济，效果较佳。（《北京市老中医经验选编》）

桂枝 羚羊角

配伍特点：

温通清解，息风蠲痹。桂枝发散风寒，温通经脉。羚羊角清热解毒，主泻肝火，平肝息风。二药温通清解并施，散外束之寒邪，清解郁闭之热结，寒热互制，阴阳交济，共奏温通清解、熄风利关节、除痹止痛之功。

经验采菁：

1. 为治疗热痹、寒热错杂痹痛甚者之有效配伍。刘树农、胡起白均擅长用二药合伍治疗这类痹痛。 [上海中医药杂志，1985，（3）：27] [浙江中医杂志，1985，（3）：101]

热痹虽系寒邪化热而成；或寒热邪气并侵，寒邪未必尽化，形成寒热错杂，新旧之邪客于关节经络。若单纯通阳，恐邪热更甚；一味清解，又虑寒邪弥漫。二药寒热兼顾，使阴寒之邪得温而散，阳热之邪得寒而清，各得其宜。颜德馨治热痹，急者清透，阻其内舍，随证选用千金犀角汤、桂枝白虎汤加味，对痛呈游走性者常用羚羊角。[中医杂志，1996，（2）：75]

2. 胡起白经验，在运用二药时，若遇轻证，可用山羊角代羚羊角。

乌头 羚羊角

配伍特点：

清解温通，祛风蠲痹。制乌头温通寒滞。羚羊角清肝息风解毒。二药寒热互制，内外风兼治，相反相成，共奏疏利温通清解、祛风蠲痹之功。

经验采菁：

张伯臾治疗痹证积有丰富的临床经验。有这样一种痹证，病情复杂，既有关节冷痛，遇寒加重等寒象，又有口干、心烦、失眠、便结等热象，寒热用药颇费周折，张氏每用二药相伍溶于一方中，常可使一些病情复杂的痹证收到很好的疗效。
［新中医，1988，（9）：5］

苍耳子 葛根

配伍特点：

通督升阳，疏经气祛风湿。苍耳子疏散宣通，通督脉，祛
风湿。葛根轻扬升发，鼓舞胃气升津柔筋解肌，疏通膀胱经
气。二药轻扬疏散，善于通督达膀胱经，合用共奏通督升阳、
疏膀胱之气、祛风湿之功，盖督脉主一身之阳气，膀胱经为机
体之藩篱。

经验采菁：

1. 朱良春体会，苍耳子能通督升阳，阳化阴使，筋脉得
以温养，痹痛自除。朱氏喜用二药随证配伍治疗风湿痹痛，邪
在筋脉又配当归、灵仙、蚕砂；邪在骨骱又配熟地、鹿衔草、
淫羊藿、乌梢蛇、露蜂房等。 ［上海中医药杂志，1982，
（9）：33］

2. 苍耳子祛风舒筋抗过敏，宣通鼻窍，葛根升脾胃清阳，活
血濡养鼻窍，二药合用对慢性鼻炎、过敏性鼻炎也有较好疗效。

独活 细辛

配伍特点：

祛肾经风寒，蠲痹止痛。独活治足少阴伏风，通经络止
痛，走气分。细辛散风寒，通肾气止痛，入血分。二药合用，
肾经气血之风寒均能搜除而能蠲痹止痛。

经验采菁：

1. 用治风寒外邪伏于少阴之头痛，痛连齿颊，遇风痛甚，顽
而不愈，有较好疗效。兼阳虚者又配附子以增温阳通络止痛之功。

2. 风寒湿痹腰痛，脊强而冷，下肢关节痹痛均可选用。

细辛 生地

配伍特点：

凉血养阴，祛风止痛。细辛祛风止痛，以止痛见长，尤善

于治头痛。生地凉血养阴血。二药寒温并用，燥润合伍，并行不悖，相反相成，而有良好的止痛作用，却无止痛燥散之弊，以止痛不燥为其长。

经验采菁：

1. 范文虎经验，治风阳头痛（高血压病），重用生地30g，配伍细辛5g，防风10g，天麻10g，川芎10g，有显著疗效。体会细辛上疏头风，下通肾气，也入肝经，是治疗头痛要药。[上海中医药杂志，1998，（4）] 祝谌予经验，二药合用治疗风热头痛，有养阴清热、散风止痛的作用。[中医杂志，1992，（11）：12] 谷济生也善用二药配伍治疗各种头痛，体会二药合用，止痛不燥，药性平和，不寒不热。认为细辛不过钱是指用末，用煎剂不受此限制。细辛多先煎去沫，常用量至5g以上，不仅未见副作用，而且效果较佳。（《中华名医特技集成》）

2. 李辅仁用细辛配熟地，治疗风湿腰痛、肾虚腰痛、瘀血腰痛，以及血虚头痛，均有显著的疗效。（《李辅仁治疗老年病经验》） 颜德馨用细辛配熟地，刚柔相济，治慢性肾炎水肿。（《颜德馨诊治疑难病秘笈》）

3. 赵冠英经验，细辛辛能补肝，用细辛能达到暖肝而息风，暖肝治震颤的作用，常以细辛6～8g与养血柔肝之品同用，对帕金森氏病震颤有一定疗效。（《中华名医特技集成》）

4. 阴虚而虚火上扰之牙痛、咽痛等也可选用。

威灵仙　骨碎补

配伍特点：

补肾强筋骨，祛风湿。威灵仙温通经络，祛风止痛。骨碎补温肾活血，强筋骨止痛。二药祛风湿与补肾并用，相得益彰，增强强筋骨祛风湿之功效，止痹痛功效较佳。

经验采菁：

1. 朱小南认为，风寒湿邪痹阻于耻骨，或产后耻骨痹痛因风寒湿邪痹阻者用之甚宜，镇痛之力较著而又不甚辛散，配

刘寄奴疗效更好。(《朱小南妇科经验选》)

2. 肾虚兼风寒之牙痛也宜选用。

3. 李辅仁经验，威灵仙对风湿性关节炎腰腿痛等症，有养血通络、壮腰肾、强筋骨、祛风胜湿、止痛的作用。(《李辅仁治疗老年病经验》)

木瓜　桑枝

配伍特点：

功专治风湿拘挛。木瓜化湿舒筋活络。桑枝祛风湿利关节，行水气。二药合用，相得益彰，功专祛风湿舒筋脉治拘挛。

经验采菁：

1. 风湿关节痹痛，筋脉拘急，肌肉酸痛，用之有较满意疗效。董建华经验，二药合伍功专治风湿拘挛。海桐皮、海风藤、豨莶草、络石藤、路路通、鸡血藤均可随证配伍。(《现代著名老中医临床诊治荟萃》)

2. 慢性肾炎伴有肢体关节风湿痹痛，而浮肿、蛋白尿不消者也可选用。有观察认为，桑枝可调节机体的免疫功能，木瓜可改善肾功能，可辨证与辨病相结合配伍二药。

南星　防风

配伍特点：

祛风开郁，化散痰瘀，除痹止痛。制南星辛散开泄，燥湿化痰，祛风痰止痉镇痛，李时珍谓其能"治风散血"，《魏氏家藏方》称其"治风痰头痛不忍"。防风祛风胜湿止痛，李杲谓"凡脊痛项强不可四顾……正当用防风"。二药合用，相制相成，防风解南星之毒不麻人，又相辅相成，祛风痰通经络、除痹痛功效益增。

经验采菁：

二药本为玉真散之配伍，石仰山用二药合伍治疗颈椎病，收到良好疗效，认为南星能行血祛滞，又能化痰消积，防风导气行血，畅通经脉。两药合用，行无形之气，化有形之郁，使痰瘀化散，气血流通，从而病症得解。　［中医杂志，1998，（1）：22］

丝瓜络　桑枝

配伍特点：

舒经通络，行血祛风。丝瓜络祛风，通经络，行血脉，凉血解毒。桑枝祛风湿通经络，治肌肤干燥风痒。二药轻灵入络，合用相得益彰，更增活血祛风、通络利关节功效。

经验采菁：

1. 胸胁疼痛属风湿入络者用之甚宜，肋间神经痛、非化脓性肋软骨炎可随证选用。

2. 风燥邪气蕴于肌肤，皮肤干燥瘙痒，或肌肤甲错干燥瘙痒均宜选用。

木瓜　秦艽

配伍特点：

祛风湿，舒筋通络。木瓜柔肝舒筋，化肌腠湿滞。秦艽散风除湿，通络舒筋。二药祛风湿而不燥，通络舒筋而不窜，为风药之润剂。

经验采菁：

1. 各种风湿痹痛，不论久新，上下之痹痛均可配用。对小关节痹痛，如趾指关节、下颌关节痹痛拘紧尤宜。

2. 秦艽用量较大时可致腹泻，虽有木瓜酸敛，但对脾虚便溏者，秦艽也宜酌定剂量。

土茯苓　萆薢

配伍特点：

祛湿毒除痹痛。土茯苓祛湿毒利关节。萆薢利湿浊，祛风除痹，有"治湿最长"之誉称。二药祛湿浊解毒，合用相得益彰，祛湿浊利关节，除痹痛功效益增。

经验采菁：

1. 痛风性关节炎属代谢障碍性疾病，尿酸生成过多，排泄减少所致。朱良春经验用大剂量萆薢、土茯苓能降低血尿酸指标，祛湿解毒利关节除痹，是治疗痛风的要药。［中医杂志，1987，（9）：14］　朱氏用土茯苓 30～120g、萆薢 15～45g 治疗痛风性关节炎常获得较好疗效。［中医杂志，1989，（3）：17］　后来许多医家的临床观察也证明其疗效较好。

2. 膏淋、尿浊、蛋白尿、带下属湿毒蕴结者均有较好疗效，慢性肾炎、前列腺炎等均颇宜随证选用。

骨碎补　鹿衔草

配伍特点：

补肾强筋骨，祛风湿除痹痛。骨碎补益肾活血，止痹痛，能促进机体代谢，抑制退行性病变。鹿衔草祛风湿，补肾强筋骨。二药入肾，合用有补肾强筋骨，祛风湿之功，善治骨痹。

经验采菁：

增生性关节炎是退行性病变，属中医之骨痹。朱良春随证配伍二药，可延缓关节软骨退行性病变，抑制新骨增生。［中医杂志，1987，（9）：31］

威灵仙　白茄根

配伍特点：

祛风湿除跟骨痛。威灵仙辛通善走，能祛风除湿，通经活络除痹痛。白茄根民间用于治疗风湿关节痹痛。二药合用，相辅相成，祛风痹除痹痛功效益增。

经验采菁：

1. 颜德馨经验，威灵仙配白茄根治跟骨骨刺。（《颜德馨诊治疑难病秘笈》）

2. 祝谌予则用青黛、木瓜相伍，以木瓜之酸温引青黛之咸寒下行，主治湿热下注所致足跟疼痛，常在补肾基础

上配伍二药，有舒筋止痛的功效。[中医杂志，1992，（11）：13]

木瓜　秦皮　青皮　松节

配伍特点：

舒筋活络，调节肝气明目。木瓜舒筋活络。秦皮清肝明目。青皮理气调肝，散结化滞。松节入肝而通走诸节，舒筋通经脉。"肝开窍于目"。四药入肝，合用有疏、有清、有散结之功，而能疏肝化湿滞，祛风舒筋脉，清肝调肝气。经气得调畅，肝气得调节，气血则能上达而养目，从调肝气舒筋脉而明目为其特点。

经验采菁：

此为中医眼科专家陈达夫的配伍用药经验，用于治疗肝气不调，湿滞经络，筋脉不舒之屈光不止，视物模糊有一定疗效。[中医杂志，1982，（5）：13]

苏木　蒲公英

配伍特点：

清热化瘀，祛风散结。苏木化瘀活血，消肿止痛。蒲公英长于清热解毒，化滞气，散结消肿。二药解毒化滞与活血散瘀并用，相辅相成，共奏清解化滞散结之功。

经验采菁：

风湿热毒搏结血分，壅滞经脉而形成结节。二药合伍用于治疗风湿结节，局部灼热，关节痹痛有一定疗效。

茜草　豨莶草

配伍特点：

凉血活络，祛风湿，抗自身免疫性损伤。茜草凉血活血，通经活络，解毒清热退黄疸。豨莶草祛风湿通经络。二药凉血活血与祛风湿并用，清热解毒与祛风通络并施，相辅相成，共奏凉血活络、祛风湿解毒、抗自身免疫之功。

经验采菁：

1. 李筠等重用茜草 30～60g，豨莶草 30～60g 为基本方，随证配伍他药，治疗慢性肝炎高 γ–球蛋白血症，降 TTT 取得较满意疗效。临床观察证明，二药有抗自身免疫，抑制 γ–球蛋白形成的作用。[中医杂志，1993，(10)：603]

2. 汪承柏用于治疗反复性高黄疸有良效。茜草配伍其他凉血活血药不仅具有明显退黄作用，还有清除免疫复合物及抑制抗体形成功效，豨莶草有类似作用。合而用之，并重用二药，不仅有退黄疸作用，还可防止黄疸反复。(《中华名医特技集成》)

3. 汪承柏又用于治疗原发性胆汁性肝硬化，其发病机理可能与免疫复合物造成胆管上皮损伤有关，胆红素愈高，存活率愈低。重用二药抑制免疫，获得满意疗效。(《中华名医特技集成》)

豨莶草　当归

配伍特点：

养血祛风除痹，活血祛湿热解毒。豨莶草祛风湿，强筋骨，化湿热解毒。当归补血活血。二药祛风与活血并施，解毒与养血并顾，养血扶正助解毒，祛风湿不枯燥伤阴。

经验采菁：

1. 朱良春经验，豨莶草为解毒妙品，有直入至阴，导其湿热，平肝化瘀，通其经脉的作用。朱氏用二药治疗类风湿关节炎有较好疗效，能减轻症状，消肿止痛，抗链"O"下降，对缓解病情极有裨益。可用当归30g、豨莶草100g随证配伍治之。[上海中医药杂志，1982，(9)：33]

2. 《本草从新》谓豨莶草"生寒，熟温"。生用以化湿热、止痛、解毒为主，熟用以益肝肾强筋骨为主，宜随证选用。

狗脊　鹿胶　羌活

配伍特点：

补肝肾祛风湿，利腰脊。狗脊补肝肾强腰膝，利督脊，对本虚标实之腰膝痛，尤其是腰脊僵硬，功能受限有殊效。鹿胶补督助阳养精血。羌活入膀胱经，祛风胜湿止痹痛，启督脉阳气，随狗脊、鹿胶达督肾祛风寒邪气。三药合用，共奏补督肾、祛风湿、利腰脊之功。

经验采菁：

肝肾督脉虚损，风寒湿邪痹着，腰脊疼痛僵硬，俯仰不利用之最宜。焦树德治疗类风湿关节炎、脊椎僵硬不利喜用三药配伍。[中医杂志，1982，（1）：18] 腰椎增生、强直性脊柱炎、腰肌风湿等均宜随证选用。

狗脊 萆薢

配伍特点：

强肝肾利湿通淋。狗脊补肝肾强腰脊，通血脉祛痹痛。萆薢分清别浊，长于利湿浊，渗利湿热，祛风湿舒筋络，利关节除痹。二药虽祛湿通利，但不燥烈，合用相得益彰，更增强肝肾利湿通淋之功。

经验采菁：

1. 高辉远经验，治疗泌尿系感染，尿频尿急尿痛，腰痛，属中医之淋证，多为下焦湿热证者，清利湿热，以八正散为主，高师对此有独特见解，首选二药合用以强肝肾利水通淋，同时用知柏地黄汤合二陈汤化裁，滋阴降火，燥湿化痰，清其内热，取得较好疗效。（《医门新采》）

2. 腰痛僵硬，俯仰不利，转侧不能，属寒湿痹阻者用之也颇宜，如肥大性腰椎炎、腰椎增生等均可随证选用。

鹿角霜 小茴香 甲珠

配伍特点：

温通督肾，祛瘀止痹痛。鹿角补益肝肾，活血通督脉。小茴香疏肝行气，暖肾祛寒。甲珠活血祛瘀。三药达肝肾督脊，温通祛瘀，相辅相成，共奏温通督肾、祛瘀止痹痛之功。

经验采菁：

1. 程门雪经验，三药合用既能温通肾经，疏通气血，又可达腰脊髀尻尾等处，对督带肾经虚寒及气血痹阻的腰痛有很好疗效。(《程门雪医案》)　腰肌劳损、肥大性脊椎炎腰痛而僵硬不舒者可随证选用。

2. 睾丸冷痛肿硬、疝气属肝肾不足，寒凝气血痹阻者均宜选用。

豨莶草　鹿衔草

配伍特点：

助肾益肝，祛经脉风湿。豨莶草祛风湿，利筋骨。鹿衔草补虚益肾，祛风湿，活血通经。二药相须合伍，相得益彰，共奏益肝肾、祛经脉风湿、通经除痹之功。

经验采菁：

周仲英治高血压、高血脂症善用二药配伍，对肝肾不足，肝阳妄动而内风生，夹痰浊水湿流注经络肢节，导致肢体游走性疼痛，用之效佳。认为豨莶草搜风通络，平降冲逆，并有降压作用，与鹿衔草配伍治疗诸症甚宜。湿热痰浊盛者加虎杖，阳虚寒痰滞络者加石楠藤。石楠藤逐诸风，除湿痰，补益肝肾，临床用之治疗高血压、高血脂症肢体困重者，疗效也佳。[中医杂志，1989，(6)：14]

防风　防己

配伍特点：

宣行表里水湿。防风升散，祛风胜湿，通血脉，升清而调肠胃。防己宣通上下，祛风除湿，宣壅滞通经络。二药疏通宣行，合用相得益彰，内宣外达，宣行表里水湿之功益增。

经验采菁：

1. 水肿有风湿壅滞肌肤经络者二药用为要药，周身上下水肿均可选用。急慢性肾炎、肾病综合征有风湿留滞肌肤关节者，用之较宜，对消除水肿、蛋白尿有裨益。硬皮病属风湿或寒湿阻络者也颇宜选用。

2. 陈继明用玉屏风散时喜加防己，也取二药相伍祛风胜湿、宣行壅滞而增益气固表之功。

露蜂房　䗪虫

配伍特点：

行瘀通督，祛风攻毒。露蜂房祛风攻毒，消肿止痛。䗪虫逐瘀，通经脉，续筋骨。二药一善于祛风，一擅长祛瘀，合用攻逐之力较佳，善于行瘀通督，搜剔风邪。

经验采菁：

1. 顽痹，病变在腰脊者尤宜，若再配伍乌梢蛇、续断、狗脊则疗效更著。

2. 动物类药治疗顽痹的选择配伍。寒湿盛用乌梢蛇配蚕砂，化热或热痹用地龙配萆草、寒水石，夹痰用僵蚕配白芥子，夹瘀用䗪虫配桃仁，背部痹痛甚难受而他处不痛者用九香虫配葛根、秦艽，关节僵硬变形合用蜂房、僵蚕，或蜣螂虫配泽兰、白芥子。鹿角片用于脊强而痛，穿山甲治痹证拘挛疼痛忽作忽止，脊椎强直畸形则用鹿角、蜂房、乌梢蛇。以上是朱良春的配伍用药经验。[中医杂志，1987，（9）：13]　藩文奎也认为，治疗类风湿性关节炎运用虫类药宜注意选择，用之得当效宏。地龙用于兼有热象者，胃纳不佳者慎用。蜈蚣镇痉，适用于腰脊拘急疼痛。全蝎用于四肢关节强直畸形者。䗪虫用于关节疼痛深及筋骨者。白花蛇走窜，引药直达病所，止痛效果尤佳，但有毒，初中期不宜用。　[浙江中医杂志，1986，（4）：180]　王为兰运用虫类药治疗痹证掌握二点：一是病程较长，二是痹痛伏着筋骨。地龙用于热胜型较佳。全蝎、蜈蚣用于寒型或寒热错杂型。蜈蚣用于脊椎痹痛。僵虫、全蝎多用于四肢肿痛麻木，关节畸形。甲珠、祁蛇透骨搜风，消肿解毒而善治手足麻木、风湿瘫痪或骨节疼痛。水蛭多用于寒热交错，虚实相兼血瘀所致的关节肿痛。（《北京市老中医经验选编》）

3. 许多虫类药有良好的兴阳道功效。全蝎、蜈蚣、露蜂房等为常用之品，对阳痿、早泄、功能性不射精症等均可于应证方中选配诸药，可增强疗效。徐福松经验，治阳痿用蜈蚣、蜂房常可出奇制胜，治无精虫症用地鳖虫。

天龙　　地龙

配伍特点：

祛风通络止痛治顽痹。天龙，即壁虎，不仅善解毒，更能祛风通络蠲顽痹。地龙通血脉疏经络，消瘀滞，利关节，消痹痛。二药均为虫类药，性善走窜通络，祛风除痹，合用相得益彰，祛风通络、蠲痹止痛功效益增。

经验采菁：

乔仰仙治顽痹类风湿性关节炎喜用二药配伍，有较好的祛风通络、除顽痹止痛功效，体会对风寒湿邪之中以寒邪为主之痛痹，治以散寒为主，每用温通剂乌附麻桂合搜风剔络、活血消肿之虫类药化裁先散其寒，止其痛，此为"急则治其标"，后则加用淫羊藿、巴戟天、仙茅、肉苁蓉等温补肝肾，以治其本。[中医杂志，1995，(7)　：401]

胡黄连　　甘草

配伍特点：

清化腰间湿热。胡黄连除湿热理腰肾。甘草和中缓急迫。二药合用，既走下焦祛湿热理腰肾，又有缓急和中制胡黄连易致腹痛之弊，相辅相成，共收清化腰间湿热理腰肾之功。

经验采菁：

主要用于治疗湿热壅滞腰际，伏于肾间之湿热腰痛，症见腰痛灼热，但尿常规无异常者。胡黄连的剂量可从 10g 开始运用，据证酌增。但又应注意大剂量胡黄连苦寒伤脾胃之弊。

黄柏　　紫苏

配伍特点：

清热燥湿，疏郁化浊。黄柏清下焦湿热。紫苏疏表寒，解郁行滞气。二药苦寒沉降与辛温疏通合用，清不寒滞，疏不燥烈，相辅相成，共奏清热燥湿、疏郁化浊消肿之功。

经验采菁：

1. 熊魁梧善用二药合伍治疗湿热郁滞，下肢关节痹痛。[浙江中医杂志，1985，（5）：197]

2. 湿热壅滞之阴囊湿疹、口糜也可选用。

秦艽　白薇

配伍特点：

养阴清热，疏风通络。秦艽祛风湿止痹痛，退虚热。白薇清解透达，清实热退虚热。二药合用，祛风湿不燥烈伤阴，清热凉血不郁闭，具通达之性，相辅相成，共奏养阴清虚热、通络止痹痛之功。

经验采菁：

周仲英用治痹证属阴虚热痹者有较佳疗效，认为秦艽偏于通络祛风湿，白薇偏于养阴清热，二药相伍对寒湿痹证久用温燥，行将化热，或关节红肿、风湿活动者均宜。[浙江中医杂志，1988，（2）：51]

漏芦　功劳叶

配伍特点：

清热解毒，治邪毒瘀阻关节。漏芦清热解毒，消痈肿，治湿痹。功劳叶滋阴清热，凉血解毒，兼行气分。二药苦而不燥，寒而不滞，合用相辅相成，具清热凉血解毒功效，清解中兼能通利消肿。

经验采菁：

为周仲英治疗湿热成毒痹证的配伍用药经验。《医学入门》有痹痛"久则变为风毒"之论，周氏喜将二药配入化湿通络、益气养阴方药中。体会二药合用"诚为治疗邪毒瘀阻关节之佳品"。三焦湿热甚者配虎杖，湿热下注配苦参，关节不利配土茯苓。[浙江中医杂志，1988，（2）：50]

狗脊　功劳叶

配伍特点：

补肝肾利关节止痛。狗脊补肝肾，强筋骨，祛风湿。功劳叶滋阴清热，祛风湿。二药合用，补肝肾祛风湿、强筋骨利关节、止痹痛功效益增。

经验采菁：

李辅仁经验，二药配伍能补肝肾壮筋骨，治足膝无力，且利关节，止痛力强。治跟骨增生属气虚血瘀，脉络湿阻者，用黄芪桂枝五物汤加二药可获较好疗效。（《李辅仁治疗老年病经验》）

羌活　五加皮

配伍特点：

祛风湿强筋骨。羌活祛风胜湿，疏通活血。五加皮祛风湿，兼能补肝肾，强筋骨。二药合用，相得益彰，共奏祛风湿强筋骨之功。

经验采菁：

此为钱伯煊的配伍用药经验。钱氏体会，二药合用治疗产后关节痛有较好疗效。[辽宁中医杂志，1985，（8）：20]　羌活祛风湿于上，五加皮利水湿于下。用之得当，有较好疗效。

穿山甲　鬼箭羽

配伍特点：

活血散结通痹。穿山甲通经络，行瘀血，消肿痛。鬼箭羽活血通络，祛瘀止痛。二药直达病所，活血通脉止痹痛功效益增。

经验采菁：

1. 痹痛日久，瘀血内阻，症见关节刺痛，局部肿胀僵硬，青紫或皮肤红斑，舌质紫。周仲英治疗痹证属有瘀血内阻者，善用二药配伍随证治之，屡获佳效。[浙江中医杂志，1988，（2）：50]

2. 颜德馨善用鬼箭羽配露蜂房治类风湿性关节炎，关节变形。(《颜德馨诊治疑难病秘笈》)

黄芪　五加皮

配伍特点：

益心气行水血，祛风湿强筋骨。黄芪益心气行血，补脾气运水湿。药理研究证明，黄芪对正常心脏有加强收缩作用，对因中毒或疲劳而陷于衰弱的心脏，其强心作用更为显著。五加皮散风湿，补肝肾，活血祛瘀。二药益心气与祛风湿并用，相辅相成，共奏益心气行水血、祛风湿强筋骨之功。

经验采菁：

1. 痹证日久，损及心气，影响血行，心悸，气短，面色无华，关节肿痛，极易感受外邪，脉细涩或结代者，用之有效。董建华擅用二药合伍治疗痹痛日久，伤及心气之痹痛。(《现代著名老中医临床诊治荟萃》)

2. 气虚湿滞水肿、腹水也可选用。治心性水肿、肾性水肿等均可随证配伍。

白芷　威灵仙

配伍特点：

燥湿化浊祛风，治尿感腰痛。白芷化湿浊燥湿，祛风解毒，排脓消肿，止痛。威灵仙祛风胜湿止痛，《开宝本草》谓之可疗"膀胱宿脓恶水"。二药合用，燥湿化浊、祛秽排脓、祛风止痛功效益彰。

经验采菁：

1. 曹向平治尿路感染的常见症状，别具一格。治尿感腰痛者不用川断、桑寄生，而善用威灵仙、白芷祛风定痛，燥湿化毒。药理研究证明，二药可抑制多种杆菌，威灵仙又可祛风湿止痛利尿，实有清利膀胱而止腰痛之功。〔江苏中医，1991，(4)：7〕　徐福松则用威灵仙、金钱草、桑枝治疗尿石症〔新中医，1998，(3)〕　威灵仙有解痉镇痛、散结化石、促进排石、抗菌消炎等多方面作用。

2. 风寒或风湿阻滞头痛、牙痛、关节痹痛也可选用。

海风藤　络石藤　鸡血藤

配伍特点：

活血祛风通络。海风藤祛风湿，通经络。络石藤祛风通络舒筋。鸡血藤行血活血，舒筋活络。三药善走经络，柔而不刚，合用相得益彰，活血祛风通络之功益增。

经验采菁：

1. 王祖雄治疗痹证，善用藤类药，意在引经入络，以络通络。不论风寒湿痹、热痹，凡风邪胜者，王氏把三药合伍加于应证方中，均可获得较好效果。(《名老中医医话》)　周学文经验，忍冬藤、鸡血藤、夜交藤三药，甘苦相合，寒温并用，对风湿与类风湿性关节炎、关节痹痛安全有效，但孕妇当忌。(《中华名医特技集成》)　颜德馨治热痹，多用络石藤、丝瓜络、海风藤、忍冬藤，以络通络。[中医杂志，1996，(2)：75]

2. 祝谌予用三藤配伍钩藤、威灵仙，称四藤一仙汤，其药性平和，为治疗各种痹证的基本配伍，对糖尿病并发周围神经病变也可随证配伍四藤一仙，均可获得较好疗效。(《中华名医特技集成》)

3. 柴浩然治疗高血压及其"反跳"除运用清肝泄热、平肝息风、滋阴潜阳、补阴和阳等基本治法外，还善于运用权变法。高血压日久络脉瘀阻，宜配用通络化瘀之品，喜用鸡血藤、络石藤、海风藤、忍冬藤、青风藤等藤类药。[中医杂志，1996，(7)]

4. 顽固性咳喘多有风邪痰浊伏于"肺络"，故治疗还需祛风通络。海风藤有祛风通络止咳喘作用，药理研究证明，海风藤有强大抗 PAF 作用，有抗菌消炎、减少分泌物渗出作用，对顽固性咳喘于应证方中选用海风藤可增止咳平喘疗效。

九、解毒类

（一）扶正托毒解毒

黄芪　银花

配伍特点：

益气托毒解毒。黄芪补气升阳，益气托毒解毒。银花清热解毒凉血，能透达，为治疗疮疡肿毒要药。二药补清合伍，补不助热，清不伤正，托毒清解之功颇著。

经验采菁：

1. 疮疡肿毒，疮口久不愈合收口，糖尿病易生疮疖，体虚易生疮疖，时发时愈，用之有较好疗效。何志雄用二药煎汤饮服，防治糖尿病痈疽之变。(《名老中医医话》)　对糖尿病也有良好的治疗作用。

2. 慢性肾炎肾病，久病气虚，热毒蕴结，肾功能损害，蛋白尿不得消除，治疗补清两难，二药合用有益气扶正抗肾炎样作用，托毒解毒泄浊，不伤正不助湿热，随证配伍有较好疗效。

3. 慢性肝炎，久病气虚，余热未净，肝功能损害，也宜选用，有益气解毒护肝之效。

4. 斑秀文经验，银花善于清热解毒，尤其善清气分之热毒，而银花藤质地重厚，解气分热毒之力不及其花，然通络清热、清经络之热毒则优于其花，有清热解毒通络之功，用于瘀热邪毒壅盛者，尤其对下部之湿热壅滞有良效，最善治盆腔湿热壅滞之包块，或湿热带下或顽带。[中医杂志，1996，(6)] 赵永昌经验，忍冬藤有入络清热解毒止痛之效，善治急性乳痈。(《中华名医特技集成》)

黄芪　蛇六谷

配伍特点：

补气托毒，消肿散结抗肿瘤。黄芪大补脾肺元气，补气托毒解毒，可增强机体免疫功能，且能抗癌抑癌。蛇六谷消肿散结，解毒抗癌。二药合用，一补气托毒抗癌，一散结解毒抗癌，扶正与祛邪并用，相辅相成，共奏补气托毒、消肿散结、抗肿瘤之功。

经验采菁：

陆德铭经验，防治乳腺癌转移与复发，以扶正为主，喜重用生黄芪 30～60g，解毒散结抗癌为辅，喜重用蛇六谷 60g，并配伍党参、白术、云苓、生米仁、南沙参、枸杞、淫羊藿、三棱、莪术、石见穿、山慈菇、蛇莓、半枝莲、藤梨根、露蜂房等，有较好疗效。[辽宁中医杂志，1998，(7) ：298]

黄芪　合欢皮

配伍特点：

益气托毒消痈，活血祛腐生新。黄芪益气托毒解毒。合欢皮解郁结，活血消痈肿。合用相得益彰，具益气扶正活血、解毒消痈、祛腐生新之功。

经验采菁：

1. 肺痈、肝痈等内痈，久病气虚，邪毒不盛，痈疡久不收敛愈合者随证选用有较好疗效。

2. 有观察认为，结核性腹膜炎属气虚邪毒未净者，随证配用，可增强疗效。

3. 溃疡病属中气虚而血滞者也宜选用。

黄芪　甘草

配伍特点：

益气解毒敛疮。黄芪补气托毒，生肌敛疮。甘草清热解毒，兼能益脾胃补气。二药补托清解，相辅相成，共奏益气解毒敛疮之功。

经验采菁：

1. 李乾构经验，黄芪、甘草是促进口疮愈合之良药。黄芪补气固表，敛疮生肌收口，药理研究发现，其能增强机体免疫功能，有促进溃疡愈合的作用。甘草清热解毒。不论口疮属实火、虚火均在处方中酌加黄芪、甘草，有益无害。[中医杂志，1998，（6）：5]

2. 疮疡肿毒溃破久不收口者也适合选用，对小儿体虚易生疮疖可起预防和治疗作用。

当归　白芷

配伍特点：

活血养血，化湿解毒。当归补血活血和血，《本草纲目》谓之"治痈疽，排脓止痛"。白芷散风除湿，化浊解毒，去腐恶，排脓消肿。二药补消行散，相辅相成，共成活血化湿浊解毒之功。

经验采菁：

1. 有观察认为，二药合用具类似干扰素样作用，疮疡肿毒、癌肿、内痈均可随证选用。若热邪较盛者，应配伍清热泻火，凉血解毒之品。

2. 溃疡病属气血虚寒，用之也宜。二药活血消肿生肌，对促进溃疡病灶的愈合颇有益处。也有用白芷配伍地龙以活血消肿生肌治溃疡病者。[辽宁中医杂志，1983，（7）：38]

五味子　柴胡

配伍特点：

扶正和解，抗菌消炎。五味子益精敛肺肾，药理研究证明，五味子有较好的抗菌作用，能降 ALT，保护肝细胞。柴胡和解少阳，解郁热，疏肝调气，药理研究认为，柴胡有抗菌消炎、解热、镇静、镇痛、抗肝损伤等作用。二药合伍，扶正和解，收敛疏达，虽无一味清热解毒药，却有较好的抗菌消炎作用。

经验采菁:

1. 印会河经验, 治疗大肠杆菌引起的各种感染, 重用柴胡30g、五味子10g, 每能取得较好疗效。有扶正消炎解毒、和解退热作用。

2. 何天有也善用五味子和柴胡治疗泌尿系感染属湿热下注者, 用八正散加柴胡、五味子, 柴胡升发清阳, 疏通三焦, 推陈出新, 五味子益气补肾, 能减少复发和加速病愈。[中医杂志, 1990, (4) : 39]

3. 二药合用也是治疗乙肝常用配伍, 对改善临床症状, 降 ALT 等有较好疗效。五味子治肝病降 ALT 有一定作用, 为许多临床医生所运用, 但仍宜辨证与辨病相结合, 并注重配伍方可取得较好疗效。对黄疸明显, 舌苔黄厚腻等湿热或热毒较甚者一般不宜选用, 不然对病情恢复反而不利, 降 ALT 疗效也不佳, 且易反跳。对无黄疸或黄疸较轻, 舌苔不黄厚腻, 湿热轻或热毒不甚者宜选用五味子, 其降 ALT 疗效较佳, 且疗效较巩固不易反跳。临床观察表明, 疗程短、骤停药者 ALT 易反跳, 疗程长逐步减药者疗效较稳定。五味子打碎冲服或打碎煎服疗效较好。注重随证与疏肝、清热解毒、活血化瘀、通腑泄毒等药配伍, 可取得较单用五味子更好的疗效。

淡菜　山慈菇

配伍特点:

养阴解毒利咽口。淡菜清热养阴。山慈菇解毒散结。二药合用, 正合"热淫于内, 治以咸寒, 佐以苦甘"之旨, 养阴、清热解毒、利咽口作用较佳。

经验采菁:

此为孙谨臣的配伍用药经验。治小儿麻疹后口臭、唇裂出血, 成人慢性咽炎, 可获满意疗效。[上海中医药杂志, 1986, (3) : 35]　随证配伍运用, 或用二药煎汤频饮均可。

鹿角霜　露蜂房

配伍特点：

温阳解毒，涩精止带。鹿角霜补虚助阳。露蜂房祛风攻毒，散结止痛，温阳益肾。二药合用，相得益彰，共奏温阳解毒、祛风胜湿、涩精止带之功。

经验采菁：

朱良春经验，带下清稀，绵绵频注，用一般固涩止带药乏效者，在辨证方中加配二药屡奏佳效，为专治虚寒带下如注之有效配伍，若随证配伍小茴香则疗效更佳。［上海中医药杂志，1982，（4）：26］

（二）　清热解毒

红藤　白头翁

配伍特点：

清热解毒，化瘀散结。红藤长于清热解毒，散结消痈，活血止痛。白头翁清肝与大肠之热毒，凉血止痢。二药善清热解毒，一兼活血，一兼凉血，合用相得益彰，解毒消痈之功益增。

经验采菁：

1. 血热壅结，化腐成脓之肠痈、肝痈、盆腔炎等均用为要药。对盆腔炎两侧少腹掣痛，带下黄而臭秽的疗效尤佳。朱小南用其治临经乳房、小腹两侧吊痛，带下有卓效。（《上海老中医经验选编》）

2. 急慢性痢疾、溃疡性结肠炎属血热瘀滞者也可选用。

射干　山豆根　挂金灯

配伍特点：

清热解毒，消痰涎，利咽喉。三药清热解毒化痰涎，利咽喉，合用相得益彰。

经验采菁：

对热毒痰涎壅滞之咽喉肿痛有较好疗效，是张赞臣治疗咽喉肿痛痹阻必用之品。急性咽喉炎、急性扁桃腺炎均可随证选用，喉癌也可酌用。

射干　白茅根

配伍特点：

清化痰瘀，凉血解毒消癥。射干降泄实火，清热解毒，消痰散血，"消瘀，破癥结"。白茅根清利湿热，凉血散血。肝病多有血热，二药合用，清利解毒，化痰瘀，凉血散血，且不伤脾胃，正切肝病多有血热痰瘀之病机。

经验采菁：

吕继端认为，肝癌多为痰热瘀滞，积聚为病，治宜化痰清热，消瘀散结，其喜用小陷胸汤加味，再配用射干、白茅根，二药对改善肝癌症状有效，而且二药对慢性肝炎、肝硬化也有较好疗效。[中医杂志，1995，(9)：531]

金银花　菊花

配伍特点：

凉肝清热解毒。金银花疏散风热，清热凉血解毒。菊花疏散肝经风热，清肝解毒。二药疏散透达，清不遏伤脾胃，合用相得益彰，共奏疏散风热、清肝解毒之功。

经验采菁：

1. 蒋士英用二药治慢性肝炎，有疏散风热、清肝解毒、降酶降浊度等作用，并谓"人知银花解毒清热，而不知其补虚作用"。二药还能治头晕。[上海中医药杂志，1985，(2)：10]

2. 外感风热，咽喉肿痛、目赤等也常选用。

木槿花　蛇莓

配伍特点：

清热解毒，滑利秽浊。木槿花清热解毒，活血排脓。蛇莓清热凉血，解毒消肿。二药清解滑利，合用相得益彰，更增解毒祛秽浊之功。

经验采菁：

朱良春认为，木槿花善于治湿热逗留，泄痢溏垢臭秽等症，与蛇莓相伍，疗效更佳。［上海中医药杂志，1983，（7）：33］

半枝莲　白花蛇舌草

配伍特点：

解毒攻毒，治肾病蛋白尿，抗癌。半枝莲清热解毒，利尿消肿，抗肿瘤。白花蛇舌草清热解毒，消痈肿，抗肿瘤。二药均善解毒，抗肿瘤，合用相得益彰，解毒攻毒作用益增。

经验采菁：

1. 傅文录认为，攻毒法治疗肾病蛋白尿可取得较好疗效，肾病不仅有"外毒"，而且有"内生邪毒"，"离经之蛋白"也为"邪毒"。傅氏等以攻毒疗法治疗肾病蛋白尿运用两种方法，一是运用中成药雷公藤片，从小剂量开始，直到有效时维持运用；二是运用半枝莲、白花蛇舌草二味药攻毒，剂量一般用30~60g。临证运用时，急性肾炎一般不用雷公藤，而半枝莲、白花蛇舌草则贯穿于始终。在慢性肾炎、肾病综合征的消除蛋白尿治疗中，雷公藤的运用则贯穿于始终。中药汤剂一般在养阴益气、补肾活血的基础上，加用半枝莲、白花蛇舌草药对，以达攻毒之目的。［新中医，1998，（11）：4］

2. 肝炎（如乙型肝炎等）、肝硬化腹水也颇宜随证选配二药。对一些肿瘤也可配用。

3. 姚培发经验，治疗阳痿可于补肾壮阳药中加入蛇舌草，认为阳痿患者常有湿热炎症作祟，蛇舌草有清热解毒、清利精室之功，且其药性淡微寒，不易伤阴败胃，为清热解毒药中之难得者。［上海中医药杂志，1998，（7）：6］　慢性前列腺炎、精囊炎等，蛇舌草也颇宜选用。

白花蛇舌草　蒲公英

配伍特点：

清热解毒，消痈散结，抗肿瘤。白花蛇舌草清热解毒，散瘀利湿，药理研究证明，其对癌细胞有抑制作用，能增强机体免疫功能。蒲公英清热解毒，散结滞消痈肿，研究表明，其有广谱抗菌作用，并能改善恶性肿瘤患者的免疫状态。二药合用，共奏清热解毒、消痈散结、抗肿瘤之功。清解不伤正不闭滞为其长。

经验采菁：

1. 二药合用为钱伯文治疗热毒较盛之肿瘤常用配伍。白花蛇舌草常用于热毒壅盛，痰湿交阻的胃肠道肿瘤等，但单味应用，尚嫌力薄，常与蒲公英配伍，蒲公英清热解毒，不仅能消肿核，散滞气，治热盛血滞之证，还兼有养阴凉血的作用，所以热盛伤阴者，亦其所宜，并无苦寒伤阴之弊。（《上海中医药大学中医学家专集》）

2. 热毒湿热壅滞所致诸证均用为要药，如疮疡肿毒、乳痈、肠痈、肝痈、黄赤带下等均常选用。急慢性乙型肝炎、急慢性肾炎、肾病、急慢性盆腔炎、前列腺炎等也可随证选用。

蒲公英　夏枯草

配伍特点：

清疏相协，解毒降酶，化滞散结。夏枯草清泄肝火，通行气血疏脉络，解肝气之郁结。蒲公英清热解毒，清解中尤能疏肝散结，通脉络。二药清解与疏散相协，清解不闭滞，疏散不耗阴，共奏清疏降酶、消痈散结之功。

经验采菁：

1. 用治肝胆热毒湿热郁结之黄疸胁痛颇宜，急慢性肝炎有热毒郁滞者，随证选用有较好疗效。邹良材经验，护肝降酶首推二药，疗效较可靠且少反跳。[南京中医学院学报，1985，（1）：11]顾丕荣，治疗慢性肝炎，ALT升

高，善用二药配伍，清疏相协，是降 ALT 的"特效"药
对，且以肝胆郁热 ALT 升高者最为适宜。［中医杂志，
1994，（8）：469］

2. 王伯祥经验，治乙肝护肝降酶要注意整体调理，对
ALT 长期升高不降的病人，要注意改变机体的反应性，有的病
人可能由于肝细胞膜通透性增加或反应性增强，而长期有少量
的酶进入血流，可选用能抑制反应性炎症，解除过敏状态的中
药，如夏枯草、龙胆草、苦参、丹皮、三七等，随证选用有良
好的降酶效果。［江西中医药，1998，（6）：6］

3. 火热邪毒郁结之证均用为要药，急性乳痈、疮疡肿毒、
瘰疬痰核、目赤肿痛、咽喉肿痛、乳房小叶增生、小便淋涩疼
痛均宜随证选用。朱南荪用治乳癖兼有肝郁火旺者有较好疗
效。［江苏中医，1990，（11）：35］

大青叶　草河车

配伍特点：

清热解毒、凉血消肿。大青叶清热解毒，善治温热邪毒，
壮热烦渴。草河车清热解毒消肿。二药合用，相得益彰，清热
解毒、凉血消肿功效益增。

经验采菁：

1. 张羹梅从临床实践中体会到，清热药中以大青叶、板
蓝根、草河车三药作用最好，胆囊炎、肝炎、肺炎、尿路感染
等有火热邪毒者均可选用，对控制链球菌感染、病毒性感染有
良好疗效。

2. 凡温热邪毒，血分火热邪毒炽盛诸证均用为要药。流
感、流脑、乙脑等时疫亦颇宜选用。

犀角　苍术

配伍特点：

清热燥湿解郁，凉血解毒。犀角清热凉血解毒之力甚宏，
"能解一切诸毒"。苍术功擅燥湿解郁，辟恶，醒脾运脾。二

药同用，则凉血解毒而无寒凝之虑，燥湿解郁而无助火之弊，相制相成，清热凉血解毒、搜剔营血分湿热毒邪之力甚佳。

经验采菁：

颜德馨治疗乙型肝炎喜用二药合伍，体会犀角对 HBsAg 转阴及降低 ALT 有效，犀角与苍术同用对于缠绵难愈，湿热毒交结的慢性乙型肝炎患者，常可取得意想不到的效果。（《颜德馨诊治疑难病秘笈》）

（注：犀角现已用代用品）

金银花　天花粉

配伍特点：

清热解毒。金银花散风热，清热凉血解毒。天花粉清热解毒消肿。二药合伍，相须为用，共奏清热解毒、凉血消肿之功。

经验采菁：

1. 关幼波治肝脏病证，当需羚羊角清肝热时，常以二药合伍代之。（《关幼波临床经验选》）

2. 糖尿病并发疮疡肿毒也可选用，有清热生津止渴、解毒消疮疡之功。

败酱草　秦皮

配伍特点：

清解肠间湿热瘀毒。败酱草清热解毒利湿，活血祛瘀，消痈排脓，尤善于清肠胃热毒瘀滞。秦皮擅长清肠中湿热，解毒，止脓血便。二药合伍，清解中有化瘀，行消中兼涩性，相辅相成，共奏清解肠间湿热瘀毒之功。

经验采菁：

1. 湿热瘀毒滞于大肠，伤及血络，而解脓血便，如急慢性痢疾、慢性非特异性溃疡性结肠炎等用为要药。

2. 湿热瘀滞之带下秽浊者颇宜选用，急慢性盆腔炎属湿热瘀滞者也用为要药。

3. 有观察认为，白血病合并感染属血分邪热瘀毒壅滞者，用之有清解祛瘀化毒、降白血球作用，对改善症状、控制感染有一定疗效。

败酱草　薏苡仁　红藤

配伍特点：

清热解毒，活血消痈。三药均善解毒消痈排脓，合用相辅相成，共增解毒排脓消痈之功。

经验采菁：

1. 湿热瘀滞的诸种内痈，如肠痈、肝痈、肺痈等用为必备之要药，对改善症状、消除痈肿确有较好疗效。急性胰腺炎属湿热瘀滞者也宜选用。

2. 急慢性盆腔炎属湿热瘀滞者用为要药。朱小南用红藤治疗子宫附件炎，尤其是输卵管炎有卓效。（《上海老中医经验选编》）　朱南荪用红藤配蒲公英清热解毒化瘀破结，为治疗急慢性盆腔炎、输卵管不通首选之剂，又配败酱草以增其疗效。[江苏中医，1990，（11）：34]

3. 沈仲理善用败酱草治疗痛经属有瘀热者。[中医杂志，1985，（6）：20]　沈氏用败酱草配红藤清热消肿，配五灵脂散瘀止痛，对痛经有瘀热者有较好疗效。（《名老中医医话》）

4. 陈泽霖治疗肝硬化并发反复发热，如考虑为肠道细菌由侧支循环进入血液引起的一时性菌血症所致，常在应证方中加红藤、败酱草各30g，既可治疗，又可预防。[中医杂志，1985，（5）：11]

大黄　土茯苓

配伍特点：

通下解毒，渗利湿浊。大黄通腑气，清热解毒，凉血活血。土茯苓清热解毒，渗利湿浊解湿毒。二药通下渗利并用，相辅相成，更增清利湿浊解湿毒之功。

经验采菁：

1. 二药合用渗利湿浊，以促血中过高尿酸的排泄，可用于治疗痛风。

2. 湿热秽浊、湿毒蕴结所致其他诸症如乙型肝炎黄疸、ALT 升高，慢性肾功能不全等均可随证选用。

大黄　白芷

配伍特点：

清胃肠积滞热毒，排脓消肿止痛。大黄通腑泻热，活血祛瘀，治"诸火疮"。白芷化湿浊，解毒排脓止痛。二药合用，积滞能疏通，湿浊能化除，热毒能排解，相辅相成，共奏清热祛积滞、化湿浊解毒、排脓消肿之功。

经验采菁：

1. 有经验认为，头面、背部疮疡肿毒，反复发生，大便秘结或不秘结，有火毒湿浊者，用之有明显疗效。

2. 胃肠火热壅滞，大便秘结的阳明头痛、眉棱骨痛、鼻渊流浊涕、牙龈肿痛均可选用。"头痛不愈需调胃"确是有得之言。

3. 朱仁康治银屑病，善随证用白芷，因白芷入胃、大小肠经，该病皮损好发于阳明经所行部位，加白芷引经止痒。[中医杂志，1985，（1）：13]

大黄　生苡仁

配伍特点：

化湿祛瘀解毒。大黄清热解毒，活血祛瘀，熟用则寒凉之性已减。生苡仁渗湿化湿，解毒消痈，散结排脓。二药清解与化湿并用，祛湿与活血并施，热毒、瘀滞、湿浊同治，合用化湿祛瘀解毒之功益增。

经验采菁：

1. 姚寓晨经验，慢性盆腔炎可出现湿重于热型，见舌苔黄腻，脉滑数。此时切不可受"炎症"、"热毒"概念的束缚，而忽视"症"的变化，在组方上过于偏重清热，既使对于本病亚急性发作者也应分清湿与热之轻重，看到本病"热易清而湿难除"的特点，在组方中加大化湿祛瘀的药物，常用熟大黄与生苡仁配伍，有利于余热的清散。［中医杂志，1998，（3）：180］

2. 二药配伍对慢性肠痈、慢性前列腺炎等属湿热瘀滞者也颇宜选用。

山豆根　鱼腥草

配伍特点：

解毒清热。山豆根清肺热，消瘀滞，利咽喉。鱼腥草清热解毒，消痈毒。二药合用，相得益彰，更增解毒清热消炎之功。

经验采菁：

印会河喜用二药治疗上呼吸道感染，在辨证的基础上，选用山豆根5g、鱼腥草30g，其疗效较银花、连翘明显提高。风热外感之咽喉肿痛、口舌生疮、腮腺肿痛均用为要药。

紫草　生地

配伍特点：

清热止血，凉血解毒。紫草清热解毒，凉血活血，透疹毒。生地养阴清热，凉血止血。二药均能凉血，清解透达能行血，凉血解毒不闭遏，凉血止血不留瘀，合用既相得益彰，又相辅相成，共奏清热解毒、凉血止血之功。

经验采菁：

1. 血热或血热瘀毒所致诸症，如温热毒邪深入营血之发热、吐血、衄血、紫癜隐隐或显露、舌红绛等，内科杂病血有瘀热之咯血、吐血、衄血、尿血、月经过多、崩漏等均可选用或为必备之配伍。血热邪毒壅滞疮疡肿毒、斑疹也为常用之配伍。肝炎尤其是乙型肝炎有温热疫毒伤血耗阴者，二药养阴凉血，活血解毒，不仅能改善临床症状，而且对阴转e抗原也有一定疗效。药理研究证明，紫草有抗病毒作用，生地可调整机体的免疫功能。

2. 阴虚血热瘀滞所致诸症，如不寐、烦躁、头晕、烘热汗出等均可选用，有养阴清虚热、凉血活血之功。二药均有调整内分泌功能的作用，故有经验认为，对更年期综合征属阴虚血热者也颇宜选用。

蒲公英　土茯苓

配伍特点：

清热解毒、散滞健胃。蒲公英清热解毒，散滞气健胃。土茯苓清热解湿毒。二药清热解毒中寓有化滞健胃之功，相辅相成，共奏清热解毒，散滞健胃之功。

经验采菁：

1. 胡国俊喜用二药配伍治疗消化性溃疡，认为患者素有湿痰，虽患有本病，不忌辛辣，恣啖厚味，致脾失健运，胃失和降，肥甘辛热物蒸化为热毒，充斥中宫，阻碍气机，耗液伤气，正气日衰，热毒日甚。症见形衰神疲，中脘胀满拒按，口干苦，秽浊之气突口而出，便结尿黄，舌红苔黄腻，脉滑数。二药清热解毒散滞气，使热毒得清，湿滞得散，中州可复运。[新中医，1988，(8)：19]

2. 尿路感染、尿道炎属湿热湿毒蕴结者也颇宜选用。

金银花　甘草

配伍特点：

清热凉血解毒。岳美中称金银花"寒能解毒，甘不伤胃……宣通气血，疏散热毒"。甘草清热解毒，调和胃气。二药合用，相得益彰，具清热凉血解毒作用，于平淡中建功效。

经验采菁：

1. 各种热毒疮疡、咽喉肿痛、泻痢便血、斑疹等均用为要药。

2. 马培之治疗背疽用二药合伍，清热解毒消痈而不伤脾，为马氏临床所倚重。[浙江中医杂志，1988，(8)：357]

3. 有实验研究认为，金银花少量可兴奋网状内皮系统功能，大量时可呈现抑制作用，所以在选用金银花时应酌定其剂量。

白扁豆 赤小豆 绿豆

配伍特点：

健脾化湿，和中解毒。白扁豆健脾化暑湿，和中，下气除湿热。赤小豆清热利湿解毒，行血消肿。绿豆清热解毒，益气厚肠。三药合用，相须相成，共奏补脾和胃、化湿解毒厚肠之功。

经验采菁：

1. 治疗噤口痢，蒋宝素善用三药合伍，再配荷叶升清，陈仓米养胃气，大承气汤攻下，参连开噤，有较好疗效。

2. 慢性肾炎低蛋白血症、水肿，尿毒症属湿毒留滞者也可选用，或用为食疗。

升麻 生石膏

配伍特点：

清胃解毒。升麻性凉，归阳明经，善清胃热，凉血解毒，主治口疮，为疮家圣药。生石膏性大寒，善清胃腑实热。二药均善清胃热，但兼能升散清透，则清不闭遏；虽升散清透，却因石膏质重而不升提助火，相制相辅相成，共奏清胃解毒之功。

经验采菁：

1. 颜德馨经验，二药合伍，专入阳明，清胃解毒，主治口疮反复不已，口干口臭，大便燥结，舌苔黄腻等属胃火内炽者。实火者，多合以玉女煎，虚火者，则参入养胃汤，辨证而施，奏效更捷。(《颜德馨诊治疑难病秘笈》)

2. 胃火炽盛牙痛、牙龈肿痛者均可选用。

紫草　土茯苓

配伍特点：

清热凉血，祛湿热瘀毒。紫草凉血活血解毒。土茯苓祛湿毒，清热解毒。二药解湿毒与祛瘀毒并用，相辅相成，湿热瘀毒同解。

经验采菁：

1. 祛肝经湿热瘀毒，邹良材对肝病属湿热瘀毒交结者，每各用15g，随证配伍，对改善症状和肝功能有较满意疗效。对阴转乙肝表面抗原阳性也有一定疗效。

2. 湿热瘀毒蕴于肌肤之湿疹、疮疡肿毒、恶疮均宜选用。二药合用还善于清热凉血解湿热瘀毒，可用于治疗银屑病。朱树宽经验，紫草重用，能治银屑病。用紫草90～120g，疗效甚佳，可随证与四妙勇安汤配伍，用量是治疗银屑病取效之关键。9～15g偏于清热透疹，15～30g偏于凉血活血，30g以上偏于解毒化斑，治疗银屑病用90～120g，其解毒化斑之功甚捷。若在进行期需用120g，在静止期需用90g。为首选药。[中医杂志，1996，（8）：454]

南沙参　红藤

配伍特点：

润肺调大肠，解毒止痢。南沙参清润肺气。红藤清热解毒，活血消痈散结。二药清润而不滞，疏通而不燥，以能清润肺气调大肠气机，活血解毒止泻痢为其长。

经验采菁：

1. 黄文东治疗慢性泻痢，解黏冻，每用二药养肺气而清肠热，可使黏冻逐渐减少。（《上海老中医经验选编》）

2. 肺脓疡后期，热毒未尽，肺阴已伤者也颇宜选用。

露蜂房　紫草　虎杖

配伍特点：

清热解毒，活血祛风攻毒。紫草清热凉血解毒。虎杖清热解毒，活血祛瘀。蜂房祛风攻毒。三药合用，清热、活血、祛风、解毒并施，相辅相成，更增解毒之功。

经验采菁：

1. 朱曾柏善用三药合伍为主治疗 HBsAg 持续阳性而症状、体征不明显或 HBsAg 阴转后又转阳性者取得一定疗效。用虎杖 500g，露蜂房、紫草、龙胆草、槟榔各 100g，为末，成人10g，每天 4 次。[中医杂志，1985，(4)：11]

2. 张舜丞善用蜂房治疗乙肝，对乙肝表面抗原、e 抗原阳性有较好疗效。自制乙肝胶囊：蜂房 24g，瓦松 30g，白英 24g，紫草、甘草各 20g，白矾 2g，丹皮 15g，为一剂量。一般坚持服用 30～40 剂可阴转。[辽宁中医杂志，1988，(2)：14]

土茯苓 露蜂房 金银花

配伍特点：

清热解毒，入络剔毒。土茯苓善于解湿毒，解热毒祛秽浊。露蜂房搜剔祛风解毒。金银花清热解毒凉血，败毒而不伤正气。三药合用，热毒、湿毒、风邪并治，气分、血分、皮里膜外邪毒并除，相辅相成，清热解毒、入络搜剔之功益增，祛风搜剔解毒之力颇强。

经验采菁：

周鸣岐善用化瘀解毒法治疗皮肤病，对银屑病皮肤瘙痒以三药配伍，认为不仅为治疗银屑病解毒必用之品，而且用量大，清热解毒，入络搜毒，对顽固性皮肤病疗效甚佳。[中医杂志，1993，(11)：65]

雷丸 芜荑 芦荟 贯众

配伍特点：

清湿热解毒杀虫，疗角膜溃疡。诸药清湿热解毒，芦荟尤善清肝火通便。合用相得益彰，更增清湿热解毒、杀虫之功。

经验采菁：

陈达夫把四药配于清热解毒剂中，治疗角膜溃疡有独特的治疗作用。[中医杂志，1982，（5）：13]　重在解湿热毒杀虫治疗角膜溃疡为其特点。可随证选用二三味或四味同用。四药均有小毒，应注意其用量。

白鲜皮　柴胡　石见穿

配伍特点：

清热燥湿，疏郁解毒。白鲜皮清热燥湿，祛风解毒。柴胡疏肝解郁。石见穿清热解毒，活血通络。三药调气活血，疏郁清解，合用相辅相成，共奏清热燥湿、疏郁解毒之功。

经验采菁：

1. 王大经以三药相伍治疗急性支气管炎、泌尿系感染、急慢性肾小球肾炎、肿瘤均有一定疗效。（《北京市老中医经验选编》）属湿热瘀滞，痰湿阻滞者尤宜。

2. 王氏还善用白鲜皮治疗类风湿性关节炎属"湿痹"不可屈伸者，对偏于热、血沉快的类风湿性关节炎疗效尤好。白鲜皮用量常为30g。

山慈菇　白帽顶

配伍特点：

清热解毒，散结止头痛。山慈菇清热解毒，攻毒散结。白帽顶解毒消肿。二药入脑窍，合用相得益彰，共奏清热解毒、散结消肿、止头痛之功。

经验采菁：

此为黄振鸣的配伍用药经验，黄氏体会，二药入脑窍，对脑肿瘤、瘀血头痛，有较好的清热解毒、抗肿瘤、散结止头痛的疗效。（《奇难杂症》）

金荞麦　鱼腥草

配伍特点：

清热解毒，祛腐排脓。金荞麦清热解毒，活血散瘀。鱼腥草清热解毒，消痈。二药入肺，清热中有活血宣散之力，相辅相成，更增解毒消痈之功。

经验采菁：

1. 肺脓疡，尤以成脓期属痰热邪毒瘀阻者更宜，为治疗肺脓疡的对配伍。对急性支气管炎、肺炎、慢支合并感染者均宜选用，与苇茎汤合用疗效更佳。

2. 单用金荞麦根治疗肺脓疡也可获得满意疗效，可随证选用一味，或二药合伍。

百部　夏枯草

配伍特点：

杀痨虫，解毒散结。百部温润肺气，止咳，杀痨虫，对结核杆菌有抑杀作用。夏枯草清热解毒，疏肝气清肝火，散结消瘰疬。二药辨证与辨病相合用药，相得益彰，共奏杀痨虫、解毒散结之功。

经验采菁：

汪朋梅经验，二药合用可治瘰疬，为治肺结核的辨病用药，在辨证方中配伍二药有较好的疗效。对瘰疬、肠结核腹痛泄泻、骨关节结核等肺外结核也同样有效。(《中华名医特技集成》)

芦根　土茯苓

配伍特点：

清肺热化痰瘀解毒。芦根清肺胃之热，祛痰排脓解毒。土茯苓清热解毒，除湿通络。二药合用，相得益彰，更增清热祛痰瘀解毒之功。

经验采菁：

黄志强治疗肺脓疡从清热解毒、化瘀排脓入手，自拟消痈汤，由苇茎汤加土茯苓等组成。黄氏体会，芦根对本病有特殊之效，用量宜重，可达120g，以新鲜多汁者为佳。土茯苓善于搜剔痰瘀之蕴毒，用治本病也有较好疗效。土茯苓用量为30g。[中医杂志，1987，(7)：14]　有的用千金苇茎汤加味治疗肺部感染取得较好疗效，芦根是主药，剂量 60～90g，"寒不伤峻，缓不伤懈"。[新中医，1998，(8) : 15]

鱼腥草　山海螺　开金锁

配伍特点：

清热化痰瘀解毒。鱼腥草清热解毒兼能宣散。山海螺清热解毒，祛痰排脓。开金锁清热解毒，活血散瘀。三药清解与祛痰瘀并用，相辅相成，共增解毒之功。

经验采菁：

朱锡祺经验，对肺心病、风心病、冠心病并发上呼吸道感染而病情加重，配伍三药对控制感染、缓解病情有很好疗效。三药有广谱抗菌作用，药力较强，对较长时间运用抗生素，已产生耐药性者尤宜。[上海中医药杂志，1983，(5) : 6]可辨证与辨病相合选用。

大青叶　升麻

配伍特点：

清热凉血解毒。大青叶清热解毒，凉血消斑。升麻升散，清泄解毒。二药解胃经实热火毒，清解中有升散而不郁闭，更增解毒之功。

经验采菁：

1. 刘韵远治疗小儿外感风热高热不退，用银翘散加减以疏风透表、清热解毒。凡双目微肿赤者多为风热温毒所致，常加配大青叶、升麻二药，疗效较好。 [中医杂志，1985，(4) : 15]

2. 心胃实热火毒，时邪疫毒所致咽喉肿痛、牙龈肿烂、丹毒、大头瘟、时疫发斑等均用为要药。

升麻　虎杖

配伍特点：

升阳，清热解毒，活血消斑。升麻升举阳气，泄热解毒，为凉血消斑治疹良药。虎杖祛风活血通络，清热解毒。二药合用，一善于升散解毒，一长于祛风活血，均能解毒，相辅相成，凉血以消斑，祛瘀以生新，共奏升阳、清热解毒、活血消斑之功。

经验采菁：

1. 颜德馨体会，二药不仅能促进代谢，增强和调节机体的免疫功能，而且还有明显地提升血小板作用，辨证选用二药治疗血小板减少性紫癜每能提高疗效。[浙江中医杂志，1984，（12）：530] 与桃红四物汤合用，有相得益彰之功。（《颜德馨诊治疑难病秘笈》） 颜氏体会升麻是治疗粒细胞减少症急性期之主药。（《难病辨治》）

2. 包松年治疗老年慢性支气管炎善用虎杖，认为虎杖能抗菌消炎，轻泻解除毒素对脏腑的影响，而且还有良好的活血作用，改善肺循环及肺纤维化作用，促进肺功能的恢复。另外，其还有镇咳作用。[江苏中医，1991，（7）：1]

升麻　玄参

配伍特点：

升散降泄，养阴解毒。升麻升散，长于解毒。玄参滋阴降火，润燥解毒利咽。二药合伍，升散降泄，升散不助热，降泄不闭邪，相辅相成，壅结之邪毒则能透解无余。

经验采菁：

1. 时邪疫毒，咽喉肿痛不利，口腔糜烂，腐臭，用为要药。顽固性口腔溃疡属阴虚津伤，虚火上浮者用之有较好疗效。

2. 过敏性紫斑、血小板减少性紫癜属阴虚热毒壅滞者，用之有较好的养阴解毒消斑功效。

（三）宣散解毒

升麻　葛根

配伍特点：

升散解毒，升清拔毒。升麻轻清升达，善于升散清泄解毒，升清阳。葛根升清鼓胃气上行。二药升散透达，合用相得益彰，共奏升散解毒、升清透邪拔毒之功，可使内伏之热毒得以透达清泄。

经验采菁：

1. 为发散透解阳明郁火要药，阳明郁火所致牙龈肿痛溃烂、口糜、头痛、三叉神经痛均宜选用。

2. 慢性鼻炎、鼻窦炎随证用之能提高疗效。干祖望善用二药以升发清阳之气治疗慢性鼻炎。 ［中医杂志，1986，(11)：9］ 谭敬书治鼻渊，属胃火上炎者，清泄阳明，喜用二药解毒而宣散热邪，且同入阳明为主药。 ［新中医，1987，(8)：4］

3. 汪承柏把治疗麻疹的有效方升麻葛根汤移用于治疗肝炎，有解毒、降 ALT 等作用。有的病人服药 3 ~ 5 剂后ALT 即恢复正常，余症也随之好转。［中医杂志，1984，(9)：28］ 这与现代医学用麻疹减毒疫苗治疗肝炎属相同之思路。升麻宜重用，汪氏用升麻达 45g。但也应注意升麻之毒性反应。

急性子　干蟾皮

配伍特点：

解毒散结。急性子通利善走，活血散结开壅塞。干蟾皮擅长解毒。二药破削与解毒并用，散结解毒功效较峻。

经验采菁：

1. 急性子、干蟾皮二药，有解毒散结之功，王宏敬治食道肿瘤常用二药。［中医杂志，1998，(10)：591］

2. 二药攻散之性较烈，有毒，故对体虚者应配扶正之品。

穿山甲　皂刺

配伍特点：

通络搜风，散结攻毒。穿山甲活血散瘀败毒，消肿溃坚。皂刺性极锐利，搜风败毒，消肿排脓。二药走窜行散，透达攻通，直达病所，合用相得益彰，通络搜风、搜散败毒之功益增。

经验采菁：

1. 痈疽肿毒，未成脓者服之可消散，已成脓者用之可促溃破，疮口久不愈合投之可托毒收口。若用其促溃破时，皂刺可生用。若用于收口时，皂刺宜微炒。二药合用，透脓极易。有经验认为，不宜过早使用，否则蒸脓过早，痈毒不易全消。[上海中医药杂志，1983，（7）：5] 胡慧明经验，皂刺用五六分至二三钱是托药，用至四两便是消药，治急性化脓性乳腺炎用皂刺90g，便是取其消散之功。（《中华名医特技集成》）

2. 风湿邪毒痹阻已久，痰瘀胶结，关节肿痛僵硬，用之有较好疗效。王为兰治痹证善用二药直达病所，能改善骨节之僵直不利等症状。（《北京市老中医经验选编》）

3. 顽固性荨麻疹、顽固性皮肤瘙痒、结节性红斑难消，属风毒蕴结者用之有较好疗效。

4. 顾梦飚用治肺化脓症有活血行瘀消痈作用，有利于排脓而畅通气道，使胸闷喘息等症状减轻。[上海中医药杂志，1985，（2）：14]

5. 输卵管粘连阻塞用之可促使药物直达病所，散结败毒，攻通开塞。热毒未清者配蒲公英、败酱草、忍冬藤则疗效更好。

6. 吴朝文治湿热胶结常配伍二药中的一味或二药同用，多能取效。[中医杂志，1990，（5）：56]

木蝴蝶 山豆根

配伍特点：

疏肝解郁，解毒利咽。木蝴蝶轻清上浮，直入肺胃肝诸经，既能清肺利咽，又能疏肝和胃，最善解咽中之结。山豆根清热解毒利咽。二药解郁与清解合用，正合"火郁达之"之旨，相辅相成，共奏疏肝解郁、解毒利咽之功。

经验采菁：

张子义善以二药为主，配伍橘红、姜半夏、苏梗、川朴、炒枳壳、桔梗，治疗梅核气。对慢性咽炎、肺癌术后之咽喉不适，似有异物阻塞者，可选用二药，木蝴蝶可重用至 20g。

羌活　马齿苋

配伍特点：

散郁火解毒，治瘰疬痰火。羌活宣散郁结。马齿苋滑利，清热解毒，散血消肿。药理研究证明，二药均有抑制结核杆菌的作用。二药清热解毒与宣散郁结并用，相辅相成，益增宣散郁火、清热解毒之功。

经验采菁：

1. 痰火郁结之瘰疬，用之有解毒散结、抗结核杆菌等作用。(《医话医论荟要》)

2. 葛克明认为，泄痢伴有恶寒头身疼痛等症，用荆防败毒散"逆流挽舟"，也宜配伍芩、连、银花、地榆等方妥。[中医杂志，1998，(5)：271]　该配伍对泄痢伴有恶寒、头痛、身困者也颇宜选用，有解表清里之功，较纯用"逆流挽舟"更为稳妥有效。

木贼　香附（外用）

配伍特点：

行气散结，解毒除疣。木贼草《嘉裕本草》谓之"主目疾，退翳膜，又消积块"。　《玉楸药解》称其"平疮疡肿硬……治痈疽瘰疬……疗毒疖肿"。香附行气外达皮肤，助木贼消肿块、平肿硬之功，相辅相成，共奏行气散结、解毒、消除赘疣之功。

经验采菁：

王明章认为，属寻常疣范围的瘊子是病毒性赘生物生于手足上。中医认为是由于气血失和，腠理不密，复感外邪凝聚肌肤所致。表现为坚硬，表面干燥粗糙的疣赘状，大小可由绿豆至豌豆大，具有自身接种自行扩散特性。用二药各 20g，煎水浸泡患处，每次浸泡 5～10 分钟，每付药浸泡 3～4 次，轻者浸泡 5～6 次自愈，重者浸泡 18 次左右可除。(《中华名医特技集成》)

十、调理气机类

（一）宣肺调脾胃气机

紫菀　桔梗

配伍特点：

宣利肺气，调脾胃气化，疏一身气机。紫菀疏利肺气，通利三焦，宣通窒滞。桔梗开宣肺气。肺主气，通调一身之气机，肺气不宣通则一身之气皆滞。二药疏利肺气，宣通郁滞，合用相得益彰，共奏宣肺气、调脾气、疏一身气机之功。

经验采菁：

1. 黄一峰不仅对外感病肺气失宣者喜用二药配伍，而且对很多内伤杂病有升降失职，气机不调者也善用二药相伍，取二药宣肺气舒展脾胃气化之功。如黄氏治疗慢性腹泻属肺失宣降，肠胃气机阻滞者，喜配用二药开上达下，调理脾肺气机，使升降复常，谓紫菀入至高而达之下，桔梗上浮主开泄，一升一降，使脾胃通降，肠胃壅滞宣通，从而取得较好疗效。〔中医杂志，1979，（5）：5〕〔中医杂志，1988，（2）：15〕俞长荣用药有新招，如紫菀，常与桔梗配伍，取其"宣提"达下，通肺气利小便。腰椎骨质增生，手术治疗后，排尿功能严重障碍，证系多次手术，气血亏耗，气化失调所致癃闭，主方加桔梗、紫菀二味，服药2周即能自行排尿。（《中华名医特技集成》）

2. 张泽生也喜用二药或再配杏仁，开上启下，治脾胃失调，失其润降而便秘者。〔中医杂志，1982，（8）：15〕　赵思俭善用紫菀通便，治疗便秘，在应证方中，重用紫菀30g配桔梗，有较好疗效。〔中医杂志，1997，（10）：595〕　印会河治肝性腹胀善用桔梗、紫菀，认为二药能通利三焦，三焦通利，则气畅水调，腹胀自消，开从肺论治肝性腹胀之先河。《本经》谓桔梗"主胸胁痛如刀刺，腹满，肠鸣幽幽"。《别录》称其"利五脏肠胃……下蛊毒"，《大明》言之"破癥瘕"。紫菀《本经》谓其"去虫蛊痿辟，安五脏"。张石顽谓其"能通利水道"。（《首批国家级名老中医效验秘方精选》）

桔梗　仙鹤草

配伍特点：

宣肺理肠，止痢止血，止咳。桔梗宣通肺气，祛痰排脓，治腹痛下痢。仙鹤草收涩止血，抗菌解毒治痢。肺与大肠相表里，二药合用，宣肺气调大肠气机，通肠胃壅滞，解毒排脓止痢功效益增。

经验采菁：

1. 用治急慢性痢疾，对消除脓血便、里急后重等症状有较好疗效。朱良春治久泻久痢夹血用仙鹤草既可治痢止血，还可促进肠吸收功能。如见久泻久痢夹黏冻则用桔梗，取其排脓之功。临证时常随证配伍二药。［上海中医药杂志，1980，（5）：11］

2. 贾福华经验，仙鹤草解痉镇咳有显效，其功效首先是镇咳，其次才是止血。外感咳嗽、内伤咳嗽均可随证选用二药。

麻黄　前胡

配伍特点：

宣肺整肠止泻。麻黄宣通肺气，调整大肠气机，畅水之上源，开支河，分利肠中水湿以实大便。前胡宣降肺气，肺气得宣降则肠中之气顺，里急得缓，便意可除，泻痢自止。二药合用，共奏宣肺整肠止泻痢之功。

经验采菁：

1. 谢海洲用二药治疗小儿泻痢获得较好疗效。麻黄与前胡的用量比例为1:2。［中医杂志，1992，（3）：4］

2. 张志坚治晨泄宣肺开上行治节，俾治节行而灌溉输，天气开而地气收，药用前胡、麻黄、桔梗。[中医杂志，1983，(2)：22]　任继学治慢性结肠炎久泻不止善用前胡止泻。[中医杂志，1986，(7)：68]　邵念方治泄泻，慢性水泻，则用麻黄配诃子、肉桂；急性水泻，则用麻黄配葛根、山楂。张学能治疗慢性腹泻则用旋覆花、枳壳降气，合伍桔梗、木蝴蝶宣肺，一升一降以协助脾胃之气升降复常。[中医杂志，1983，(7)：50]　章次公治痢之积滞里急后重用大剂杏仁有显效。(《章次公医案》)

麻黄　石菖蒲

配伍特点：

宣肺理脾，开胃消食。麻黄宣肺气疏理脾气。菖蒲芳香化湿醒脾。二药合用，调理肺脾气机，化湿醒脾运脾，相得益彰。

经验采菁：

王忠民体会，麻黄不仅走表，亦可用于里证，祛内里之寒。[中医杂志，1992，(3)：5]　陈家璋认为，麻黄还有醒脾之功，与菖蒲相伍起醒脾消胀开胃之效，用于湿困脾胃，纳呆腹胀有满意疗效。陈氏治痞满时，但见舌苔黄腻为据，均可在辨证的基础上加麻黄，达中焦转枢之用。药后出现打嗝，转矢气，其痞塞满闷顿时消除。麻黄用量为 3～15g。[中医杂志，1992，(3)：7]

前胡　桔梗

配伍特点：

宣降肺气，疏泄气滞。前胡降泄肺气。桔梗开提肺气。二药一宣一降，合用相得益彰，共奏宣降肺气之功。肺主气。肺气得以宣降疏利，则可调一身气机以疏泄气滞。

经验采菁：

1. 二药本为化痰止咳之品，王少华经验，用于治疗疏气开郁法而少效的气滞痞塞，常可取得事半功倍之效。[浙江中医杂志，1988，（2）：53]　　王氏是从陈伯平治风湿在表，用"前胡、桔梗，一升一降，以泄肺邪"之意所得，而圆机活法用于治疗气滞痞塞诸证。

2. 龚士澄经验，前胡有较好较持久的祛痰作用，其效果与桔梗相仿，但桔梗性浮，前胡性降。浮，利于宣提；降，利于清肃。临证凡见外感咳嗽，用此对药于应证方中，每获良效。（《临证用药经验》）

3. 王正公治外感风温常用前胡，认为前胡入肺经，能解表泄风，清热涤痰，无辛散之弊，风温初起透表，每以前胡为君，常于银翘散中加入前胡、蝉衣、僵蚕、刺蒺藜等以宣肺泄风，一旦邪入肺胃，以生石膏合前胡等清泄气分之热。[中医杂志（11）：561，1995]

桔梗　枳壳

配伍特点：

开肺运脾，化滞消痰，宣展气机。"治上焦如羽，非轻不举"。疏通外邪，应调理上中二焦。桔梗开肺气助卫气之布化。"脾旺不受邪"，枳壳调理脾胃运畅中焦，助脾气鼓邪外出，胃气调和，无痰食停滞，外邪无附着之地。二药合用，开肺运脾，化痰消滞以宣展气机。上中二焦气机得调，则下焦之气也可疏通。

经验采菁：

1. 外感风寒、风热、暑湿、湿热、寒湿等证，病在上中二焦者均可随证选用，对流通气机，疏达外邪颇有益处。有咳嗽痰黏难出，或胸脘痞满者固须用之，无咳嗽脘痞者也可酌用。刘松庵认为，桔梗开宣肺气，祛痰排脓；枳壳破气行痰，散积消痞。二药相伍，一升一降，一宣一散，均在祛痰，使气道通畅，咳嗽可愈。（《中华名医特技集成》）

2. 痰浊阻遏胸中气机之冠心病，胸闷胸痛用之可增开痹宽胸通阳之功。

3. 用治痢疾里急后重有较好疗效，程门雪经验枳壳配桔梗为治疗痢疾要法之一。(《程门雪医案》)　　王伯岳又用二药配紫苏利膈宽胸，治小儿腹痛便难有较满意的疗效。[北京中医，1988，(5)：12]

4. 徐景藩治疗噎证，认为病以痰气为主，应从"升降"二字着眼，善用桔梗、枳壳配木蝴蝶，升降气机，行气消痰，取得较好疗效。[中医杂志，1986，(7)：68]　　徐景藩经验，治疗食管疾病润燥应得当，升降应得宜，降善用枳壳配桔梗外，还善用沉香配升麻，杏仁配全瓜蒌，竹茹配刀豆壳，桔梗配牛膝（一般用怀牛膝，伴咽际及胸骨后隐痛者用土牛膝），木蝴蝶配柿蒂。宣通为贵用鹅管石、婆罗子、橘络、通草、急性子、威灵仙、王不留行。(《中华名医特技集成》)

5. 对肾炎蛋白尿、水肿而有肺脾气机不利，清浊不分者，用二药能宣肺运脾，疏通壅滞，分清别浊，从而提高疗效。颜德馨认为，二药配伍能使升降有常，脾运中安。[上海中医药杂志，1990，(2)：33]

6. 施今墨用二药再配伍薤白、杏仁，则更增上下左右升降开导之功，而善于治痰气不畅诸证。

7. 单兆伟治慢性萎缩性胃炎，善调理脾胃升降，理气重调升降，此时喜用枳壳配桔梗，取其一升一降，意在调理升降，顺应脾升胃降之性，对气滞脘胀，久治不效者，常可出奇制胜。[中国中西医结合脾胃杂志，1997，(1)：41]

（二）调理肝气和脾胃

香附　川芎

配伍特点：

疏肝活血、推动气机。香附疏肝解郁，调肝胃气机。川芎活血行气，祛风止痛。二药合用，疏肝行气以活血，解郁活血以祛风，相辅相成，疏肝活血、推动气机之功益增。

经验采菁：

1. 蒲辅周称二药合用，肝胆气郁才能推动。(《蒲辅周医疗经验》) 故肝胆气机郁滞诸证用为要药。胸胁胀痛、头痛、月经延期、痛经、闭经、经期头痛等均可随证选用。

2. 关节痹痛、腰痛属肝郁气血郁滞者也可选用。

苏噜子　路路通

配伍特点：

疏肝通络，行气消胀。苏噜子疏肝理气，宽中降逆。路路通行气宽中，活血通络。二药相伍，借其轻疏轻通之性，疏肝通络，除经络之留滞，疏通不破，服药后上易嗳气，下则矢气频转而诸症减。

经验采菁：

1. 朱南荪经验，二药为治疗经前乳胀兼有输卵管不通之常用药物，可与川楝子、王不留行配伍以增强通管的效果。［江苏中医，1990，(11)：35］

2. 对肝气犯胃，肝胃不和，脘闷胀痛、嗳气、呃逆均有较好疗效，可随证选用。

香附　苏梗

配伍特点：

疏肝解郁，和胃止痛。苏梗擅长疏肝解郁，行气宽中，能使郁滞上下宣行，"凡顺气之品，唯此纯良"，"肝胃气滞，首选苏梗"。香附辛散肝气郁滞，解一切气郁而善理气止痛。二药均善疏肝调肝胃气滞，合用相得益彰，更增疏肝解郁、和胃止痛之功。

经验采菁：

1. 张镜人治脾胃病以"衡"为要，调整中焦脾胃升降之"衡"，乃疏泄肝胆少阳气机之关键所在，使脾胃调和，中焦平安，"平则不病"。谓慢性浅表性胃炎主要辨证为肝胃失调，气滞热郁，若饮食不洁，情志不遂，木郁化火，外感等，用小柴胡汤、芍药甘草汤、香苏散等方之主药加味，称苏梗辛香，和胃降逆，行气宽中，开胃下食，消胀最良。［上海中医药杂志，1996，（4）：5］

2. 董建华经验，胃以通为用，以降为顺，降则和，不降则滞，反升则逆，通降是胃的生理特性的集中体现。气滞、湿阻、痰结、火郁等相因为患，形成内有郁滞，是胃病的共同特点，治疗强调一个"降"字，胃气下行，则有效验。也善以二药合用，随证配伍，以疏其壅滞，消其郁滞，多能取得满意疗效。（《临证治验》）

3. 徐景藩经验，肝郁或肝胃气滞诸症，苏梗颇为适宜，未见有"化燥、生热、伤阴"之弊。倘若作适当配伍，则更为稳妥有效。（《中华名医特技集成》）

4. 胎动不安有脾胃气滞纳差，脘腹胀痛不适者，也颇宜选用苏梗理气和胃安胎。李广文经验，在理气安胎药中常选用陈皮、香附，药理研究证实，二药有抑制子宫收缩的作用，安胎效果良好。［新中医，1999，（2）：10］

香附　旋覆梗

配伍特点：

疏肝开痰郁，通络止痛。香附疏肝解郁，理气止痛。旋覆梗降气消痰，散结通络。二药一疏气郁，一开痰滞，合用相辅相成，共奏理气开痰郁通络之功。

经验采菁：

1. 肝气不舒，痰气阻滞，胸胁满闷，咽喉有梗塞感等用之较宜。肋间神经痛、冠心病心绞痛胸闷胸痹、肝炎胁痛等随证选用，可增疗效。

2. 肝胃不和，痰气上逆之胃脘痞满、呃逆嗳气、呕吐、梅核气均可选用。

木蝴蝶　凤凰衣

配伍特点：

疏肝和胃生肌，疏郁养肺开音。木蝴蝶润肺疏肝，和胃生肌。凤凰衣养阴清肺，开音，愈溃疡。二药轻淡，以膜入膜，疏肝不伤肝，养阴不郁滞，相辅相成，共奏疏肝养肺和胃之功，而有生肌、开音的作用。

经验采菁：

1. 章次公善用二药治疗溃疡病，清热解毒止血之马勃，止血止酸之浙贝母，安神止血之琥珀，章氏均随证与二药配伍，疗效更佳。(《章次公医案》)

2. 咳嗽日久，咽干失音，慢性口腔溃疡等均宜选用。

野蔷薇花　凤凰衣　马勃

配伍特点：

润肺疏肝化浊，敛疮生肌。野蔷薇花化浊疏肝和胃，愈溃疡。马勃敛疮止血。二药与凤凰衣相伍，养阴不腻，疏肝不燥，化浊不烈，轻灵可取，而有敛疮生肌止血之功。

经验采菁：

1. 章次公治溃疡病善用三药配伍，体会有生肌愈溃疡、止血止酸止痛之作用，为章氏独到经验。(《章次公医案》)

2. 复发性口腔溃疡也颇宜选用。

青皮　陈皮

配伍特点：

疏肝和脾胃，消积滞止泻。青皮疏肝消滞。陈皮理气燥湿调中。合用相得益彰，更增调肝和脾胃消积滞之功。

经验采菁：

1. 肝气不调，脾气壅滞，积滞不运之腹泻腹胀满用之较宜。贾福华善用二药治疗小儿积滞腹泻，或单用青皮一味为末冲服，均有较好疗效，为贾氏独到经验用药。(《上海老中医经验选编》)

2. 朱南荪认为，二药能健脾理气，又能疏肝，对肝脾不和、冲任受阻型经前乳房胀痛甚宜。[江苏中医，1990，（11）：35]

3. 徐蔚霖经验，女童性早熟辨证分虚实，治疗先疏肝，喜用二药随证配伍，认为青皮长于疏肝破气，陈皮多入脾，长于燥湿健脾，二者配伍既可两调肝脾，又能两调脾胃。[辽宁中医杂志，1998，（10）：46]

4. 青皮有"一钱调气，二钱行气，三钱破气"之说，二药均较香燥，久用可耗伤气血，故青皮之剂量宜随证酌定。

乌梅　槟榔

配伍特点：

敛肝肺，导壅滞，整肠止泻。乌梅敛肝肺涩肠止泻，生津开胃。槟榔苦辛通降，消痰导滞，整肠。二药敛降并行，通涩并施，敛肝肺调肠胃气机，通导肠中壅滞，敛涩不碍邪，通降不伤正。

经验采菁：

泻痢日久，肠中壅滞未净，阴液已伤，用之较宜。于天星体会，槟榔可促进养阴生津止渴作用，最宜治疗阴津不足所引起的唇舌干燥和咽喉壁疼痛。（《中医临床200解》）　研究发现，槟榔含有乙酰胆碱酯酶，可促进胃部腺体分泌而生津，可辨证辨病选用。

橘叶　当归

配伍特点：

疏肝活血，散结消肿。橘叶专散肝胃二经气滞，散结消肿。当归补血活血调经。二药一疏肝用，一养肝体，疏中有养，气血双调，肝胃均治，相辅相成，共奏疏肝和胃调气血、散结消肿之功。

经验采菁：

1. 乳头属肝，乳房属胃。肝胃气血不畅诸证用之颇宜。

陈学勤喜用二药配伍，治疗经期乳房胀痛属肝胃气血郁滞者，每获良效。［上海中医药杂志，1986，（1）：25］

2. 肝郁血滞，胸胁不舒、少腹胀、经行不畅、痛经均可选用。

柴胡　麦芽

配伍特点：

疏肝达肾气助孕。柴胡疏肝解郁，升发清阳。张锡纯称麦芽"虽为脾胃之药，而实舒肝气。夫肝主疏泄，助肾行气，为其力能舒肝善助肝木疏泄以行肾气"。二药合用，舒肝气助肾气行达，升发清气助肾气之蒸腾，疏肝运脾消滞助后天之本，先后天得以调畅而可助孕。

经验采菁：

1. 郑长松治疗肝郁不孕，惯用生麦芽与生柴胡配伍增疏肝气行肾气助孕之功，在辨证处方中加用麦芽，或麦芽配柴胡，能明显提高疗效。但麦芽用量不宜过大，也不宜久服，久服反而"消肾"。此配伍是从张锡纯调肝用柴胡必佐以生麦芽而来。［辽宁中医杂志，1987，（6）：4］　麦芽可用于高泌乳素血症所致闭经。

2. 柴胡善于疏肝解郁，疏达中兼能升提。麦芽消食运脾，实能疏畅肝气，宣通肝郁。张锡纯谓："柴胡之调肝，在于升提，生麦芽之调肝，在于宣通。若因肝不舒但用柴胡以升提之，恐初服下胁下之疼痛益剧。唯柴胡之升提，与麦芽之宣通相济以成调肝之功，则肝气之郁者自开，遏者自舒，而徐还其疏泄之常矣。"张氏治一病人，当怒肝火之余感受伤寒，七八日间腹中胀满，大便燥结，前医投大承气，大便未通下，胁下转觉疼不可支，其脉左部沉弦有力，第知肝经气郁火盛，急用柴胡三钱，生麦芽一两，煎汤服后，至半点钟胁下已不觉痛，又迟一点余钟，大便即通下。大便下后，腹即不胀，而病霍然而愈。现今二药相伍最常用于治疗肝病，对急慢性肝病肝气郁结，疏泄失常出现的胁痛、腹胀、纳呆、便结等症，均为常用之配伍。廖云龙将柴胡、麦芽配入疏肝健脾方中，每获良效。
[中医杂志，1998，（10）：635]

橘叶　橘核

配伍特点：

疏肝散结消肿。青橘叶疏肝行气，散结消肿。橘核疏理肝
气，温化痰结，散结止痛。合用相得益彰，更增疏肝气散结滞
之功。

经验采菁：

1. 朱小南、朱南荪均善用二药相伍治疗经前乳房胀痛、
乳房癖块，常与疏肝和胃药配伍，若加路路通疗效更佳。
[《上海老中医经验选编》．江苏中医，1990，（11）：35]

2. 急性乳腺炎初起，乳房红肿疼痛胀硬，在应证方中配
伍二药有较好的疏散消肿作用。

瓦楞子　橘叶

配伍特点：

行气化顽痰瘀血。瓦楞子消顽痰化瘀滞，止酸止痛。橘叶
疏肝行气，消肿散结。二药入肝胃，共奏疏肝行气助化痰消瘀
之功。

经验采菁：

用于肝脾肿大、乳癖乳核、乳房胀痛属气滞痰瘀郁结者，
可增疗效。岳美中用抑肝散加配二药，对肝炎久治不愈，肝肿
大，肝功能不正常，胁痛脘痞，证属阳虚气血瘀滞者疗效较
好。（《岳美中医案集》）

柴胡　甘草

配伍特点：

疏理肝气，解毒护肝。柴胡解郁，调畅气血。甘草补中益
气，和中解毒。药理研究证明，二药合用能明显地解毒抗肝损
伤，抑制肝脏纤维组织增生，使肝细胞内肝糖原蓄积增加，使
肝脏解毒功能增强，中和毒素，减轻毒素对肝细胞线粒体和溶

酶体的破坏，有降酶降浊度之效。

经验采菁：

此为四逆散中的配伍，用于多种肝胆系病证，急慢性肝炎、肝硬化、脂肪肝、胆石症、胆囊炎等均宜选用，有护肝、改善肝功能、消炎解毒等多方面功用，即使有肝阴不足，只要配伍得当也可选用。张琪经验认为，再配白芍疗效更佳。[黑龙江中医药，1985，(3)：50]

柴胡　金钱草

配伍特点：

疏利肝胆排石。柴胡疏利肝胆气滞。金钱草清利湿热退黄疸，利胆排石。二药合用，疏肝调气助清利排石退黄疸之功。

经验采菁：

湿热蕴于肝胆之黄疸胁痛，或有寒热，用为必备之配伍。张羹梅用于胆囊炎胆石症有疏肝利胆消石之功。[上海中医药杂志，1981，(2)：10]　黄疸型肝炎用之有较好的疏肝胆利湿热退黄疸之效。尿路结石也可随证选用。

香附　薄荷

配伍特点：

疏通芳化，治黄厚腻苔。香附芳香，疏肝解郁，调气机。薄荷轻灵芳香，疏散风热，辟秽化浊，也疏肝气。二药芳香疏通，合用相得益彰，增疏通芳化秽浊之功。

经验采菁：

1. 王亚民经验，薄荷芳化轻灵，"开外达内"，"病在中取之旁"，王氏喜用薄荷化厚腻之苔，兼肝气不舒者，则伍香附，芳化疏通，化黄厚腻苔效果更佳。[浙江中医杂志，1989，(2)：91]

2. 杨泽民经验，治脾胃病如十二指肠球部溃疡，属脾胃虚寒，气机郁滞，兼夹郁热，用补中理气苦泄法，黄芪建中汤加砂仁、半夏、元胡、吴萸、川连、煅瓦楞、薄荷。泄热之品中十分推崇薄荷，认为其辛凉透热，理气化湿之功，对胃有郁热，口中黏腻，嗳气不畅者，确实有疗效。 [江苏中医，1998，(9)：12]

柴胡 枳实

配伍特点：

疏肝导滞，升清降浊。柴胡疏肝调气机，升清。枳实破气导脾胃积滞，降浊。二药升降并用，肝脾同调，疏肝助升脾气，导积滞助肝气条达，相辅相成，共奏疏肝导滞、升清降浊之功。

经验采菁：

1. 肝胆郁滞，脾气壅阻，肝脾不和诸证均用为要药。如肝脾不和黄疸胁痛、胸闷胸痹、脘腹胀痛痞满、下痢不爽，以及肝气不舒，气机郁滞，耳鸣闭气、闭经痛经等均宜随证选用。

2. 胃下垂、肾下垂、子宫下垂随证配伍二药可提高疗效。

3. 范文虎用四逆散合薤白治痢疾初起，以调气化滞，有较好疗效。[上海中医药杂志，1983，(7)：7]

4. 章次公经验，儿科表里同病最多，柴枳同用，深得推陈出新之妙。(《章次公医案》) 苏必中治小儿疳积善用柴胡。认为柴胡既入肝胆，也走脾胃，既有疏利肝胆、升阳退热之功，又有助运和中、去结消滞之效，推陈出新，促进运化，所以能够治疗小儿疳积。只要配伍得当，新、久、虚、实各证均可选用。[中医杂志，1984，(2)：20]

百合 乌药

配伍特点：

益肺养心，疏郁调中。百合甘而不腻，微寒而不滞，补中益气，和合百脉，安神益气，调和五脏，补脾清肺，使邪热去而脾胃安。乌药最善顺气开郁，散寒止痛，疏畅胸腹之气滞。两药配伍，一阴一阳，阴阳协调；一寒一温，寒热并施；一补一泄，补泄兼顾。润养不碍滞，解郁不伤阴，相制相辅相成，共奏益肺养心、疏郁调中之功。

经验采菁：

1. 单兆伟经验，用于寒热夹杂，阴虚气滞，迁延不愈之胃脘胀痛甚效。［南京中医药大学学报，1996，（5）：33］ 李智伟配伍二药于应证方中治疗胃痛脘痞或属于寒热夹杂型，或属于肝胃不和型，或属于脾胃虚弱等各型，均可提高疗效。

2. 于天星体会，百合用于治疗小儿厌食疗效也佳，不仅滋养胃阴，而且对小儿营养不良所致睡眠不宁有很好的养心安神作用。常用二药以止盗汗，安心神。（《中医临床200解》）

3. 谢海洲经验，根据不同情况调整二药比例，用百合12g，乌药15g，对消除脘腹胀满效果甚好。泻痢腹痛，里急后重，也可选用，且以体虚患者或病后恢复期更合适。［中医杂志，1997，（3）：133］

木蝴蝶　白及

配伍特点：

疏肝和胃，促进溃疡愈合。木蝴蝶疏肝和胃，收敛疮口。白及收敛止血，消肿生肌。二药疏敛并施，相辅相成，共奏疏肝和胃、促敛疮口之功。

经验采菁：

徐景藩经验，二药合伍治疗溃疡病属肝胃不和者，不仅能改善胃脘痛、脘痞嗳气等症状，且有利于胃溃疡的愈合。［中医杂志，1986，（7）：68］

橘核　荔枝核

配伍特点：

疏肝理气通淋。二药均入肝经，疏肝行气滞，合用相得益彰，共奏调气通淋之功。

经验采菁：

1. 任继学治淋证，小便淋涩刺痛，小腹拘急，坠胀，喜用

二药疏肝理气通淋而治淋痛。[浙江中医杂志，1989，（1）：1]
从肝论治为其特点，盖肝经循少腹络阴器之故。肝郁气淋、石
淋兼有气滞者用之尤宜。

2. 肝郁气滞之疝痛、睾丸肿痛用为要药。

橘络　丝瓜络

配伍特点：

疏肝通络，祛风化痰。橘络疏肝通络化痰，顺气活血。丝
瓜络祛风通络行血脉。二药以络入络，轻灵疏通，合用相得益
彰，更增疏通肝络、通行血脉之功。

经验采菁：

1. 章次公用丝瓜络 30～50g、橘络 15g，治疗慢性肝炎、
肝硬化属肝气郁滞胁痛，有满意疗效。［上海中医药杂志，
1985，（9）：16］

2. 丁化民体会，丝瓜络清热凉血，通行血脉，与橘络同
用以增强宣通经络、顺气活血之功。用治视网膜中心静脉阻
塞，有较好疗效。（《北京市老中医经验选编》）

苏梗　橘皮

配伍特点：

理脾胃气滞行水。苏梗疏郁利脾胃气滞。橘皮理气行水。
"肾气通于胃"。二药轻灵疏通，调理脾胃气滞，脾胃气滞得
以调理，则运化有权，水行而化。

经验采菁：

邹燕勤治肾炎肾病水肿，注意调气，除注意疏肝调气外，
调理脾胃气滞也不容忽视，伴有脾胃气滞者，则在辨证处方中
选加苏梗、橘皮二味，尤其是苏梗用量要大，可酌情用 20～
30g。[中医杂志，1990，（11）：7]

枸橘李　枳壳

配伍特点：

调气散结，理气止痛。枸橘李善于理气消积，行气散结。

枳壳理气消痰导积滞。二药均能理气调气，消积散结，合用相得益彰，调气散结、理气止痛除胀之功益彰。

经验采菁：

1. 钱伯文认为，气机失调是肿瘤的重要病机，调气散结乃治癌的基本方法，调气能调理脏腑功能，能祛除病理产物，使痰瘀逆转，使肿块缩小乃至消失。研究证明，理气药对实验性肿瘤有不同程度的抑制作用，使肿瘤细胞破坏，核破碎，肿瘤细胞呈坏死性改变，抑制肿瘤的生长繁殖。理气不避香燥，如枸橘李用治胃癌每根据病情放手用至 24g，多获良效，未见任何副作用，常用理气药有橘皮、橘叶、枳壳、香附、川楝子、大腹皮、佛手、八月札、枸橘李、香橼皮、青皮、广香、九香虫、绿萼梅等，根据兼夹不同作适当配伍。［国医论坛，1998，（4）：26］

2. 脾胃气滞脘腹胀痛、便秘、饮食积滞腹胀、纳呆等均可选用。

（三）升降气机

升麻　枳壳

配伍特点：

升清行浊，调畅气机。升麻升举阳气。枳壳调气行滞而能降。二药合用，一升一降，升清阳降浊阴，欲降先升，浊降清升，调畅气机使之升降有序。

经验采菁：

1. 凡胸腹清浊混淆诸证，如胸腹满闷，腹胀，大便秘结，久泻久痢，大便黏滞不爽，肛门坠胀等均宜选用，有调气机、复升降之功。

2. 脱肛、胃下垂、子宫下垂、肾下垂均用为要药，对气虚而滞或欲陷者尤为常用。

3. 治泌尿系结石以升麻、枳壳、桔梗随证配伍，运用得当，有调气滞、升清降浊助排石之作用。

柴胡　泽泻

配伍特点：

升清降浊止泄泻。柴胡疏肝调脾，升清。泽泻利水渗湿，利水不伤阴。二药相伍，一疏滞而升清，一渗利而降浊，颇合脾胃特性，相辅相成，共奏升清降浊止泻之功。

经验采菁：

1. 秦廉泉善用二药合伍治疗泄泻，认为二药同用以升清降浊，分利水道，疗饮食积滞，治疗小儿泄泻，每中肯綮，有满意疗效。[上海中医药杂志，1988，（12）：21]

2. 济川煎用泽泻配升麻以升清降浊助通便。此配伍用泽泻配柴胡升清降浊治泄泻。同一泽泻，配伍不同，作用迥然有别。

葛根　降香　石菖蒲

配伍特点：

升清降浊通胸痹。葛根升发脾胃清气。降香降气散瘀定痛。石菖蒲化痰湿秽浊，宣壅开窍，通心胃气机。三药合用，升降与宣通并施，清升浊降，痰瘀宣化，则闭阻可通。从升降气机着眼而达开通痹阻之功为其特点。

经验采菁：

此为颜德馨的配伍用药经验，颜氏用治胸痹有升清降浊通痹之功。[上海中医药杂志，1990，（2）：33]　三药均有扩张心血管改善血行之作用。有心胃同治，升清降浊，宣畅心胃气机之长处，且无刚燥伤正之弊端。

（四）降气

旋覆花　代赭石

配伍特点：

降肺胃镇肝逆，下气消痰。旋覆花宣通壅滞降气，下气消痰。代赭石重镇降逆下冲，泻热凉血止血。二药合用，肺胃并降，肝胃并调，相得益彰。

经验采菁：

1. 王正公善以二药配伍为主治疗多种痰气逆乱病证，并取得满意疗效。(《上海老中医经验选编》)　关幼波经验，在"气顺痰自消"治疗中最推崇二药配伍，治一切痰气交阻之证。[中医药研究，1991，(1)：7]

2. 用治痰浊中阻，肝胃气逆诸证，如心下痞满、呕吐呃逆、咽中异物感用之有较好疗效。胃肠神经官能症、功能性消化不良、溃疡病、胃扩张、胆汁返流性胃炎、贲门痉挛、食道憩室等属肝胃气逆、痰气阻滞者均用为要药。肝胃气机逆乱而大便秘结不通、脘腹胀满，脾胃浊气上逆而致复发性口腔溃疡，痰气上冲而致奔豚症均宜选用。

3. 肝胃气逆之吐血、衄血、咯血、倒经皆宜，有气降火也降之功。

4. 痰浊上逆，清阳不升之眩晕呕吐用为要药。美尼尔氏征、高血压、脑血管硬化之眩晕属痰浊中阻者用之有较好疗效。

5. 施今墨善用二药配伍治疗支气管哮喘、急性肺炎、胸膜炎等属肺胃痰气上逆者，每获良效。(《医话医论荟要》)

6. 关幼波治疗肝炎主张"调理中州要当先"，因肝炎病人能否开胃进食，对病情的转机至关重要。关氏经验，藿香、旋覆花、代赭石、杏仁、橘红能和胃降逆，化浊进食，往往可获俯首即拾之效。杏仁、橘红化浊开胃进食为常用，而用旋覆花、代赭石化浊降逆开胃进食，治肝病之呕逆纳差，确为关氏独特经验。[中医杂志，1985，(4)：10]

7. 陈伯涛经验则强调人参与二药相伍，以扶胃降逆，不但增强疗效，且可避免若干不良反应。[中医杂志，1982，(6)：22]　董建华经验，党参不可不用，但也不可多用，否则会壅补，以5~10g为宜。

牛膝　代赭石

配伍特点：

降气分余热，引虚火归原。牛膝苦平降泄，走而能补，引火下行，补益肝肾。代赭石苦寒质重，苦寒泻火，质重镇降，敛浮镇逆。二药质重沉降之性而引血下行，合用相得益彰，共奏降泄余热、引火归原之功。

经验采菁：

1. 李洁生治齿龈病，重用牛膝、代赭石，认为齿龈病，因火热为患最为常见，且火性炎上，无论实热虚火皆能逼迫血行上充齿龈。在用法上颇为讲究，代赭石入水宜先煎，研末冲服收效更佳，其用量结合病情轻重、体质强弱斟酌使用，一般成人用量在 30～60g 之间。［上海中医药杂志，1998，（10）：17］

2. 凡虚阳虚火上逆诸症，如眩晕、鼻衄、咯血、倒经等均可随证选用。

枳壳　竹茹

配伍特点：

清通胃肠，运清降浊。枳壳降气行痰，消积滞。竹茹清热化痰，和胃降逆，宁神开郁。二药合用，一消导积滞而通，一化痰热和胃而清，合用清通开郁，畅中焦枢机，运清降浊。

经验采菁：

1. 程门雪治多种病证运用二药合伍有较好疗效。外感病用之，能使胃肠清通而祛浊，使里和则表易解。杂病用之，俾和中降浊，升降有度。［上海中医药杂志，1984，（3）：2］

2. 任继学治疗风消所致脾胃衰败，气机逆乱，上不养心，下不济肾，"诸虚互见，当取中土"，用重剂竹茹和胃调理气机，取得较好疗效。钱育寿治疗小儿脾胃病配伍用药轻淡。脾常不足，用药"宜动"、"宜平"，忌过于苦寒辛热、呆补壅滞、峻攻伐正。对竹茹的运用，独具匠心，竹茹炒用，化湿醒脾胃，止咳除烦，质轻性平，属寒属热均可配伍。故止呕喜用生姜、竹茹，而少用半夏。[上海中医药杂志，1990，（7）：14]

代赭石　苏子　䗪虫

配伍特点：

降气化痰，逐瘀通闭。代赭石镇逆平肝，降胃气，下痰涎，通燥结。苏子下气消痰，润降肺气。䗪虫功专破瘀浊止痛，消肿块。三药降肺气以镇肝逆，平肝逆以和降胃气，痰瘀并治，合用相辅相成，气降痰消瘀化，则逆者可降，闭者可通。

经验采菁：

1. 噎膈属痰瘀交阻而致胃反呕吐，吐痰涎泛恶，胸膈板滞作痛，吞咽不利用三药治疗有较好疗效。

2. 顽固性咳喘，久病痰饮瘀血阻肺而不得宣降，气道不得通畅者也可选用。

姜半夏　蜣螂　太子参

配伍特点：

化痰瘀通降止呕。姜半夏开宣滑降化痰瘀。蜣螂通降散瘀。太子参清补扶胃气不壅滞。三药痰瘀并化，开宣通降并施，相辅相成，共奏化痰瘀通降止呕之功。

经验采菁：

徐景藩用治顽固性呕吐，如幽门溃疡等，食后2小时左右作吐，先吐食物后吐清水，吐后脘痛缓解，食后散步，呕吐会减轻。多用五味异功散、大半夏汤与三药合伍。[中医杂志，1985，（9）：20]　食道癌、胃癌、贲门失弛缓症、幽门不全梗阻等属痰瘀中阻者均可选用。

丁香　生地黄

配伍特点：

养阴降胃止呃逆。生地黄滋阴生津养胃阴。丁香降脾胃止呃逆。二药寒温并用，燥与润并施，去丁香之温燥，取其止呃逆之功，相制相济，共奏养阴清热，降逆止呃逆之功。

经验采菁：

叶秉仁用于治疗顽固性呃逆属胃热伤阴有良效。［中医杂志，1982，（6）：23］　此配伍较生地配芦根、枇杷叶之寒凉同性配伍，有相反相制并相激而增止呃逆功效之长，深得配伍之妙用。二药剂量宜随证酌定，以生地黄为主，丁香用量不宜过重，以防温燥伤阴。

乌梅　硼砂

配伍特点：

敛肝降胃逆止呕，为他药所不及。乌梅善敛肝气，降浮火，叶天士用治"肝木乘胃"呕吐。硼砂内服能清肺化痰。二药合用，敛肝以和胃，清肺以降胃，合用从肝肺调胃气，而能降胃逆，和胃止呕。

经验采菁：

此为范中明的配伍用药心得，范氏谓硼砂内服和胃止呕为人少知。《海上方》疗噎用"荞麦秸烧灰淋汁，入锅内，煎取白霜一钱，入硼砂一钱，研末，每酒服半钱"。范氏称二药并用降逆止呕之功，为他药所不及，堪称理想的配伍用药。一般用二药各4g，同入煎剂。如胃寒加吴萸2g，久呕伤阴乌梅倍用。［上海中医药杂志，1986，（9）：29］　对急慢性胃炎、胆囊炎、内耳性眩晕症、尿毒症等各种呕吐均有较好的疗效。

枳实　生姜

配伍特点：

宣通降逆，下气散水。枳实降气，泻痰散痞，消积。生姜辛以散水，和胃降逆。二药宣降行散合用，相得益彰，共奏宣通降逆行散之功。

经验采菁：

1. 水饮食滞停于胸胁胃脘，胸痹脘痞，短气，气逆，呕吐用之均宜。用治冠心病伴脘痞呕恶者，有"开胃以通心"之功。

2. 生姜宣散水气，用量宜随证酌定。刘渡舟经验认为，生姜用量太轻，疗效不佳。

枇杷叶　佛手花

配伍特点：

轻疏和胃，轻降胃气。枇杷叶清肺化痰，降逆和胃。佛手花醒脾开胃，止呕。二药质轻入肺胃，清肃肺气以降胃气，肺胃同治，轻疏轻降，和胃止呕之功尚佳。

经验采菁：

1. 肺胃之气上逆，胃脘痞满，呕恶，呃逆，噫气不除，无明显寒象者均宜选用。对温热或湿热病后期，呃逆噫气者尤宜，且有开胃之功。程门雪用二药合伍治疗胃气不和，噫嗳频频，有较好的疗效。

2. 枇杷叶为肺胃之药，能清肺气而澄胃浊，长于降气止呕，治咳用蜜炙，止呕用姜汁制。有用枇杷叶 60g 治顽固性呕吐者。梁翰芬重用枇杷叶八两治疗湿热便结，一剂大便通畅。[新中医，1985，(6)：5]

旋覆花　丝瓜络

配伍特点：

降气化痰，滑滞通络。旋覆花消痰散结，降气通络。丝瓜络滑利，行气化痰，滑滞通络。"滑可去着"、"轻可去实"。二药轻灵滑利，入气走血，疏滞滑着，合用相得益彰，共奏降气化痰、滑滞通络之功。

经验采菁：

刘鹤一用于治疗气血瘀滞肝经之胁痛，当归、川楝子、茜草均可随证配伍。(《上海老中医经验选编》)　　慢性支气管炎、肋间神经痛、非化脓性肋软骨炎、冠心病胸痹属痰气阻滞者均可选用。

(五) 疏利三焦

桔梗　桂枝

配伍特点:

温阳化气,疏利三焦。桔梗开肺气,利脾胃之运化,宣心气之郁。脾胃为升降之枢。桂枝温运中阳,温通心阳,温阳化气,斡旋枢机。二药开肺气启水之上源与温阳化气利水并用,宣通与温化并施,相辅相成,三焦均得以疏利。

经验采菁:

1. 三焦功能失调,气机壅滞诸证,如水肿、脘腹痞塞胀闷、慢性泻痢、胸腹水、癃闭、便秘等均可随证选用。

2. 陈沛嘉治不孕症喜配伍二药宣肺温阳以增疗效。[新中医,1985,(1):8]

桔梗　枳壳　牛膝

配伍特点:

调气行瘀,贯通三焦。桔梗开肺以调上。枳壳行气快膈以畅中。二药合用开肺气以行脾气,行气以活血。牛膝活血通经,性善下行以治下。合用上中下三焦并顾,行气活血,下行瘀血,正合"血化下行不作劳"之法度。

经验采菁:

1. 上中下三焦瘀血不化诸证,如胸痹胸痛、瘀血头痛、胸中烦热、蓄血证、癃闭、腹痛、便秘等均宜选用,其可调气行瘀、贯通三焦。

2. 颜德馨对王清任血府逐瘀十分推崇,故其立法处方运用水蛭也仿王氏,而多配伍桔梗、枳壳、牛膝三药,使上中下三焦贯通,气行血活,充分发挥水蛭等药物的功效,并视瘀血部位之不同，适当配伍引经药，引药力直达病所。[上海中医药杂志，1985，（10）：33]　　徐景藩治食管疾病则善用桔梗配牛膝，使气机升降得宜。[中医杂志，1988，（8）：14]

桑枝　柴胡

配伍特点：

枢转气机，清湿通络。柴胡疏肝调气，为少阳证之主药，枢转气机为其独擅。桑枝清湿热，通经络利关节止痛。柴胡枢转气机则周身内外气机枢转，湿郁所化之火得清，经络通利，与通利经络关节之桑枝合伍，则有枢转气机、清湿通络之大功。

经验采菁：

孔炳耀经验，柴胡配桑枝治"骨火"疗效卓著。"骨火"为岭南一带之俗称，实为湿郁化火而致周身骨节肌肉酸痛，疲乏重倦，热燥，或口舌生疮等症。[新中医，1998，（5）：5]

十一、活血化瘀类

桃仁　红花

配伍特点：

活血化瘀，消肿止痛，通治各部瘀血。桃仁与红花均活血化瘀，同入心肝二经，然红花质轻升浮，走外达上，通达经络，长于祛在经在络之瘀血；桃仁质重沉降，偏入里善走下焦，长于破脏腑瘀血。二药合用，祛瘀之功增强，通治瘀血诸证，且能消肿止痛。

经验采菁：

二药合用为通用活血化瘀之配伍，通治全身各部位瘀血，对肌表经络、在里脏腑瘀血均为常用之品。心血瘀阻胸痹胸痛，肝经血瘀肝脾肿大、胁痛，脘腹瘀血阻滞疼痛痞满，腹部癥瘕痞块，瘀血阻滞闭经、痛经，关节痹痛，跌打损伤肿痛，瘀血阻络身痛、头痛等均可选用。瘀血阻滞，血不归经各种血证均宜选用，有祛瘀止血功效。董建华经验，治老年胸痹，轻者加用桃仁、红花。可见二药合用，活血化瘀作用尚属平和而不峻烈。

五灵脂　蒲黄

配伍特点：

活血散瘀止痛。五灵脂甘温，活血散瘀。蒲黄甘平性滑，长于行血消瘀，且能止血。二药活血化瘀通利血脉，合用相得益彰，散瘀止痛、推陈出新之功益增。

经验采菁：

1. 气血瘀阻诸种痛证，如胸痹、心绞痛、胃脘痛、腹痛等均用为要药。董建华经验，治老年胸痹，重者再加二药合伍。刘赤选治心中绞痛及幽门痉挛，每用二药合山楂化恶血，消食滞，通胃肠痞结。(《老中医医案医话选》) 朱良春治慢性萎缩性胃炎属阴虚木横伴有瘀血者，配用二药，有改善局部血循，调节代谢，促进病变的转化、吸收。［新中医，1986，（2）：6］ 李克绍体会，二药宜用于瘀血属水血交阻混杂者，如胃脘痛常配伍二药。［中医杂志，1986，（7）：67］过敏性紫癜腹部剧痛，配用二药治之殊效，其散瘀止腹痛功效较其他活血化瘀药为佳。张晓明用二药治疗瘀血阻胃，血不循经之便血，肝郁血瘀之反胃（分别诊断为"十二指肠球部溃疡"并发"上消化道出血"、"十二指肠不完全梗阻"），随证配伍，取得较好疗效。现代研究证实，五灵脂对黏膜具有保护作用，其作用机理可能是抑制胃泌素释放，减少胃液胃酸分泌对胃黏膜的损害，调节改善胃黏膜的血行，增强胃黏膜的防御功能，并可缓解平滑肌痉挛。蒲黄对肠管有解痉和增强蠕动的双重作用，在消炎消肿作用中能改善局部微循环，促进吸收，降低毛细血管通透性，对细胞和体液免疫功能均有抑制作用。失笑散在胃肠疾病中的应用体现活血化瘀可阻断胃黏膜因瘀所致的病变，抗缺血，抗缺氧，恢复血运，促使组织修复再生，使炎症局限、吸收、愈合。［北京中医，1998，（4）：22］朱南荪用二药治疗一切血滞腹痛，尤宜于血块多，经行欠畅之痛轻，如子宫内膜异位症、膜样痛经。"血闭者能通（生用），经多者能止（炒用）"。蒲黄炒用对瘀阻型崩漏有满意疗效。［江苏中医，1990，（11）：36］ 蔡小苏治子宫内膜异位症，对使用蒲黄常据病情超量用之，重则可达30～60g，导瘀结而治气血凝滞之痛。［中医杂志，1991，（11）：15］ 蔡氏用蒲黄，用量灵活多变，少则10g，多则可达60g，一般化瘀止痛，经量少而不畅者用10～12g；经量中等带血块者用12～15g；量多如注，块下且大者用30～60g。［上海中医药杂志，1996，（5）：5］

2. 汪承柏经验，蒲黄用于慢性肝炎胁下痛，奏效甚快，五灵脂对降酶、降絮均有较好疗效。 ［中医杂志，1985，

(10)：31] 　　孙癥兴经验，治疗肝硬化合并腹水，随证选用二药对降酶，调整 A/G 有较好疗效。 ［上海中医药杂志，1999，（4）：27］ 　　但有观察认为，长期服用蒲黄可引起中毒性肝损伤，宜注意观察。

3. 慢性肾炎舒张压难于下降者，徐嵩年在应证方中选用二药相伍化瘀活血助降压。(《肾与膀胱证治经验》)

4. 于天星经验，二药合用是治疗骨刺要药。(《中医临床200 解》)

乳香　没药

配伍特点：

活血化瘀，伸筋定痛，消肿生肌。乳香活血化瘀，伸筋定痛，消肿生肌，偏于调气。没药行瘀散血，定痛生肌，偏于调血。"二药每相兼而用"，相辅相成，共奏活血化瘀、宣通脏腑、疏通经络之功。

经验采菁：

1. 凡一切瘀血诸证，如瘀血肿块、脘腹疼痛、关节顽痹疼痛、拘挛屈伸不利等均用为要药。

2. 溃疡病胃脘痛属瘀血阻络者，二药合用，化瘀止痛之力较著。张泽生体会，胃痛发作，在止痛药中，以二药最能定痛。(《张泽生医案医话集》) 　　顾丕荣经验，其止痛作用优于香附、元胡。［辽宁中医杂志，1987，（5）：5］ 　　二药运用得当尚有健胃作用，可促进食欲。但多服久服又易引起恶心呕吐。

3. 慢性腹泻久而不愈，"水病及血"，"血病及水"，用二药可改善局部血行，生肌护膜止泻。陈耀堂喜用二药化瘀生肌护膜止泻。［中医杂志，1982，（1）：20］

4. 石幼山经验，无论内伤外伤，伤气伤血，二药均极适用，用治胸胁腰腹内络损伤，多以乳香炒丝瓜络；治四肢骨折伤筋者，则用乳香炒桑枝。［上海中医药杂志，1984，（7）：18］

5. 朱南荪经验，治疗子宫内膜异位症、膜样痛经，二药相伍为首选之品，其散瘀止痛作用较佳。［江苏中医，1990，（11）：35］

6. 李介鸣经验，二药香窜入心经，为气中之血药，用于治疗心绞痛，止痛作用良好。(《中华名医特技集成》)

穿山甲 地龙

配伍特点：

活血通络，止血通淋。穿山甲活血化瘀，软坚散结。地龙通络止痛，利水道通结闭。二药能通经达络，合用相得益彰，共奏开通痹阻、止血通淋之功。

经验采菁：

1. 用治痹痛日久，肢体麻木拘挛，僵硬不得屈伸者，对缓解症状有较好疗效。

2. 肾结石、尿血均宜选用。穿山甲软坚化石，且能化瘀止血尿。［中医杂志，1991，（9）：6］ 黄振鸣经验，地龙"治血尿特别有效"。二药合用对肾结石、慢性前列腺炎、肾炎血尿等均有效。

3. 沈经宇经验，瘾疹夜发，治在血络，皂刺内通外达，用量10g～30g，合地龙、穿山甲止痒甚效。［上海中医药杂志，1996，（1）：36］

丹参 枳壳

配伍特点：

行气活血，增强胃肠功能。丹参活血化瘀，改善组织代谢。枳壳下行降浊，理气调中，促调胃肠功能。二药行气活血，相辅相成，共奏调气血以增强胃肠功能之功。

经验采菁：

1. 朱小南治子宫下垂、胃下垂，每用补中益气汤配伍二药，能提高疗效，可增强有关组织的收缩功能，恢复有关筋膜的张力和韧性。(《朱小南妇科经验选》) 此配伍较用补中益气汤仅配伍枳壳（或枳实）又更高一筹。

2. 气滞血瘀诸证如胁痛、胸痹、脘腹痛等也常选用。

丹参　泽兰

配伍特点：

化瘀行水，水瘀并调。丹参活血行瘀，通经利脉。泽兰活血祛瘀，兼能利尿。二药合用，祛瘀以行水，利水以活血，水血并调，平和中正不伤气血。

经验采菁：

1. 关幼波喜用二药合伍治疗肝病，慢性肝炎、肝硬化腹水等用之均有较好疗效。（《关幼波临床经验选》）　经行浮肿、产后浮肿腹水、闭经均宜随证选用。

2. 慢性肾炎肾病水肿伴有瘀血阻滞者，用之也有较好疗效。

3. 瘀血阻滞痛经、闭经等也用为要药。

桃仁　地龙

配伍特点：

化瘀通络，活血定志。桃仁祛瘀通经脉，治蓄血欲狂。地龙行瘀通经，清热定惊。二药合用，相得益彰，化瘀通经、活血定志之功益增。

经验采菁：

1. 钱伯文治疗瘀血证不仅根据瘀血部位不同选药配伍，而且还针对瘀血所致症状中主症的不同而选药配伍，钱氏善用二药配伍治瘀血证伴有精神症状者。［中医杂志，1985，（8）：23］

2. 咳喘日久也颇宜，取桃仁活血止咳，地龙通络平喘，合用活血通络止咳喘作用较佳。

3. 中风后遗症肢体偏瘫、麻木最常选用，王心东体会，地龙治出血性脑卒中有较好疗效，常用 30g，有活血化瘀、通畅腑气、化痰之功，可防治肺部感染，具促进侧支循环、增强脑血管的血流灌注量、降低颅内高压、降低血压等方面的作用而治脑卒中，随证配伍可增强疗效。［中医杂志，1997，（5）：312］

当归须 柏子仁

配伍特点：

养血润燥，辛润通络。当归须甘补辛散，温润活血。柏子仁辛润通络，养血润燥。二药辛通甘润合用，既养血柔润肝体，又辛香通达肝络，辛不燥血，润不碍络，相辅相成。

经验采菁：

1. 程门雪喜用二药配伍治疗胁痛，谓柏子仁味辛气香，得当归须相合则入络而能润，为辛润要药。（《程门雪医案》、《上海老中医经验选编》） 用于肝血虚涩，脉络不畅，胸胁痛，梦多虚烦寐差，心悸不宁，有较好疗效。

2、血虚而涩之闭经也用为要药。

三棱 莪术

配伍特点：

破气活血，散结化癥。三棱偏入肝脾血分，莪术偏走肝脾气分，合用气血并调，相辅相成，破气行瘀、散结消积功效益增。张锡纯称二药治瘀血症"性非猛烈而建功甚速"。

经验采菁：

1. 气血瘀滞诸证，瘀阻较甚，恶血死血，正气不甚虚者均可选用，对瘀阻经闭、痛经、癥瘕积聚、瘿瘤痰核、宫外孕等尤用为要药。

2. 肝脾肿大、心源性肝大、肝硬化均用为要药。朱锡祺善用二药治疗心源性肝大或肝硬化，有较好疗效，可与益气强心药配伍。［上海中医药杂志，1985，（5）：5］ 汪承柏治慢肝二药与黄芪并用，能开胃进食，且治肝脾肿大，久服无弊，服后短时间内有肝区疼痛加重者，二周后可缓解。［中医杂志，1985，（10）：31］ 姚培发体会，凡气臌腹胀，久用行气消滞之品仍无效果，在辨证方中配伍二药每能见效，再不然，又配黑白丑，有破气祛瘀、消痞治气臌之效。［上海中医药杂志，1988，（6）：36］ 张季高治肝硬化用二药配伍鸡内金化瘀运脾，三药同用，堪称"坚石可摧"。［新中医，1991，（9）：7］但关幼波治肝硬化常选用生牡蛎、鸡内金、甲珠、王不留行、路路通、地龙、䗪虫，忌山棱、莪术破气伐肝。（《名老中医医话》）

3. 宫颈癌、肝癌、皮肤癌，用之有一定疗效。刘绍勋体会，莪术功用的一个主要特点是通肝经聚血，解毒止痛，认为对胃癌疗效较好。胃癌早期用莪术，可增进食欲，增强体质，促进病情稳定；胃癌晚期用莪术，能明显减轻疼痛，改善机体"中毒"症状。（《名老中医医话》） 钱伯文经验，二药行血破血散结功效较强，对癌细胞有抑制作用，常用于血瘀气结的胃肠道及子宫、卵巢等肿瘤，对改善症状有一定疗效。但非体弱正气虚者所宜，气血不足者用之为祸不浅，可与党参、黄芪同用。瘀症出血不宜用。吕继端治肝癌，软坚散结多选用鳖甲或鳖甲煎丸，而忌用三棱、莪术、水蛭、虻虫等。［中医杂志，1995，（9）：531］

4. 胆结石、尿路结石有气滞血瘀而影响结石不得碎解和排解者，用之可促消石和外排。张羹梅用二药配车前子治胆囊积液。［上海中医药杂志，1981，（2）：10］

5. 董廷瑶擅用二药治疗疳积，认为二药在攻积药中尚属平稳之剂，与益气药配伍，可保无损。［中医杂志，1982，（7）：22］ 钱伯文用二药合补气药治久病瘀伤胃气。［中医杂志，1985，（8）：23］ 张文尧体会，治胃与十二指肠溃疡属肝气犯胃型，在患者胃脘闷胀严重时，配用二药，有较好疗效，未发现大的副作用。（《中医治疗疑难杂病秘要》） 徐景藩治疗胃中积滞，消化不良，由于胃腑气滞而致血瘀者，在辨证方中加用三棱、莪术，常可提高治疗效果。［中医杂志，1996，（3）］

6. 李克绍对心绞痛有胀闷感者，方中常配伍三棱、莪术。[中医杂志，1986，（7）：67]

7. 朱南荪治子宫内膜异位症二药为必用之品，配伍得当，有理气祛瘀止痛之功，慢性盆腔炎或兼有输卵管不通者也可选用，但只宜暂用，虚证慎用。[江苏中医，1990，（11）：35]

8. 刘绍勋用莪术基本剂量7.5g，中等剂量10g，有时也用15~20g。李裕蕃重用三棱30~100g，治卵巢囊肿，未见毒副作用，但总宜随证酌定。

牛膝　泽兰

配伍特点：

化瘀利水通痹阻。牛膝入肝肾补肾活血，疏筋利痹。泽兰入肝活血祛瘀，行水消肿。合用水湿瘀血通利，痹阻可通。

经验采菁：

1. 二药均入肝肾，善通利腰间死血，对瘀血、死血阻滞所致腰膝痛，较其他化瘀药功效更专。

2. 慢性前列腺炎、输卵管积水、闭经、痛经属水湿瘀血交阻者也颇宜选用。

䗪虫　白芥子

配伍特点：

祛瘀涤痰，通络止痛。䗪虫逐瘀血，走血分。白芥子豁痰利气。二药合用，气血痰瘀同治，相辅相成，通利之性较峻。

经验采菁：

1. 钱伯文经验，化瘀药中䗪虫作用最佳。（《难病辨治》）二药用于治疗外伤有较好疗效。以胸胁外伤疼痛更宜。

2. 顽固性痹痛，关节肿痛僵硬，属痰瘀阻滞，非通常药所能取效者，用之较宜。

刺蒺藜　红花　皂刺

配伍特点：

行滞化瘀，散结祛风。刺蒺藜轻扬疏达，散肝经风热，疏肝活血。红花活血化瘀。皂刺锐利走窜，祛风解毒，直达病所。三药疏通行达，疏肝助活血，活血以祛风，化瘀以通滞。

经验采菁：

1. 焦树德经验，三药合伍疏达肝气，有行瘀散结之能，尤对久病者，能直达病所，斡旋枢机。［中医杂志，1984，（4）：17］　用于治疗瘀滞胸胁之肝脾肿大、胁痛有较佳功效。迁延性肝炎、慢性肝炎、慢性胆囊炎等均可选用。

2. 张伯臾体会，刺蒺藜为泄肝和胃之佳品，凡肝郁犯胃所致之胃痛、呃逆、脘胀等，用之皆有明显效果。（《中国现代名中医医案精华》）

丹参　川芎

配伍特点：

活血化瘀，祛风止痛。丹参活血化瘀，清心除烦。川芎活血化瘀，行气解郁，祛风止痛，有良好的解痉镇痛作用。二药活血化瘀与祛风止痛并用，相辅相成，共奏活血化瘀、祛风止痛之功。

经验采菁：

1. 二药合用为治疗诸种瘀阻最常用之配伍，川芎善上行巅顶，有改善脑部血循、解痉镇痛等作用，故二药为治疗头痛，尤其是顽固性头痛如血管神经性头痛、经期头痛的要药，而且对各种证型的头痛均可随证配伍。高血压、脑血管硬化头痛眩晕均可随证选用。冠心病胸痹胸痛，中风及其后遗症偏瘫等均用为要药。

2. 影响疗效的因素除辨证配伍外，与二药的用量关系密切。韩绵成经验，川芎 30～50g，丹参 40～60g，再加辨证用药，不仅疗效满意，也未见明显副作用。但用药取得满意疗效

后应根据病情酌减用量。［中医杂志，1994，（4）：223］
但也有用大剂量川芎出现月经过多、痔疮出血等副作用者，故
也宜根据病情酌定剂量，以求稳妥。

山楂　青皮

配伍特点：

消积滞调气血，助透化斑疹。山楂化滞活血松肌。青皮消积
疏肝调气机。合用共奏化积滞调气血以松肌、助透化斑疹之功。

经验采菁：

1. 麻疹、斑疹初出，透达不畅，兼见积滞气血闭阻者，
用之颇宜。

2. 荨麻疹剧痒伴脘腹积滞胀痛不适者，用之可提高疗效。

3. 肝郁不舒，乳汁壅滞，乳房胀硬，胸胁不适，或有成
痈趋势者用之也宜，与回乳药麦芽合伍，疗效更好。

䗪虫　茜草

配伍特点：

行滞活血，化瘀破积，祛瘀生新。茜草入肝经，宣通疏
行，能行肝经血滞，祛肝中之瘀积，补营血而生新血。䗪虫破
血逐瘀，消癥散结。二药均为肝经血分药，一温一寒，一草一
虫，配合使用，更增行滞活血、化瘀破积、祛瘀生新之功。

经验采菁：

刘渡舟经验，二药合用是治疗肝病必用之药物，肝病早期
常有血滞，肝病既久常有血瘀，所以治肝病要活血，而活血又
要善于使用茜草、䗪虫。治疗各种肝病，每每使用二药合伍，
对肝病有瘀血特征者要用，肝病无明显瘀血特征者也可使用。
即使是急性肝炎，湿阻毒蕴，热结气郁未有不影响血循环者，
也需使用此二药，况且气血相互影响，用血药促进血液循环，
对气分病变的消退也是有帮助的。徒治气不治血，则血滞失于
流利，而湿之阻，毒之蕴，络之结，气之郁也甚而不易解除。
二药合用，不仅能改善肝脏血液循环，而且能改善肝脏的物质

代谢，尤其对促进肝脏的蛋白质代谢具有较好的调节作用。常用量各为 10g。当絮浊指标 A/G 比例严重异常时或顽固难以纠正时可酌增。(《中华名医特技集成》)

䗪虫　补骨脂

配伍特点：

温阳化瘀，治五劳七伤。䗪虫祛瘀通络理伤。补骨脂补肾助阳，主"五劳七伤，骨髓伤败"。二药温肾补阳助化瘀通络，相辅相成，共奏温阳化瘀、推陈出新之功。

经验采菁：

1. 邹鑫和善用二药合伍于应证方中治疗阿狄森氏病属五劳七伤，阳虚有瘀者，可提高疗效。

2. 骨质增生也颇宜选用。

九香虫　䗪虫

配伍特点：

理气活血，止痛消瘕。九香虫走气分，理气通络。䗪虫入血分，化瘀消癥。二药合用，相辅相成，共奏理气活血、止痛消癥之功。

经验采菁：

1. 李春华经验，二药合用治疗月经量少、痛经、盆腔炎性包块、子宫肌瘤、卵巢囊肿等属气血瘀滞者有较佳疗效。[浙江中医杂志，1999，(2)：77]　　二药配伍尚属温通，故主要适宜于气血瘀滞偏寒者。

2. 肾气不足，肾阳亏虚，血脉瘀阻腰脊痛者也可随证选用。痰凝及瘀血凝滞腰痛，李春华经验则用九香虫配白芥子，取白芥子温利豁痰，温中散寒，二药均为辛散温通之品，合用有豁痰行瘀、理气止痛之功。[浙江中医杂志，1999，(2)：77]

葛根　丹参

配伍特点：

活血化瘀生津。葛根升胃气生津，扩张血管，改善血行。丹参活血化瘀，通行血脉。二药合用，化瘀生新助胃津之化生，升胃气助瘀血之行化，相辅相成，共奏活血化瘀生津之功。

经验采菁：

1. 瘀血是消渴的重要病因，祝谌予经验二药合伍对消渴兼有血瘀用之十分相宜，对改善症状、降血糖、降血脂有较好疗效，即使血瘀不明显者也可选用。

2. 高血压、冠心病、脑血管硬化、耳鸣耳聋、中风偏瘫均用为要药，不论寒热虚实均可随证选用。

3. 汪承柏运用二药治疗肝炎残留黄疸、高胆红素血症，有较好疗效。[中医杂志，1985，（10）：30]

4. 单兆伟认为，二药相伍，一升一降，气血同治，生津通脉，祛瘀止痛效佳。胃脘痛患者，症见胃痛日久，刺痛，固定不移，拒按，入夜痛甚，口干不欲饮，大便溏薄，舌质紫暗，舌下脉络增粗迂曲者，此时用葛根甚为相宜。盖葛根既能生津通脉，又能升津止泄，鼓舞胃气。向日好饮，必有宿瘀。遇此患者，用葛根、丹参相配，每获良效。盖葛根"开胃下气，主解酒毒"，并常以葛花易葛根，以增解酒毒之功。[辽宁中医杂志，1996，（10）：448]

地龙　葛根

配伍特点：

活血通络，清热解痉。地龙清热利尿，通络解痉。葛根升津柔筋脉。二药合用，相得益彰，活血通络、清热解痉功效益增。

经验采菁：

1. 用于高血压，对于改善头晕头痛，项强，肢体麻木等有较好疗效。对热证型高血压，不论实热、虚热均可随证选用。脑血管硬化、脑血栓形成均可辨证辨病选用。中风偏瘫用为必备之配伍。

2. 急性腰扭伤用之颇宜。地龙含较多量的硒，有脱敏作用，可减轻腰局部酸痛感。（《中医临床 200 解》）　葛根有良好的解痉镇痛作用。颈椎病尤宜选配二药，对改善局部血行，消除症状有较好疗效。

3. 高热抽搐、咳嗽气喘也可选用。

川芎　苍术

配伍特点：

行气解郁，祛湿化瘀。川芎活血行气，祛风止痛。苍术芳香燥湿，行气解郁。二药湿郁、血郁、气郁并解，但以疏肝行气解郁为长，气血双调，又可祛风燥湿，合用相得益彰，行气解郁、祛湿化瘀功效益增。

经验采菁：

1. 颜德馨经验，百病皆生于郁，"五郁，但总以木郁气滞为多见"。肝主疏泄，斡旋周身阴阳气血，使人的神志活动，水谷运化，气血输布，三焦气化，水液代谢宣通条达，一旦肝失常度，则阴阳失调，气血乖违，气滞、血瘀、痰生、火起、风动，诸证丛生。二药气血双调，用于多种难治病证，有"疏其血气，令其调达，而致和平"之效。如用于治疗中风后神识呆滞，终日不语，舌胖紫苔白腻等，随证配伍有较好疗效。（《颜德馨诊治疑难病秘笈》）　又用二药配蒲黄化瘀，黄芪补气，药仅四味，力量较厚，对中风先兆有较好的防治作用。（《颜德馨诊治疑难病秘笈》）

2. 肝郁气血痰湿瘀阻所致头痛头晕、关节痹痛、全身困重、胸闷胸痹等也可随证选用。

益母草　泽兰

配伍特点：

活血利水调经。益母草活血祛瘀，行血利水而调经。泽兰疏肝脾祛瘀，利水消肿。二药合用，水血并调，相得益彰，共奏活血利水调经之功。且有活血不峻猛，消水不伤阴之长。

经验采菁：

1. 赵金铎经验认为，二药配伍不仅能增强疗效，而且能扩大治疗范围。因水血相关，疾病由血瘀而致病水，以致水血同病者，表现为水肿，腹胀，小便不利，月经后延量少，大腹水肿者均可配用。（《赵金铎医学经验集》）

2. 朱南荪经验认为，二药活血通经，行而不峻，为治疗闭经要药，伍卷柏尤效。[江苏中医，1990，（11）：35]

川楝子　泽兰

配伍特点：

疏肝清热，活血通络止痛。川楝子疏泄肝经郁热，解郁行气止痛。泽兰散肝郁，活血通络。二药一入气分，一走血分，行气活血；一苦寒，一辛温，清热止痛。合用则相制相成，共奏疏肝活血，通络止痛之功。

经验采菁：

祝谌予经验，两药合用，一气一血，一寒一温，苦寒清热，辛温止痛，用于治疗肝郁不舒，胁肋疼痛。体现出祝老治痛证圆机活法，注重气血，精于配伍之特色。[中医杂志，1992，（11）：13]

鹿角霜　䗪虫

配伍特点：

补肾健骨，活血疗伤。二药合用，补则强肝肾，健筋骨；攻则化瘀疗伤续筋骨，消除病理性损伤。二药攻补兼施，相辅相成。

经验采菁：

此为陈学勤的配伍用药经验，用于治疗腰肌劳损、骨质增

生均有较好疗效。［上海中医药杂志，1987，（1） ：31］

全瓜蒌　红花　甘草

配伍特点：

消痰祛瘀，散结宽胸。全瓜蒌清涤肺胃痰热郁滞，利气散结宽胸。红花祛瘀止痛。甘草益脾气补虚复脉，甘缓急迫。三药滑涤痰瘀，辛润通络，滑涤辛通中有甘缓，不耗散也不燥烈，相辅相成，共奏消痰瘀散结通络之功。

经验采菁：

1. 痰瘀互阻之胸痹闷痛用为要药，用治冠心病、肋间神经痛、非化脓性肋软骨炎属痰瘀阻络者有较好疗效。

2. 胃脘痛有痰瘀阻滞者，用之颇宜。脘痛顽固者配五灵脂更增活血止痛之功。（《长江医话》）

3. 陈继明经验，三药为治疗慢性肝炎胁痛的有效配伍。赞赏"瓜蒌荡热涤痰夫人皆知，而不知其疏肝郁，润肝燥，平肝逆，缓肝急有独擅"之论，瓜蒌且能解毒降酶。陈氏经验，慢肝胁痛，大便溏而不爽者，药后多有腑气通畅，脘腹宽舒之感，且认为全瓜蒌乃皮、子、瓤三者并用，功能通络，更无滑肠之弊。［中医杂志，1983，（6） ：16］

4. 带状疱疹后期局部神经痛或伴灼热感用之有解毒通络止痛之功，可随证选用。

穿山甲　路路通

配伍特点：

化瘀通络，宣通脏腑冲任。穿山甲直达病所，活血通络，败毒消肿。路路通行气宽中，活血通络，利水消肿。二药颇俱通利之性，合用相得益彰，疏通水瘀阻滞、宣畅脏腑冲任之功益增。

经验采菁：

1. 输卵管水瘀交阻而不通畅，致冲任不调之不孕，用之有疏通水瘀、调冲任助孕之效，为疏通输卵管有效配伍。

2. 癥瘕积聚、臌胀腹水、肝脾肿大属瘀血阻滞，水湿停滞者均可选用。

3. 朱小南经验，二药合用对乳房作胀疼痛，按之有块者有较好的疗效，可将二药研粉，每次吞服 1.5g。(《朱小南妇科经验选》)

牛角腮　绿萼梅

配伍特点：

调肝活血。牛角腮活血化瘀。绿萼梅疏肝散郁，开胃生津。二药一入气一走血，疏肝调气以活血，相辅相成，共奏调肝活血之功。

经验采菁：

陈学勤治疗梅核气，常在辨证处方中加配二药，确有较好疗效。[中医杂志，1986，(11) ：66]

鱼枕骨　木通　路路通

配伍特点：

活血利水清心，治脑积水。鱼枕骨软坚通络，利尿解毒。木通通利清降，清心降火利尿。路路通行气活血通络，利水消肿。三药疏通利窍，活血利水，能消脑窍中水瘀交阻之势，合用相得益彰，而可通利脑窍，消脑积水。

经验采菁：

1. 刘春圃用于治疗脑积水有较好疗效。(《北京市老中医经验选编》)　可辨证与辨病相结合选用。

2. 泌尿系结石也可随证选用。

䗪虫　红花　鸡血藤

配伍特点：

活血化瘀，消脑积水。䗪虫祛瘀血。红花活血化瘀。鸡血藤补血行血，活血通络。三药合用，活血化瘀，改善血行。血行水自利，而有活血利水消肿之功。

经验采菁：

刘春圃用于先天性脑积水可提高治疗效果。(《北京市老中医经验选编》） 推测可能有促进侧支循环形成，改善血管的通透性，帮助脑积水经其他通路运行，而有活血利水消肿之作用。

王不留行　皂角刺

配伍特点：

通利除垢，疏通胞脉助孕。王不留行活血通经。皂刺软坚消痰，解毒除垢排脓。二药通利除垢，下行血海通胞脉，合用相得益彰。

经验采菁：

1. 韩百灵治疗肝郁不孕症，自拟"百灵调肝汤"（由王不留行 20g，当归 15g，白芍 25g，怀牛膝 20g，川楝子 15g，青皮 10g，皂刺 5g，通草 15g，枳实 15g，瓜蒌 15g，甘草 5g 组成）方中配伍二药，并谓皂刺能通利关窍解毒排脓，配王不留行能使"腰膝利而任脉通达"以助孕。（《名老中医医话》）

2. 输卵管阻塞积水用为要药，有散结除垢通管作用。

丹参　益母草

配伍特点：

化瘀活血，通经利水。二药均善活血化瘀，通经脉，丹参又能清心凉血，益母草还可利水解毒。二药合用，相得益彰，而有化瘀利水调经之功，药性平和，疗效可靠。

经验采菁：

1. 各种心脏病，有瘀血阻滞或水瘀交阻者，如冠心病、高血压、高血压心脏病、风湿性心脏病等均可随证选用，视为要药。朱锡祺经验，益母草行血而不伤新血，养血而不滞瘀血，又能散风降压，活血利水，各种心脏病均可随证选用。二药药性平和，疗效可靠。［上海中医药杂志，1983，（5）：5］

2. 肾炎肾病水肿、特发性水肿、肝硬化腹水属水瘀交阻者也用为要药。经前水肿、闭经属水瘀交阻，血行不畅者也为必选之配伍。

莪术　益母草

配伍特点：

理气活血、调经止痛。莪术行气消积，活血通经。益母草活血调经，祛瘀通经。二药均理气活血调经，合用相得益彰，理气活血、调经止痛功效益增。

经验采菁：

1. 班秀文经验，治疗痛经，重在理气活血，常伍用二药，为治疗痛经必用之配伍，且不伤正气。［中医杂志，1993，（5）：271］　另外，气血瘀滞之闭经、盆腔瘀血综合征、慢性盆腔炎、卵巢囊肿等也颇宜选用。

2. 肝硬化腹水、顽固性腹胀属瘀血阻滞者也可随证选用。

三七　丹参

配伍特点：

活血化瘀，止痛定悸。三七化瘀和血，消肿定痛。丹参活血通脉，清心除烦。二药活血化瘀，改善血行，尤能增加冠脉血流量，改善心肌代谢，合用相得益彰，止痛定悸功效益增。

经验采菁：

1. 冠心病心绞痛用为要药，有良好的化瘀定痛定悸作用。缓解期用之可巩固疗效，改善心肌供血和心肌功能，预防复发。

2. 张赞臣用丹参、三七以3∶1剂量，为末，每次1.5g，每日二次。认为二药不燥不腻，活血止痛，对改善胁痛和肝肿大有一定疗效。（《名老中医医话》）

3. 瘀血阻滞的各种痛证、血证均可选用，也用为要药，有祛瘀止痛、活血止血之功。

路路通　马鞭草

配伍特点：

散瘀定痛，通经行水。路路通行气通经利水。马鞭草活血通经，利水消肿，清热解毒。二药通利活血行水，合用相得益彰，具散瘀通经利水之功。

经验采菁：

1. 肝硬化腹水、臌胀青筋显露属水血交阻者用为要药。水血互结之闭经、慢性盆腔炎、输卵管阻塞积水用之均有较好疗效。

2. 朱良春经验，马鞭草"祛瘀消积，清热解毒功奇"，随证用治闭经、肝硬化腹水、泄痢、乳痈肿毒、暑湿流注均有良好疗效。［上海中医药杂志，1982，（10）：32］

柴胡　玄胡

配伍特点：

疏肝理气，活血止痛。二药疏肝以活血，气血并调，疏肝理气、活血止痛之功益增。

经验采菁：

1. 朱南荪治疗子宫内膜异位症、盆腔瘀血综合征、痛经、乳癖每用二药相伍疏肝活血止痛。邪感冲任而致盆腔炎或输卵管欠通畅，用之还有通管防阻之效。［江苏中医，1990，（11）：34］

2. 肝郁血滞胸胁痛、胸痹、头痛等均颇宜选用。

丹参　当归

配伍特点：

养血活血，行瘀止痛。丹参活血化瘀，清心凉血，兼能养血。当归补血调经，活血止痛。二药均入血分，补血养血与活血化瘀之功兼有，甘温与苦寒互济，合用相辅相成，相得益彰，共奏养血活血、行瘀止痛之功。

经验采菁：

1. 血虚血瘀诸证均用为要药，血瘀血虚或血脉瘀滞各种病证如头痛、胸痹胸痛、脘腹疼痛、痛经、胁痛等均为常用之品。血虚或血虚血瘀不寐、头晕、肢麻等也常选用。血虚或血虚血瘀便秘、腹胀、泄痢等也为相宜之品。

2. 姚希贤等研究认为，丹参、当归有降低门静脉压力的作用，较硝苯吡啶作用为慢，但较持久，无副作用。丹参、当归、水蛭等与硝苯吡啶联用对改善肝硬化门静脉血流动力学效果确切，丹参、当归可改善症状与肝功能为另一优点，较长时间用丹参、当归等化瘀中药有防治肝纤维化作用。[中华消化杂志，1998，（1）：24] 故二药相伍为治疗慢性肝炎、肝硬化常用有效之品，在改善肝脏血行与肝脏代谢，抗肝纤维化，降低静脉压力等方面均有较好疗效，可辨证与辨病相结合选用。

穿山甲　王不留行

配伍特点：

通利血脉，消肿止痛。穿山甲活血化瘀，疏通经络。王不留行活血通经。二药功专通利经脉，直达病所，合用相得益彰，通利消散作用较佳。

经验采菁：

1. 气血郁滞，经脉不利诸证，如闭经、乳汁不下、乳癖、瘰疬痰核、癥块均用为要药。朱南荪经验，二药走窜通络，下乳消结块，用于乳汁不通、乳房癖块甚宜。 [江苏中医，1990，（11）：35]

2. 慢性前列腺炎、前列腺增生、尿路结石、输卵管粘连阻塞随证选用均有较好疗效。

枳椇子　蓼实

配伍特点：

解酒毒，散结消臌。枳椇子入脾胃经以解酒毒，入肝经以软坚散结。蓼实解毒，消癥散结软坚。二药均能解酒毒、消癥散结，合用相得益彰，解酒毒、散结消臌功效益增。

经验采菁：

1. 王文彦经验，二药合用治酒精性肝硬化疗效较好，可

随证选用。[中医杂志，1994，（7）：401]

2. 王文彦治肝硬化膨胀善用蓼实，常为方中首药，蓼实性味甘辛，健脾燥湿之功甚佳，凡湿盛肿满应用蓼实有祛湿消瘀以达缩脾之功，一般投 15～30g。王氏还强调健脾要鼓动升清。凡肝脾肿大，久治匮效，擅长用荔枝核、川楝子、蓼实以理气消癥，常获显著疗效。[中医杂志，1994，（7）：401]

泽兰　夏枯草

配伍特点：

活血散结清肝治乳胀。泽兰散肝郁，活血和营。夏枯草散郁结清肝火，兼补厥阴血脉。二药疏散郁结不刚燥，清肝不寒闭，补养不碍滞，相辅相成，共奏活血散结调气血、清肝散郁治乳胀之功。

经验采菁：

赵金铎经验，夏枯草清火散结，治乳房胀痛疗效极佳。泽兰入肝脾活血，行血中之气。凡体盛血瘀之乳房胀痛者，用单味泽兰疗效也佳。若乳房胀痛属肝火郁滞，气血郁结者则可二药合伍。（《赵金铎医学经验集》）

穿山甲　鳖甲

配伍特点：

活血软坚，养阴败毒。穿山甲活血祛瘀，软坚散结，消肿败毒。鳖甲滋阴养血，软坚散结。二药活血软坚兼补养，补养兼败毒，合用攻破不伤正，补养不滞毒，相辅相成，共奏活血软坚、养阴败毒之功。

经验采菁：

1. 姜春华治疗迁延性肝炎、慢性肝炎、肝硬化之肝脾肿大、血浆白球蛋白比例倒置善用二药配伍，对改善症状，纠正血浆白球蛋白比例倒置有一定疗效，加配黑大豆，增加血浆总蛋白作用更佳。（《现代著名老中医临床诊治荟萃》）

2. 脾功能亢进，白细胞减少也宜选用，有养阴活血升白细胞之功效。

3. 阴血不足，瘀血阻滞诸证，如经量少、闭经、痛经、尿路结石等均颇宜选用。

丹参　郁金

配伍特点：

活血化瘀，抗肝纤维化。丹参活血化瘀，祛瘀生新，改善肝脏血行，护肝抗肝纤维化。郁金行气解郁，活血祛瘀，疏肝利胆，改善肝脏代谢，抗肝纤维化。二药均善活血化瘀、护肝，合用相得益彰，活血化瘀护肝功效益增，有改善肝脏代谢、抗肝纤维化等功效。

经验采菁：

1. 用于治疗各种肝病，尤其是乙肝，不论急性乙肝或慢性乙肝，肝硬化及肝硬化腹水等均为有效之配伍。有明显瘀血见症固然可使用，即使无明显瘀血见症也可酌情使用，因瘀血阻滞是各种肝病重要发病环节，不仅对改善症状有较好疗效，而且能改善肝脏代谢，改善肝脏血行，增加和改善肝脏营养、氧的供给，利于肝脏修复，抗肝纤维化等。但有人初步观察认为，丹参用量偏大易致 ALT 升高，凝血功能改变，故运用二药时多主张辨证配伍扶正、清热解毒、疏肝健脾、清利湿热等药物。

2. 郭维一经验，乙肝有瘀血见症，丹参 20～30g，郁金 6～10g，其比例为 3:1，方收佳效。若无瘀血见症，丹参 10～15g，郁金 4～7g，比例为 2:1，此为防患于未然。［中医杂志，1995，（7）：437］

3. 胸痹胸痛、冠心病、脑动脉硬化等属有瘀血阻滞者也颇宜选用。

4. 蔡小苏治更年期综合征，养心安神用丹参、柏子仁等，疏肝解郁最喜用郁金，认为其性轻扬，解散郁滞，顺逆气，上行下达，心肺肝肾痰火郁结不行者，用之最佳。［上海中医药杂志，1996，（7）：15］　痰火瘀血郁滞，心烦不寐，甚则狂乱等均宜选用。

丹参　鳖甲

配伍特点：

养阴活血，化瘀消痞块。丹参活血祛瘀。鳖甲滋阴养血，散结软坚。二药祛瘀不伤正，养阴不碍滞，合用相得益彰，化瘀散结之功益增。

经验采菁：

1. 用于治疗急慢性肝炎、肝硬化，对改善症状和肝功能，回缩肝脾，均有良好作用。对阴虚血瘀者尤宜，但脾虚便溏明显者应慎用。另外，临床观察证明，丹参、鳖甲、鸡内金合用除对肝脾肿大有良效外，还有较明显地降浊和降低 γ - 球蛋白的作用。牡蛎、山甲、夏枯草同用对肝脾肿大也有较好疗效。

2. 有观察认为，在治疗过程中对凝血时间、凝血酶元时间未见延长，也不发生出血倾向。但也有观察认为，有出血倾向者，丹参宜慎用。但中药多以配伍运用为主，若配伍养阴凉血止血之鳖甲、生地黄、白芍则不会诱发或加剧出血。

丹参　茜草

配伍特点：

凉血止血，化瘀消癥。丹参入心肝经，为凉血活血祛瘀之要药。茜草归肝经，能凉血止血，兼有活血祛瘀作用。二药均入血分，合用相得益彰，共奏凉血止血、化瘀消癥之功。

经验采菁：

1. 祝谌予经验，治慢性肝病肝脾肿大，宜活血消癥，常用膈下逐瘀汤、血府逐瘀汤加减，并喜将二药配伍加入，丹参30g，茜草15g，有凉血活血、破积消癥之功，对肝脾肿大有较好疗效。《本草正义》谓丹参"专入血分，其功在于活血行血，内之达脏腑而化瘀滞，故积聚消而癥瘕破；外之利关节而通脉络，则腰膝健而痹着行"。[中国临床医生，1999，(6)：21]

2. 二药有良好的凉血活血止血功效，对慢性肝病肝脾肿大伴见牙龈出血、鼻衄、月经过多属血有瘀热者尤为适宜。对血有瘀热其他血证如崩漏、月经淋漓不尽、紫癜等均用为要药。

柴胡　姜黄

配伍特点：

疏肝活血，快捷平和。柴胡疏肝解郁，调肝经逆乱之气，疏畅肝胆气机。现代药理研究认为，柴胡有抗肝损伤等作用。姜黄为郁金的根茎，其性能胜于郁金，破血行气，疏利肝胆。动物实验研究证明，姜黄能促进胆汁分泌，作用虽弱，但较持久。二药均疏利肝胆，一偏治气，一偏理血，合用相得益彰，共奏疏肝活血之功，作用迅捷快利，但不攻破为其特长。

经验采菁：

周珉经验，治疗乙肝、丙肝等慢性病毒性肝炎，坚持辨证方为诊治之根本，认为肝病患者本经受邪，邪伤肝络，气机不舒，木失条达。择柴胡者，善用醋制柴胡与姜黄组方，择姜黄原因有三：一者，姜黄辛苦性温，入肝脾二经，既可治气中之血，又兼理血中之气，气血兼顾，药证合拍；二者，权衡诸血分药，用当归芍药嫌力不够，取三棱、莪术又虑其力峻不可久用，选水蛭、虻虫又恐其性猛伤正；三者，姜黄乃郁金的根茎，其性能胜于郁金，辛少苦多，"破血立通，下气最速"，然"决非破决诸剂，此能致血化者，较于他血药有原委也"。两味配伍合用，一偏治气，一偏理血，共奏鼓瑟之功。[新中医，1998，（9）：7]

刺蒺藜　合欢皮

配伍特点：

疏肝活血祛瘀，消肝脾肿大。刺蒺藜归肝肺经，辛散苦泄，疏肝解郁，行气活血。合欢皮安神解郁，活血消痈。两药配伍，相得益彰，共奏疏肝活血祛瘀之功。

经验采菁：

1. 祝谌予经验，《本经》谓刺蒺藜"主恶血，破癥结积

聚"，合欢皮《药性集要》称其"活血补阴亏"，刺蒺藜以散
为主，合欢皮以补为要，两相配伍，一补一散，补泻兼施，活
血祛瘀，消肝脾肿大、腹中痞块作用甚佳，用量各 10g。［中
国临床医生，1999，（6）：21］　　二药补不壅滞散不伤正，
平和稳妥有效为其长。

2. 肝郁血滞头晕头痛、不寐、胸胁痛等均可选用。

瓦楞子　刀豆壳

配伍特点：

化顽痰死血。瓦楞子化顽痰消瘀血止痛。刀豆壳降气化
瘀，和中止呃。二药痰瘀气并治，相辅相成，瘀化痰除，则逆
者可降，结者可通。

经验采菁：

死血顽痰阻滞，胃气不降之顽固性呃逆、呕吐、噎膈用为
要药。用治贲门痉挛、食道肿块、吞咽不利有梗塞感者，有缓
解平滑肌痉挛，化痰瘀消肿块之作用。

三七　鸡内金

配伍特点：

化瘀消积，开胃气。三七化瘀和血止痛。鸡内金消食磨
积，利肝胆开胃气。二药合用，渐消缓散有过之而破削不及，
效力宏而稳妥。

经验采菁：

1. 主要用于慢性肝炎、肝硬化，对改善症状，增进食欲，
改善肝功能有较好疗效。腹部气血瘀滞之痞块也宜选用。汪承
柏临床运用三七证明，有降酶降絮，提高血浆白蛋白，降低球
蛋白的作用，并认为三七是治疗慢性肝炎最有希望的药物之
一。［中医杂志，1985，（10）：30］

2. 谢海洲认为，人参补气第一，三七补血第一，三七有
化瘀止血、活血定痛作用。治疗血瘀型慢性肝炎，用三七
30g，西洋参 30g，鸡内金 60g，共为末，分为 30 包，每服 1

包，2 次/日，有益气化瘀消积之功，治疗肝硬化腹水不明显者，可降低谷丙转氨酶，降低胆固醇，改善血浆蛋白。[中医杂志，1994，（3）：133]

三七　沉香

配伍特点：

降气活血，散瘀止痛。三七散瘀和血，药理研究证明其有明显增加冠状动脉血流量，减少心肌耗氧量，降血压，强心等作用。沉香降气行气止痛，温中止呕。二药降气行气以活血，散瘀以止痛，气血双调，相辅相成。

经验采菁：

1. 冠心病心绞痛有气滞血瘀者用为要药，对改善症状和心电图颇有裨益。

2. 高血压伴有气血瘀滞者颇宜选用。[浙江中医杂志，1985，（10）：464]　活血行气而不升提躁动，于应证方中配伍二药可提高疗效。

甘松　凤凰衣　刺猬皮

配伍特点：

理气化瘀止痛，健胃。甘松理气止痛，醒脾胃。凤凰衣补脾健胃。刺猬皮行气化瘀，止痛止血。三药合用，行气活血助溃疡敛合，理气活血以止痛健胃，相辅相成。

经验采菁：

1. 溃疡病日久，气滞血瘀，溃疡面顽而不愈的胃脘痛，或反复出血，用之有较好的疗效。

2. 张震夏治溃疡病胃脘痛常加配甘松、凤凰衣，对消除溃疡病胃脘痛有一定作用。(《上海老中医经验选编》)

九香虫　刺猬皮

配伍特点：

温阳化瘀，止痛止血。刺猬皮化瘀止痛止血。九香虫理气止痛，益肾壮阳。二药合用，温阳理气助化瘀，相辅相成，共奏温阳化瘀、止痛止血之功。

经验采菁：

1. 肝胃气滞血瘀，胃脘痛日久不愈，或伴有胃出血者用之颇宜，若兼见阳虚者尤宜。董建华善用二药合伍治疗肝胃气滞、胃脘痛及痞满而胀偏寒者。（《临证治验》）

2. 张镜人擅治胃炎，在对脾胃病的治疗中强调"中焦如衡，非平不安"。治胃脘疼痛一般习惯气滞选金铃子散，血瘀用失笑散，而张老根据自己的独特经验常用九香虫、刺猬皮、铁树叶治疗，这三味药都有很好的止痛效果，时常起到立竿见影的作用。九香虫偏温，因气滞而胀痛者用之较佳，刺猬皮则对血瘀刺痛者尤为合拍，铁树叶用于热郁、气滞、血瘀的胃脘疼痛疗效均较满意，且长期观察无明显副作用。（《中华名医特技集成》）

当归　桃仁　杏仁

配伍特点：

行滞化瘀，生肌愈疮面，定脘痛。当归养血和血，生肌止痛。桃仁活血祛瘀。杏仁本为止咳之品，但古医籍记载杏仁"补脾胃通行水"，排脓消肿止痛。三药合伍，活血和血，宣肺气行胃滞，相辅相成，有祛瘀生新、止痛、促进溃疡病灶修复的作用。

经验采菁：

1. 章次公经验用治胃脘痛，如溃疡病胃脘痛有效，可促进溃疡病灶的修复，止痛功效较好，胃脘痛已久伴有瘀血者尤宜。其中杏仁章氏用量较大，随证用 12g、18g、30g 等。［上海中医药杂志，1984，（3）：4］　张羹梅治萎缩性胃炎喜加活血药，如桃仁、丹参、莪术等，酌加活血通络之品以提高疗效，尤善用桃仁，此药祛瘀润肠，无辛通过度之虑，并注意药物配伍，宜以补为主，兼以辛通，散中有收。［江苏中医，1996，（9）：10］

2. 慢性结肠炎，大便干结如羊屎，外裹黏冻脓血者用之有较好的养血、润肠燥、排脓作用。　　［上海中医药杂志，1984，（7）：3］　　黄文东治疗慢性肠炎腹泻，血瘀肠络，配用活血化瘀通络之品，常选用桃仁、红花、赤芍、当归、失笑散等，其中桃仁、当归为首选之药。［上海中医药杂志，1984，（3）：3］

瓦楞子　元胡　甘草

配伍特点：

益气化痰瘀，和中止酸止痛。元胡活血行气止痛。瓦楞子化顽痰瘀血，止酸止痛。甘草补中益气，缓急止痛。三药合伍，痰瘀并化，相辅相成，化滞中寓和中缓急，不伤正而奏止酸止痛之功。

经验采菁：

用于溃疡病胃脘痛、泛酸，或合并出血属有瘀血者，能促进溃疡面愈合，止酸止痛。（《老中医医案医话选》）　　甘草有抗溃疡及保护胃黏膜的作用，又能改善肠胃的分泌及动力学紊乱，使胃气调和，而能治溃疡病胃脘痛、泛酸等症。

血竭　三七

配伍特点：

活血化瘀，善治血瘀痛经、痛证。血竭散瘀止痛。三七散瘀和血，消肿定痛，止血。二药合用，相得益彰，共奏散瘀止痛、化瘀止血之功。

经验采菁：

1. 血竭用于治疗瘀血痛经有殊效，配伍三七作用更佳，为治疗瘀血痛经要药。黄绳武对子宫内膜异位有实质性结节者，用血竭化血瘀止疼痛，屡获良效。　　［中医杂志，1985，（3）：13］　　蔡小荪则用二药再配苏木治血瘀痛经，每获良效。［中医杂志，1985，（3）：14］　　朱南荪治疗子宫内膜异位症、膜样痛经之经量多，二药为必用之品，配伍熟军炭尤好。［江苏中医，1990，（11）：35］　　血瘀型崩漏，化瘀止血，首推二药。

颜德馨经验，用三七合蒲黄治膜样痛经，能使瘀块及内膜化屑排出。(《颜德馨诊治疑难病秘笈》)

2. 冠心病心绞痛之胸痹胸闷痛，外伤瘀血头痛、胁痛、癥块均可随证选用，有较好疗效。

3. 李玉林治Ⅱ型糖尿病善用三七，三七可补虚而治本，其所含人参皂苷远比人参多，能活血祛瘀，对防治并发脑血栓、冠心病疗效颇佳，对防治阳痿也有效。由于三七能增强免疫功能，对频发感染及感冒均有防治作用，是一味标本兼治的良药。[中医杂志，1996，(11)：652]　　血竭对Ⅱ型糖尿病，也有较好疗效，临证时可选用田三七或血竭，或二药合伍。

甘草梢　黑大豆

配伍特点：

散瘀解毒治茎痛。甘草梢清火解毒，善走茎去茎中痛。黑大豆功专活血利水，祛风解毒散结。二药直达茎中病所，相得益彰，共奏散瘀解毒止茎中痛之功。

经验采菁：

湿热败精瘀血阻于阴茎，阴茎异常勃起，坚硬不倒，疼痛，用之有殊效。[湖北中医杂志，1982，(2)：32]　　可用治精囊炎血精症、慢性前列腺炎属湿热瘀滞者，对恢复性功能也有一定疗效。

赤芍　白芍

配伍特点：

养血活血，和营止痛。赤芍清热凉血，活血祛瘀，通经脉，药理研究证明，其有消炎止痛作用。白芍补血敛阴，柔肝和营，缓急止痛。二药合用，敛散相合，补泻并举，相辅相成，共奏养血活血、和营止痛之功。

经验采菁：

1. 李广文经验，二药合伍常用于月经后期、闭经、痛经、盆腔炎、输卵管梗阻等病所致不孕，对虚中夹瘀或久病致瘀者用之尤宜。在用量方面，治疗痛经重用白芍，取其缓急止痛之功；治疗盆腔炎、输卵管阻塞重用赤芍，取其活血祛瘀、清热止痛之效。[新中医，1999，（2）：10]

2. 二药养血柔肝，活血止痛，对慢性肝病肝阴不足，血脉瘀滞胁痛等也颇宜选用。

五灵脂 木贼草

配伍特点：

清化肝胆湿热瘀血。五灵脂活血散瘀止痛。木贼草散肝肺二经风热，疏利湿热消积块。二药入肝经血分，一祛瘀血，一疏湿热，合用则能分消肝经湿热瘀血，相辅相成。

经验采菁：

木贼草散肝胆风热，多用作明目去翳，但程门雪体会，木贼用于利肝胆，去积块，防治早期肝硬化有一定疗效，与五灵脂合伍，治肝郁气滞、湿热瘀血交阻之肝肿大胁痛颇宜。（《程门雪医案》） 陆寿康谓用新绛旋覆花汤治肝病胁痛，湿热瘀血并重者宜配二药。[中医杂志，1983，（1）：11]

木贼草 扁豆花

配伍特点：

健脾调气，化瘀消结。木贼草升散郁热，疏泄气血之滞，兼伐肝木之横，而顺其条达之性，且能祛风健脾去湿，而能"消积块，益肝胆"。扁豆花健脾和胃，化湿解毒，且能"去瘀生新"，其赤者入血，白者入气。两药合用既健脾消积，调整气机，又能活血化瘀，磨癥散结，缓缓斡旋，轻灵相宜。

经验采菁：

邱志济治乙肝等肝病，提倡肝病治脾，运脾救肝，尤其治小儿肝病，擅长使用轻灵散剂，缓缓图功。体会治肝病拘泥"病毒"、"邪毒"而久用大剂量清热解毒抗病毒等药治疗，因用药寒凉致使土壅木郁，伤脾胃，气化枢机运转失常，邪恋气分，羁火伤阴，以致肝阴肝血两伤，故久治肝功能不能恢复正常，对此每用二药（取 2:1 比例）共碾为面，日服 15g，分 3 次用少量冰糖调味，开水冲服，对改善症状，恢复肝功能，肝脾肿大回缩，表面抗原阴转均有较好疗效。［辽宁中医杂志，1998，（2）：55］

山楂　虎杖

配伍特点：

清湿热化瘀消积。虎杖清利湿热，凉血解毒，活血化瘀。山楂消食滞化肉积，活血散瘀。二药合用，湿热瘀血积滞并化，相辅相成，功效益增。

经验采菁：

1. 用治急慢性肝炎、肝硬化、脂肪肝属湿热瘀积阻滞而脘腹痞满，纳差，肝肿大胁痛，黄疸，肝功能不得改善者均有一定疗效。汪承柏体会，山楂酸而不敛，无碍邪之弊，降酶作用甚好，是治疗慢性肝炎的有效药物。［中医杂志，1985，（10）：30］

2. 虎杖祛湿化瘀而能退黄疸，降 ALT，研究表明虎杖有抗病毒作用，对乙肝病毒有一定的抑制作用，故对治疗乙肝阴转 e 抗原有一定疗效。但亦有观察认为，少数病人较长时间服用虎杖可引起肝损伤，动物试验也证明了这个问题，故又应注意观察。

刘寄奴　黄药子

配伍特点：

化瘀祛痰，解毒散结。黄药子化痰散结，消肿解毒。刘寄奴破血通结，消胀止痛。二药痰瘀并治，相辅相成，共奏化痰散瘀、解毒散结之功，消散之功较著。

经验采菁：

1. 沈仲理治疗卵巢囊肿，每方必用二药配伍，体会黄药子是治疗瘿瘤、瘰疬、癌肿要药，也是治疗卵巢囊肿必用之品，配伍刘寄奴则化痰瘀散癥块之力益增。二药常与红藤、夏枯草、泽漆等合伍，消散囊肿之功较佳。［中医杂志，1989，(6)：15］

2. 钱伯文认为，黄药子有一定的消核作用，但要掌握剂量，一般用量在 10～15g 之间，量少无作用，量大对肝脏有不利影响，久服会出现黄疸，但过几周又会消退。（《难病辨治》）

刘寄奴　石见穿

配伍特点：

活血散瘀结。刘寄奴祛瘀血消胀止痛。石见穿活血祛瘀，解毒散结。二药合用，相得益彰，活血散瘀结之功益增。

经验采菁：

1. 朱南荪喜用二药相伍治疗子宫肌瘤、巧克力囊肿属有瘀血郁结者有较好疗效。［江苏中医，1990，(11)：33］

2. 顾丕荣经验，辨病选药以治肝癌，根据肝癌发病不同情况，选择其适应药物甚为重要，如莪术、虎杖、石见穿、鳖甲、龟板、蟾蜍皮、八月札、凤尾草、夏枯草、郁金、姜黄、铁树叶、龙胆草、熊胆、牛黄等为肝癌治疗中常选药物，其中以莪术、鳖甲、八月札、石见穿、夏枯草、虎杖等选用几率最高。但忌用破血药，如三棱、穿山甲、土鳖虫、水蛭等，对肿瘤虽有消坚止痛作用，但用之过久或用量过大，每易导致肿瘤扩散或转移，所以宜慎用或少用，更不宜久用。［新中医，1999，(1)：9］

丹参　合欢皮

配伍特点：

调畅气血，解郁安神。丹参活血化瘀，养血清心。合欢皮解郁安神，活血消肿止痛。二药活血和血，解郁畅气血，合用相得益彰，无香燥攻破之弊。

经验采菁：

1. 此是陈苏生的配伍用药经验，用治冠心病心绞痛胸痹等证有显著疗效，不仅有和血止痛作用，而且养血安神作用也佳，有舒展冠状动脉、镇静安神作用。 ［上海中医药杂志，1987，（7）：22］ 寒热虚实之胸痹，只要作适当配伍，均有较好的疗效。

2. 慢性肝病胁痛、肝脾肿大、不寐等也颇宜选用。

乳香　茯神木

配伍特点：

活血祛风，安抚筋脉。乳香活血伸筋定痛。茯神木安养心神，祛风舒筋。二药合伍，活血舒筋与祛风舒筋并用，舒筋定痛之功益增。

经验采菁：

1. 王渭川用治筋脉挛急疼痛有较好的疗效。腓肠肌痉挛、颈强不适、关节肢体挛急均可选用。

2. 冠心病心绞痛，胸痹胸闷，在应证方中加配二药可增舒筋脉、活血定痛之功。茯神木用量宜重些。

赤芍　生地　丹皮

配伍特点：

凉血活血，散瘀退黄疸。赤芍凉血活血。生地清热凉血解毒。丹皮清热凉血，活血散瘀。"退黄需活血，血行黄易却"，"退黄需解毒，毒解黄易退"。三药入血分，合用相得益彰，共奏凉血解毒、活血散瘀退黄疸之功。

经验采菁：

1. 汪承柏用凉血活血法治疗瘀胆型肝炎，以赤芍为主，配伍生地、丹皮、丹参、葛根等取得较好疗效，不仅有较快的退黄疸疗效，而且有较好顿挫黄疸的作用。病人服药后，大便较快由灰白转黄。这可能与赤芍可使平滑肌张力下降，具有利胆作用有关。初步认为对顿挫黄疸、缩短高胆红素血症期，特别是激素治疗无效者，有一定作用。［中医杂志，1983，（6）：31］　近年以赤芍为主配伍治疗高胆红素血症取得满意效果。也有用赤芍、虎杖、大黄配伍治疗病毒性肝炎高胆红素血证获得较好疗效者。［中医杂志，1991，（8）：14］

2. 汪氏用赤芍剂量 60g，未见不良反应。有 4 例赤芍用 80g，仅 1 例出现恶心。对肝功能损害较重者，服用大剂量赤芍后均得到恢复，似可说明对肝脏无损害。［中医杂志，1983，（6）：31］　徐景藩经验，治慢性肝炎"伴肝郁黄疸当重用赤芍"。［中医杂志，1985，（9）：19］

当归　川楝子

配伍特点：

疏肝活血，调气血止痛。当归补血和血，活血止痛。川楝子泻肝胆、膀胱湿热，疏泄肝郁。二药合用，一入血，一走气，气血双调，相辅相成，共奏疏肝郁、调气血止痛之功。

经验采菁：

赵金铎治少腹痛及筋脉拘紧挛急诸证用之获得较好的疗效。赵氏治一慢性肠炎，腹胀腹痛，便下黏液多年，以二药为主，配伍宽肠理气养阴之品，如苍术、厚朴、木香、枸杞等 6 剂后痛减大半，继而以健脾益气药善后。（《赵金铎医学经验集》）

旋覆花　郁金

配伍特点：

化痰瘀，理气宽胸。郁金疏肝郁行气，活血化瘀。旋覆花降气消痰。二药降气与活血并用，散瘀与消痰并施，相辅相成，共奏降气化痰瘀宽胸之功。

经验采菁：

1. 董建华经验，二药是有效的理气宽胸之品：善治痰瘀阻滞的胸痹胸痛。（《临证治验》）　二药合用，行气散郁，寒热相宜，加丹参、三七，疏调气机，化瘀通脉。治疗冠心病心绞痛，阳虚加桂枝、薤白、降香、川芎；阴虚加赤芍、枳壳、金铃子、延胡索。[辽宁中医杂志，1998，（1）：5]

2. 黄文东治冠心病喜用二药合伍，再配降香、瓜蒌，体会旋覆梗消痰顺气，郁金理气解郁，降香降气宽胸，瓜蒌润滑散结，此四味有不同程度的"扩冠"或降血脂作用。黄氏治冠心病胸痹伴有泛恶或服药后易致恶心者，不用薤白、代赭石，前者因有强烈的葱蒜气，易引起呕恶，后者因其重镇易引起窒闷感。（《黄文东医案》）

3. 严二陵擅用调肝之法，以轻灵取效，观其用药，肝气郁而不达或清阳下陷者，亦避用柴胡，其经验方疏肝和胃汤，选用旋覆梗、郁金、制香附、乌药、佛手片、制金柑、七香饼、八月札、绿萼梅、沉香曲、玫瑰花等味。方中旋覆梗合郁金功能舒展气机、宽胸降逆，兼有散瘀消痰之效。[上海中医药杂志，1998，（10）：36]

荆芥　仙鹤草

配伍特点：

散瘀破结，调气血。荆芥一般多用于疏风解表，仙鹤草一般归于止血药，但二药均还有祛风散瘀、调气血之功，合用相得益彰。

经验采菁：

张赞臣治疗鼻咽部乳头状瘤手术后，用药以疏肝平肝、轻淡平和为宜，常用刺蒺藜、白芍、夏枯草疏肝平肝，山慈菇配僵蚕、贝母、花粉、夏枯草化痰散结功效极佳，对荆芥、仙鹤草的运用别具匠心。认为荆芥也是一味散瘀血、破结气之良药，《本经》言其"主瘰疬生疮，破结气，下瘀血"，炒用则减弱其发表力量。仙鹤草还能调气血，《伪药条辨》谓之可治痈肿瘰疬。用二药合伍治疗本病为其独特用药经验。[中医杂志，1991，（8）：19]

大黄　丹参

配伍特点：

清瘀热，祛瘀结，推陈出新。大黄清热解毒，凉血活血，祛瘀止血，通下泻热，推陈出新。丹参凉血活血，清热祛瘀。二药均善入血分，清血热，化瘀血，祛瘀滞，合用相得益彰，祛瘀不伤正，凉血不闭遏，而清瘀热、祛瘀滞、推陈出新之功益增。

经验采菁：

1. 骆安邦经验，大黄是治疗妇科疾病之要药，认为妇人慢性盆腔炎、附件炎、月经不调、痛经、闭经、崩漏等疾病总以气血失调、经燧脉道不畅为主要病机，大黄活血通经，通利血脉，推陈出新，而用于辨证属湿热瘀结、热瘀交阻、湿瘀互结之妇科诸症等每能奏效。如热瘀交阻而致月经不调、盆腔炎、闭经、痛经等常以大黄配丹参为主，两相配伍，相得益彰，其清瘀热破瘀结之力倍增，可助下焦之血行，荡涤血府之瘀血。[中医杂志，1994，（4）：210]

2. 慢性肝病、慢性肾炎肾病、慢性肾功能不全等属湿热瘀阻、血热瘀滞者也常用为要药，随证配伍二药，对改善血液循环，通腑泄毒，利胆退黄，降 ALT，改善肝功能、肾功能，防止病情恶化，提高生存质量等方面均有较好的疗效。

3. 冠心病心绞痛，胸闷胸痛心悸，大便不通畅，随证配伍大黄，可随着大便通畅而使频发或不得稳定的心绞痛较快好转稳定。心肌梗死内闭外脱，但腑气不通秘结，随证配伍大黄得当，使腑气通畅，可救危急而建大功。益气活血通腑治心梗重症，张伯曳积有丰富经验。中风病证，常有大壅大闭大塞之病机，腑气不下，壅闭难开，大黄运用得当有直折肝阳、降血压、凉血止血、祛瘀生新、消除脑水肿、通腑醒脑等多方面作用，尤其是出血性中风，离经之血瘀阻脑窍，气血逆乱，升降失调，肠内燥结，腑气不通，治疗必须通腑逐瘀，大黄为的对之要药，对降低病死率，减少或减轻后遗症发生有重要意义。

骆安邦认为，凡是中风之证可大胆用大黄，对缺血性中风以大黄合补阳还五汤加减运用。[中医杂志，1994，（4）：210]

4. 血热或血热瘀滞所致各种血证如鼻衄、肌衄紫斑等也可选用，瘀热内扰、腑气不通所致不寐、烦乱也用为要药。

大黄　桃仁

配伍特点：

泄热化瘀。大黄清热凉血，化瘀止血，通腑泄热解毒，为血证要药。桃仁活血化瘀。二药合用，活血化瘀中能清热凉血、泄热解毒，合用相得益彰，泄热化瘀之功益增。

经验采菁：

张琪治疗紫癜肾有丰富经验，认为病之中期以血热内瘀为主，舍于膀胱及肾，迫血妄行，血尿持续不断。治疗除选用白花蛇舌草、白茅根、小蓟、生地、蒲黄、山栀子等以清热凉血外，少量大黄与桃仁配伍，有泄热化瘀之功，必不可少。特别是对屡用激素类药物有瘀热之象者，当首选大黄、桃仁，屡用屡效。[新中医，1991，（7）：12]

大黄　赤芍

配伍特点：

清热解毒通腑，凉血活血退黄。大黄清热泻火解毒，凉血活血，清利肝胆湿热，通泻腑气，祛瘀止血，为退黄疸要药。赤芍清热凉血，活血散瘀，改善微循环，重用赤芍对退黄有显效。二药清解与凉血俱备，通腑与祛瘀俱全，合用相得益彰，正切合"治黄需解毒，毒解黄易却"，"治黄需活血，瘀祛黄易退"，"治黄需凉血，血凉黄易去"等法则，药虽二味，数法兼备，为治瘀热黄疸之要药。

经验采菁：

1. 黄疸，尤其是急性重症肝炎属急黄、阳黄者，运用二药能加速黄疸的消退，明显改善或消除临床症状，对防治出血、肝性昏迷，减低死亡率等各方面，均有显著疗效，已为许多学者的临床观察所证明。

2. 汪承柏等长期临床运用证明，重用赤芍对退黄疸有显效，证实赤芍可抑制血栓素 B_2（TXB_2）的产生（TXB_2 是一种强烈的血管及胆管收缩剂），有改善血液黏滞度，减少红细胞聚集，增强肝脏血流量，保护肝细胞及调整血浆环化核苷酸等多种作用。

3. 谌宁生等通过对重症型肝炎 3 种疗法比较后认为，清热解毒、祛瘀退黄为治病求本之法，有较好的疗效。经多年临床实践，认为大黄、赤芍为治黄要药，重用赤芍不仅能改善肝脏血循环，恢复肝功能，且有利胆作用，使黄疸迅速消退，病情好转。[中医杂志，1998，（3）：167]

水蛭　海藻

配伍特点：

化瘀消痰散结。水蛭破瘀血消癥块。海藻消痰结，散瘿瘤。二药痰瘀并治，相辅相成，共奏化痰瘀散结之功。

经验采菁：

1. 朱良春经验，二药合用有抗肿瘤作用，朱氏每用海藻 30g、水蛭 15g，共为末，分成 10 包，每日服 1~2 包，治疗直肠癌伴转移。晚期食道癌则用海藻 30g、水蛭 6g，为末，每服 6g，每日 2 次，黄酒冲服，可改善症状，控制肿瘤发展。但对食道癌合并有溃疡出血者慎用。[大众医学，1987，（6）：41]　颜德馨经验，水蛭配生牡蛎为治血管瘤，子宫肌瘤、囊肿要药。

2. 王钢、徐嵩年治慢性肾炎、肾病，对瘀血阻络而水肿、蛋白尿顽固不消者，随证配伍水蛭常可获得较好疗效。[中医杂志，1987，（9）：33]　对慢性肾功能衰竭有瘀血瘤结者也可选用水蛭，但应随证配伍扶正、清热解毒、清利湿浊之品，可改善症状，增加尿量，降低血尿素氮、肌酐等。慢性前列腺增生，质地较硬或有硬性结节者，二药也颇宜选用。

3. 常学义经验，"祛肝肾瘀血，水蛭有奇功"。董汉良体会，水蛭破瘀血，真良药也。水蛭不但无毒，而且破瘀血消痰水不伤阴，董氏用水蛭治疗中风、痹证、外伤头痛、噎膈反胃、痰湿眩晕、咳喘、闭经等随证配伍，均有较好疗效。且以生用为好。[中医杂志，1991，(4)：58]

4. 彭景星经验，治疗颅内占位性病变必用海蛤壳为末（蛤粉），称其能化痰软坚，对肢端肥大症每用蛤粉、水蛭破瘀消癥，随证配伍有较好的疗效。[中医杂志，1998，(1)：14]

牛膝　荆芥炭

配伍特点：

调畅脉络，引乳归经。牛膝走下，益肝肾，调畅血脉，引血下行。荆芥炭入血疏风止血，先达上后行下，傅青主谓之引血归经。二药均能行下，合用相得益彰，共奏调畅血脉、引乳归经之功。

经验采菁：

薛玉书经验，二药合用意在引血归经，可治室女乳溢。随证配伍四物汤、二至丸、柴胡、香附、麦芽等有较好疗效。[中医杂志，1988，(1)：58]

羌活　当归　益母草

配伍特点：

宣湿达郁，通任督助胎孕。羌活辛温通络，宣散肝郁，通畅血脉，达湿郁通督脉阳气，而有通阳助胎孕之功。当归养血活血调冲任。益母草活血调经，祛瘀生新，行血不伤新血，活血利水通湿郁。三药活血开湿郁，疏达宣通不伤正，合用相得益彰，宣湿达郁、通任督助胎孕之功验增。

经验采菁：

1. 祝谌予治不孕症用专方助孕汤，善配伍三药以宣通任督，宣湿达郁，疏通气血，而收助胎孕之效。所以治疗不孕症也不是一味壅补，专事补涩反更增任督冲任气血壅滞而不得果。

2. 贾鹏经验，羌活、当归二药合用可助精液液化。[中医杂志，1994，（1）：57]

羌活　当归　五灵脂

配伍特点：

通畅血脉散寒滞。羌活宣行升散，祛肌表风寒湿邪，"通畅血脉"，"使心气畅快"。当归补血活血。五灵脂活血祛瘀。三药合用，活血助祛风散寒，且不燥烈，相辅相成，共奏通畅血脉寒滞止痛之功。

经验采菁：

冠心病因感受风寒诱发或加剧之心胸闷痛，伴形寒，上肢酸痛，证属寒滞心脉者，随证选用三药，可提高疗效。[浙江中医杂志，1990，(9)：404]　药理研究证明，羌活能解血小板聚集，扩张心脑血管。寒邪凝滞血瘀之闭经、痛经也颇宜选用。

鹅管石　丁香　急性子

配伍特点：

消痰瘀，宽胸膈，通畅食道。鹅管石化痰通气，善治胸膈满闷。丁香降胃气。急性子活血化瘀，破血消积，软坚通利。三药合用，痰瘀并逐，共奏消痰瘀、宽胸膈、通畅食道之功。

经验采菁：

1. 单兆伟治疗食道疾病，如返流性食道炎、胸脘痞满不适、吞咽不利，三药配伍有较好的疗效。鹅管石与丁香相伍有扩张食道之功，有利于食物的吞咽，且鹅管石主要成分为碳酸盐，又能中和胃酸。食管疾病吞咽不利或困难，用急性子每有奇效，即使功能障碍，经一般治疗效果不显者，短期用之也能收效。[中医杂志，1994，(6)：342]

2. 贲门失弛缓症、食道憩室等属中医噎膈者，也可随证选用鹅管石、王不留行等。

3. 威灵仙宣通经络，消痰散结，抗菌消炎，解痉镇痛，增强食道平滑肌蠕动，为治疗食道疾病之佳品，食道炎、食道肿瘤、食道憩室、食道瘢痕等均可选用威灵仙。

水蛭　升麻

配伍特点：

升举阳气助活血化瘀。水蛭性缓善入，功专活血化瘀，破血通络，逐瘀消癥，破血不伤新血。升麻善升举清阳。二药合用，升举清阳，鼓舞气化，共奏升阳益气助活血化瘀之功，与补气助活血化瘀有异曲同工之妙。

经验采菁：

1. 姚石安经验，盆腔静脉曲张症表现为腰骶部坠痛者，常可因久立、劳累或月经期加重，伴有月经过多及白带增多，其病机主要在气虚血瘀，气滞血瘀，瘀血是病理关键，气虚血瘀用补阳还五汤加减，肝郁气滞血瘀用血府逐瘀汤加减，而且均配伍水蛭（10g，研分冲服）、升麻，诸药合用不仅能有效地改善症状，而且能明显改善血液流变与盆腔血流图的异常状态。[中医杂志，1995，（4）：246]

2. 二药合用对脑窍瘀阻头痛眩晕、痴呆等也有较好疗效。

蒲黄　全蝎

配伍特点：

活血祛瘀，解痉镇痛。蒲黄善于活血止血，祛瘀止痛。全蝎祛风通络，散瘀滞，长于解痉镇痛，且善于入络，直达病所。二药活血祛瘀与祛风通络并用，合用相得益彰，更增活血解痉镇痛之功。

经验采菁：

1. 蔡小荪善用蒲黄治疗妇科诸症，对以经行不畅，腹痛拒按，下块后较舒为特征之血瘀痛经，宜活血为治，用失笑散加当归、丹参、川芎、牛膝、香附、元胡、乌药、血竭等有很好疗效。若痛甚引致肛门跳痛、大小便失禁之症状，以祛瘀解痉镇痛为治，以二药配伍，可收到满意疗效。[上海中医药杂

志，1996，（5）：6]

2. 肝与冠心病心绞痛有密切关系，肝主筋，冠心病冠状动脉痉挛而发生胸痹胸闷，即心脉挛急，全蝎善于祛风通络、散瘀滞、解痉镇痛，蒲黄活血祛瘀降血脂。二药配伍对冠心病心绞痛也有效，尤其对某些顽固性心绞痛更宜随证选用。

水蛭 浙贝母

配伍特点：

破瘀化痰散结。水蛭入血分，善破瘀血化瘀滞，消癥块。浙贝母入气分，善化痰浊，清痰热，散痰结。二药一入血分，一入气分；一破瘀血，一化痰结。合用痰瘀能消，相辅相成，共奏破瘀化痰散结之功。

经验采菁：

1. 叶天士谓"膈噎之证，必有瘀血、顽痰、逆气阻隔胃气"，二药合用，对痰瘀交结之噎膈，恰到好处，颇宜选用。临证时，若痰浊明显者以选用浙贝母为宜。

2. 痰瘀互结之瘰疬痰核、瘿瘤、结节肿块顽而难愈者也可选用。

3. 中风后遗症肢体偏瘫、半身不遂、痴呆等也常有痰瘀阻于脑络者，二药痰瘀并治也甚为合宜。

水蛭 通天草

配伍特点：

化脑络瘀血，开脑窍复智。水蛭，药缓而善入，长于入脑通络，祛瘀生新不伤新血，对恢复大脑神经功能有较好疗效。通天草乃荸荠之苗，其性轻清上逸，与水蛭相配，则更能引其入脑络，剔除脑络新久瘀血，而能开窍复智。

经验采菁：

1. 颜德馨经验，从痰瘀辨治老年性痴呆，在辨证论治基础上，随证配伍二药以入脑络，能使瘀血化脑络通，脑窍宣通而复智。[中医杂志，1995，（9）：527] 颜氏体会，水蛭

可治小脑水肿。[中医杂志，1990，（7）：17]

2. 脑梗死缺血性脑中风，水蛭常可随证选用，尤其对常用活血化瘀药疗效不佳，症状改善缓慢，肢体功能恢复迟缓者尤为适宜。有经验认为，出血性脑中风也常有瘀血，或为瘀血内阻而出血，或出血后瘀血阻滞，水蛭对脑出血后消除局部血肿，恢复肢体功能有较好疗效，可降低病死率和病残率。但有经验认为，出血性脑中风一般应在出血停止后选用水蛭较稳妥。也有经验认为，水蛭对脑出血后精神障碍、眩晕、脑梗死后痴呆有一定疗效。但均应在辨证论治的基础上，在应证方中选用水蛭。

石菖蒲　蒲黄

配伍特点：

开窍安神，醒脑复智。石菖蒲禀天地清气而生，化痰湿宣壅通闭，疏肝气怡心情，醒脑宁神，久服能"不忘，不迷惑"，为治疗邪蒙清窍所致神昏、健忘等症之要药。蒲黄入血分，善于活血化瘀祛浊，祛瘀浊不伤正。二药痰瘀并治，善入脑窍，合用相辅相成，共奏祛瘀浊、开窍通脑醒心神复智之功。

经验采菁：

1. 颜德馨经验，二药开窍安神，醒神复智，常用于脑梗死及其后遗症偏瘫、失语、痴呆等，随证配伍有较好疗效。[上海中医药杂志，1987，（6）：60]　颜氏还体会，治脑出血或脑缺血，其病机皆属瘀血为患，用药勿忘化瘀，对中风昏迷，促苏醒化痰之蒲黄与开窍引经之菖蒲同用有较好疗效。（《颜德馨诊治疑难病秘笈》）

2. 颜乾麟经验，老年性痴呆的病因病机与痰瘀密切相关，从痰瘀论治，有痰瘀交阻、气滞血瘀、气虚血瘀、髓空血瘀等几种证型，在辨证论治基础上，配伍二药。　[中医杂志，1995，（9）：527]

3. 痰瘀交阻所致其他精神神经性疾病，如神经衰弱、精

神分裂症、癫痫、脑外伤后遗症、核黄疸后遗症、高热昏迷后
遗症等均可随证选用。

马鞭草　甜茶叶

配伍特点：

活血散瘀，利湿截疟退无名热。马鞭草活血通经，利水湿，
截疟。甜茶叶为常山的苗叶，其截疟、退热作用较常山为强。二
药均能截疟，合用作用增强，共奏截疟、退无名热之功。

经验采菁：

颜德馨经验，二药合伍，可治疗不明原因之发热。(《颜德馨
诊治疑难病秘笈》)。不明原因发热，是指一时查不出发热之病因，
中医有"类疟"一证，二药能截疟。许多不明原因之发热，从中
医辨证分析，属于"类疟"，故二药合伍能退无名热。

十二、止血类

大黄　生地黄

配伍特点：

养阴凉血，泻瘀热止血。大黄善清泻血分实热，凉血止血，祛瘀止血。生地养阴清热，凉血止血。二药一通一止，动静相合，通不伤正，止不留瘀，且补且泻，也填也削，养阴不腻滞，清泄不伤正。

经验采菁：

1. 治邪热扰营血，血有瘀热的各种病证。［新中医，1987，(5)：4］吐血、咯血、月经过多、崩漏、尿血、血淋、衄血等有血热瘀滞者均用为要药。病位在肝脾、肺胃、心肾、小肠、膀胱均宜，对上部血热瘀滞血证尤宜。不论大便燥结与否，只要血有瘀热者均可选用。王少华经验，胃火吐衄舍此莫属。［浙江中医杂志，1986，(2)：75］骆安帮经验，二药配伍得当，是治疗阴虚吐血证之良方。少量大黄可通腑气，消谷气，安五脏，除腹胀，调气血。［中医杂志，1994，(4)：210］

2. 对血小板减少性紫癜属血有瘀热者选配二药有良好的疗效，朱良春善用二药合伍治疗此类紫癜。［浙江中医杂志，1982，(9)：396］

3. 姜春华重用大黄、生地黄治疗肝病血证，并随证与大量黄芪合用，取得较好疗效。

4. 朱小南对崩漏已久不止，身体虚弱，如有瘀热残邪未尽，补涩无效者，乃于补益药中加配熟军炭一味，用量 0.3～3g，也配生地黄。如兼有便秘者用大黄炭 4.5g，每能应手取效。(《朱小南妇科经验选》)

5. 姚石安经验，治疗卵巢早衰肝肾阴虚型，动静结合，用熟地15g，熟大黄8g养血化瘀，配伍白芍、炙甘草、紫河车各10g，紫草30g，全当归、玄参各10g，炒知母、炒黄柏、淫羊藿、丹皮、卷柏各12g，有较好疗效。［中医杂志，1998，（5）：313，］　　二药生用能凉血活血，二药熟用则养血化瘀，功效有所不同，临证时应据证酌选。

大黄　阿胶

配伍特点：

养血凉血，祛瘀止血。大黄泻血分瘀热止血。阿胶养血止血。二药养血与祛瘀并用，凉血与泻瘀热并施，血虚能补养而不滞，瘀热能清泻而不伤正，相辅相成，共奏养血泻瘀热止血之功。

经验采菁：

对血虚有瘀热的各种血证均可选用，如血淋、血尿、衄血、吐血、咯血、崩漏、月经过多、便血、紫斑等运用得当，可获良效。崩漏、肝病血证尤宜。

大黄　炮姜

配伍特点：

温清止血，治阳虚有伏热血证。大黄炒黑，入血分，清血分邪热，祛瘀止血。炮姜温中止血，"守而不走"。二药合用，一温一寒，一守一通，温不助热，寒不伤阳，相反相成，共奏温清止血之功。

经验采菁：

1. 乔仰先治疗脾虚失统，虚中夹实，寒中有伏热之血证用之有较好疗效，体会炮姜炭是一味很好的温性止血药。［上海中医药杂志，1983，（2）：5］

2. 王少华认为，治疗虚寒性远血证，以黄土汤加大黄1.5～3g、炮姜3～6g以温阳摄血化瘀止血，有较好疗效。［辽宁中医杂志，1988，（2）：27］　　朱南荪用二药治疗月经过多、崩漏、膜样痛经等，症见瘀滞内阻者，合震灵丹尤效。

大黄　肉桂

配伍特点：

平肝和胃止血。大黄苦寒沉降，清热凉血，化瘀止血。肉桂辛甘大热，补命门火，引火归原。张锡纯谓："平肝之药，以桂为最要……而单用之则失于热；降胃之药，以大黄为最要……而单用之又失于寒。若二药并用，则寒热相济，性归和平，降胃平肝，兼顾无遗。"王少华认为，血证用肉桂平肝，如能以肉桂水炒白芍则平肝之功更著。二药寒热互制互济，可温可清，可补可泻，化刚为柔，出将为相，最终收和驯之效。

经验采菁：

王少华对寒热错杂的血证，热重寒轻，实甚于虚，或实热真而虚寒假，有格拒者，大黄用量大于肉桂，二药比例为5∶2或3∶1，使药性平而偏凉，功在泻胃火化瘀血。对寒热错杂血证，寒重热轻，虚甚于实，或虚寒真而实热假，大黄用量应小于或等于肉桂，二药比例为1∶1或1∶1.5，使药性平而偏温，重在温补命火，引火归原，且起温经作用。用于治疗妇科癥瘕，能收消癥之效。[新中医，19870，（5）：4.中医杂志，1992，（1）：4]

蒲黄　茜草

配伍特点：

凉血活血止血。蒲黄甘平收敛止血，活血祛瘀，止血不留瘀，又能祛瘀止痛。茜草苦寒凉血止血，行血祛瘀，止血不留瘀，祛瘀不伤正。二药均善止血，合用相得益彰，更增凉血活血止血之功。

经验采菁：

1. 对血热或血热瘀滞所致各种血证，如血尿、肌衄、紫癜、便血、呕血、咯血、眼底出血等，均可选用，尤其对崩漏、月经过多、淋漓不尽者更用为要药，有良好的凉血活血止血功效。

2. 王琦经验，治血精症，对瘀热扰精室者，用二药合伍再配木贼草、乌贼骨，有较好疗效。《本草正义》谓木贼有"疏泄窒滞，升散郁热"的作用。乌贼骨收敛止血，兼化瘀血，尤善治泌尿生殖系统的出血症。　〔中医杂志，1997，(6)：332〕

3. 二药合用尚有活血祛瘀止痛之功，常用于血热瘀滞之闭经、痛经、产后恶露不下或恶露不尽腹痛等，均有较好的疗效。

大黄　代赭石

配伍特点：

平肝凉血，化瘀止血。大黄泻瘀热，凉血止血。代赭石平肝镇逆气，凉血止血。二药沉降清镇，合用相得益彰，共奏平肝降炎上之火热、凉血化瘀止血之功。

经验采菁：

1. 对气火上逆、肝火上冲所致诸种血证，如咯血、呕血、鼻衄、齿衄、舌衄、眼底出血、颅内出血、倒经等均宜选用，且为要药。

2. 王少华对胃溃疡之吐血、便血属胃火上逆下迫者每用二药配伍。〔新中医，1987，(5)：5〕

代赭石　茜草

配伍特点：

重镇降逆，消瘀止血。代赭石入血，质重，镇降冲逆，又可补血，对上逆之血证尤宜。茜草凉血止血消瘀，为止血不留瘀之品。二药合用，降气即是降火，化瘀即可止血，冲逆得降，瘀血得化，上溢之血自止，止血不留瘀，相辅相成，共奏降逆消瘀止血之功。

经验采菁：

1. 胡翘武经验，咯血、吐血等上逆血证，除止血敛血、寒温热清之法外，冲逆之气不降血虽止犹有再出血之机，故降冲逆不可缺如，出血又恐败血内阻，消瘀之法又不可忘却，善用二药合伍于辨证方中，每收事半功倍之效。（《中华名医特技集成》）

2. 鼻衄、倒经、眼底出血等上溢血证均可随证选用。

大黄　升麻

配伍特点：

清降轻升，散郁火，凉血化瘀止血。大黄下行降泄，清热解毒，凉血化瘀。升麻轻清上升，升散郁火解毒。二药合用，一清降下行，一轻清上升，清降轻升，相制相济。

经验采菁：

1. 此为王少华的配伍用药经验，王氏每用二药相伍治疗面部诸窍衄血，常获较好疗效。大黄用 6～10g，升麻用 1.5～3g。若病在下部之经漏、便血，则大黄或大黄炭用 1.5～3g，升麻用 6g。[新中医，1987，（5）：5]

2. 陈宜根治疗肌衄用犀角地黄汤，善用升麻代犀角。升麻辛甘微寒，清热解毒，既可宣散皮腠在表之邪，亦能开透伏遏在里之热，且善于升提清气。[上海中医药杂志，1987，（4）：25]

三七　白及

配伍特点：

活血止痛，消肿生肌。三七长于散瘀止血，消肿定痛，止血不留瘀。白及质极黏腻，性尤收涩。两药相伍，敛散并用，止血无留瘀之弊，相辅相成，共奏活血止血、消肿生肌之功。

经验采菁：

1. 单兆伟经验，急、慢性胃肺出血均可选用，用于消化性溃疡、食道炎等有较好疗效。久服尚有祛瘀生新，强身益气血之功。[辽宁中医杂志，1996，（10）：448] 李春婷经验，三七和白及以 1:2 比例研粉和匀，用藕粉或白蜜调服，每次 1.5~3g，2~3 次/日，有祛瘀止血、养胃护膜之功。

2. 二药合用止血敛疮生肌作用较佳，除用于溃疡病出血、支气管扩张咯血、上消化道出血等病证外，还常用于慢性非特异性溃疡性结肠炎，二药为末调适量温开水行保留灌肠，有较好的活血消肿、敛疮生机、促进溃疡面愈合作用。疮疡溃后久不收口也颇宜选用，肺脓疡、肝脓疡后期也宜选用。

大黄　白及

配伍特点：

清热化瘀，收敛止血。大黄清泻血中瘀热，化瘀止血。白及收敛止血，消肿生肌。二药清敛并施，通涩兼有，且化且敛且清，相反相成，共奏清热化瘀、收敛止血之功。

经验采菁：

王少华用于治疗空洞型肺结核频频咯血、肺脓疡咯脓血痰、胃溃疡出血呕血等效果满意。血出自肺而量少，用白及 6g、大黄 1.5g，桔梗作舟楫之药煎服。出血量多用白及 10~15g，以水磨汁服或研末服，另用大黄炭 3g，煎水冲服。血出自胃者，则用大黄 6~10g、白及 10~15g、乌贼骨 15~30g，共煎服。［新中医，1987，（5）：5］

大黄　血竭

配伍特点：

凉血活血，止血定痛。血竭散瘀定痛，止血生肌。大黄清热化瘀，凉血止血，炒用可减少其快利之性而发挥其止血之功，且能清肠使气火下降，达到宁络止血作用。两药相伍，功专力宏，确有推陈出新、引血归经之功。

经验采菁：

何子淮经验，二药合伍为治疗胞脉瘀阻崩漏之首选药。［浙江中医杂志，1997，（6）：243］

2. 凡各种血热、血有瘀热之血证，及瘀热阻滞各种痛证均可随证选用。

三七　大黄　花蕊石

配伍特点：

通腑泄热，化瘀止血。三七散瘀止血，消肿定痛。大黄通腑泄热，凉血化瘀止血。花蕊石化瘀止血。三药合用，相得益彰，共奏泄热化瘀止血之功。

经验采菁：

1. 敖资赋喜用三药合伍治疗出血性脑卒中，症见神昏，大便燥结，舌红苔黄，脉弦数，属火热上冲者，随证配伍有通腑泄热、降血压、化瘀止血消局部渗出水肿等作用。冯仓怀认为，大黄用于急性中风，不论出血性的还是缺血性的，均可起到改善微循环、降压、退热的作用，属实属虚，均以大便秘结为运用指征，至大便变软后方停用，未见明显副作用。［中医杂志，1992，（1）：9］

2. 黄文东治咯血善用大黄化瘀止血。配赤芍、桃仁、侧柏叶，则化瘀止血作用尤为满意。咯血较重时，则大黄、花蕊石同用。（《黄文东医案》）

3. 骆安邦经验，大黄破瘀血力专通泄，通瘀而不伤正，三七涩血止血，止血不留瘀，二者配伍，一通一涩，实有"逐瘀归经，止血如神"之功，用于功能性子宫出血有较好疗效。［中医杂志，1994，（4）：210］

白芍　荷叶

配伍特点：

敛阴清肝，化瘀止血。白芍柔肝敛肝助肝藏血止血。荷叶凉血止血，兼能化瘀。二药合用，柔肝止血中寓清凉，清凉中兼能化瘀，相辅相成，共奏柔敛清肝、化瘀止血之功。

经验采菁：

何子淮用二药各 30g，敛阴清肝，有潜移默化之力。荷叶凉血止血，荷叶筋祛瘀生新。二药用于血热型经多、崩漏等，有较好止血作用。［上海中医药杂志，1982，（4）：24］

桑叶　荷叶

配伍特点：

清肝凉血止血。桑叶疏散风热，入肝清肝凉血。荷叶上清肝热，下清湿热，凉血通络。二药轻清，清热不凉遏，止血不留瘀，合用清肝凉血止血之功益增。

经验采菁：

何子淮经验，荷叶色青入肝，其叶上清肝热凉血，下泻湿热，其络则入络化瘀通络，故能清血热，散瘀血留好血，保精生津。桑叶甘能益血，寒能凉血，故下气而益阴，为治疗血热妄行崩漏要药。二药合用治疗血热堤决之崩漏有较好疗效。桑叶视血量之多少，可用至30g。　［浙江中医杂志，1997，（6）：242］

仙鹤草　制首乌　连翘

配伍特点：

益精血，凉血止血。仙鹤草收敛止血，补虚强壮。制首乌补肝肾益精血。连翘清热解毒，疏散风热，能增强毛细血管壁的致密性。三药补益与清热收涩并用，补益温和不助热，涩中有疏散不郁闭，相辅相成，共奏补益精血促化生、凉血解毒促止血之功。

经验采菁：

为谢海洲治疗血小板减少性紫斑必用之配伍。（《医话医论荟要》）　三药合伍对升高血小板有促进作用，药性平和，不寒不燥不滋腻，凉血散血不破血，随证配伍，可增疗效。

桑叶　竹茹　丝瓜络

配伍特点：

滋阴凉血，清血海伏热而安胎。竹茹清胃热和胃气。桑叶清热凉血平肝。丝瓜络清血热，入络尤善清血络蕴热。三药轻灵清淡，清热凉血中兼有养阴、清透之长，清不苦寒伤阴，透不耗散伤正，合用相得益彰，共奏滋阴凉血、清血海中伏热、安胎之效。

经验采菁：

杨宗孟经验，胎动不安、胎漏，现代医学称"先兆流产"，多见于妊娠 1～2 月时，因此时分属肝胆经养胎。肝藏血，体阴而用阳。胆为风火之府。素禀阴虚之人，肝血不足，孕后血聚养胎，阴血益虚，血不养肝，肝阳亢旺而生风，下拂血海，扰动胎气。此时用药，虽阴血虚弱但要慎用滋腻之品，阳亢化风而不宜镇潜之属。故选用竹茹、桑叶、丝瓜络三药共伍，奏滋阴凉血、清血海伏热之效，从而达到安胎目的。[新中医，1996，（10）：5]

蒲黄　阿胶　琥珀

配伍特点：

养血凉血，化瘀止血。阿胶养血止血。蒲黄散瘀止血，兼利小便。药理研究认为，蒲黄既能增加血小板数量又可抑制血小板聚集。琥珀行血散瘀，利尿通淋。三药养血与化瘀并用，止血不留瘀，化瘀不伤血，养而能利，相辅相成。

经验采菁：

1. 叶孝礼治疗肾炎血尿迁延不愈，认为尿中残余红细胞是余热未尽的表现。从免疫学角度观察，三药合用，滋阴凉血化瘀可抑制免疫反应，改善微循环，可促进肾单位的恢复。故对肾炎血尿迁延不愈有较好疗效。[中医杂志，1984，（9）：38]

2. 血淋属阴虚血热者也宜选用。章次公经验，琥珀可治疗急性泌尿系感染引起的尿血尿痛。（《章次公医案》）

3. 蔡小荪运用蒲黄积有丰富经验。血虚夹瘀者，通涩并用，喜用蒲黄与阿胶珠配伍，蒲黄用量 15～20g，阿胶用量 10g（烊冲）。蒲黄对宫缩不良，腹痛阵阵的瘀血性恶露不尽有良好的治疗作用。二药合用，止血不留瘀，补血不滋腻，寓涩于养，动静结合，瘀去宫宁。[上海中医药杂志，1996，（5）：6]　月经淋漓不尽、崩漏等也颇宜选用。

荆芥炭　阿胶

配伍特点：

养血疏风止血。荆芥芳香气清，温而不燥，疏散风邪，炒炭后增止血作用。阿胶养血止血。二药合伍，养血止血中寓疏散，则导血中风邪外出，风不激荡，血不妄行而可止。

经验采菁：

1. 风邪入血，扰动血络出血，如过敏性紫斑、血尿，随证选用均宜，对痔血、肠风下血尤宜。

2. 崩漏、月经过多、产后受风恶露不净者均宜选用。

茜草　仙鹤草

配伍特点：

凉血活血，收敛止血。茜草凉血止血，活血止血，为凉血止血不留瘀之品。仙鹤草清热解毒，收敛强壮止血，且能调整机体免疫功能。二药合用，集凉血止血、活血止血、收敛止血、强壮止血于一炉，药虽两味，数法兼备，相辅相成，共奏凉血活血、强壮收敛止血之功。

经验采菁：

1. 二药对消退瘀斑、止血和提升血小板有一定疗效，为治疗血小板减少性紫癜的辨病用药。另外，紫草、茜草二药有解毒凉血止血化瘀之功，对止血和消退紫癜及提升血小板亦有一定疗效。

2. 其他血证，如月经过多、崩漏、血尿等均可随证选用茜草、仙鹤草或紫草、茜草或三药合用。

仙鹤草　仙桃草

配伍特点：

补虚活血止血，通用止血佳剂。仙鹤草补虚涩血止血。仙桃草补虚活血止血。二药均有良好的止血作用，止血补虚而不壅滞，活血而不破血，无寒热之偏。为通用止血佳剂。

经验采菁：

1. 各种血证，不论寒热虚实均宜选用，对咯血、崩漏、月经过多、外伤血证尤宜。朱小南经验用于治疗妇科诸种血证有较好的疗效，体会最能强壮摄血之品为仙鹤草、仙桃草。（《朱小南妇科经验选》）　朱南荪据家传经验认为，二药合用强壮而止血，凡久崩久漏、身体亏虚者皆可选用。［江苏中医，1990，（11）：36］

2. 黄文东善用仙鹤草治疗贫血、再生障碍性贫血、溶血性贫血等虚损证，有止血兼调补气血的作用。（《黄文东医案》）

3. 仙桃草又名蚊母草，应于芒种前后采集，选择虫瘿内有小甲虫者较有效，若小甲虫飞离则疗效大减。

益母草　仙鹤草

配伍特点：

补虚通涩，调经止血。益母草行瘀血生新血，调经。仙鹤草收涩止血，强壮补虚。二药通涩并用，通不破泄，涩不留邪，相反相成，共奏通涩调经止血之功。

经验采菁：

朱南荪善用二药配伍治月经周期不调之功能性子宫出血、瘀血崩漏，有较好的调经止血功效。两药比例视瘀血、出血主次而定。瘀血阻滞，虚实夹杂之月经过多、产后恶露不止、紫斑等均宜选用。蔡小荪治疗产后恶露不尽，配用二药，有化瘀止血、止血不留瘀之长。［辽宁中医杂志，1985；（12）：1］

白茅根　益母草

配伍特点：

凉血止血，清热利尿。白茅根清肺胃热，生津止渴，凉血止血，利尿导热下行。益母草活血祛瘀，利尿消肿。二药清热凉血与清热利尿合用，相得益彰，共奏凉血止血、清热利尿之功，有止血不留瘀、利尿不伤阴之长。

经验采菁：

1. 祝谌予经验，二药合用对泌尿系感染、肾盂肾炎、肾小球肾炎所出现的尿频尿有灼热感、尿中有红细胞、少尿、浮肿等有较好疗效。

2. 对消除急慢性肾炎、肾病综合征之蛋白尿也有较好疗效，为常用之配伍，只要随证适当配伍，寒热虚实均可选用。

升麻　远志

配伍特点：

升清宁心止血。二药合伍，升麻升清阳增脾摄血之功，远志益心气宁心助心主血之能，心脾均调，相得益彰。

经验采菁：

何子淮以补中益气汤为基本方，加远志，升麻，均炒炭，治疗气虚冲任不调之崩漏、月经过多有较好的升清阳养心神助止血之功。

白茅根　小蓟

配伍特点：

清热利尿，凉血止血。白茅根甘寒清热，凉血止血，清热利尿不闭遏，凉血不涩滞。小蓟凉血止血，兼清热利尿。二药均为清热通利之品，虽通利而不破血，相辅相成，合伍则更增清热利尿、凉血止血之功。

经验采菁：

1. 叶景华经验，治疗肾性血尿、实热证血尿以清利凉血为主，重用小蓟、白茅根，白茅根可用 50～100g，二药性能符合肾性血尿特点，清利不止涩，清热不伤胃，止血不留瘀，利水消肿不伤阴，尤其对急性肾炎血尿者更为适宜。［中医杂志，（11）：1，1997］

2. 血热鼻衄、月经过多、肌衄等血证也颇宜选用。姚五达治崩漏，出血量多，首先止血，以大小蓟、仙鹤草、血余炭、三七粉止血固崩祛瘀，尤重用大小蓟（30～60g），止血不留瘀，益血不伤气，对阴血不足、胞络相火妄动者有较好疗效。出血量多加生地炭、地榆炭、白茅根清热养阴止血。对相火较盛成毒者常加土茯苓 30g。［中医杂志，1996，（5）：273］

3. 肝病如乙肝、肝硬化见有黄疸、ALT 升高、出血现象也颇宜选用，有良好的凉血清热、退黄疸、降 ALT 之功。

贯众　远志

配伍特点：

安神涩血止血。贯众涩血止血，对子宫出血尤宜，兼苦泄化瘀之功。远志养心安神。心主血，二药合用，共奏养心安神、涩血止血之功。

经验采菁：

朱小南经验，远志有止胞宫出血之功能，配伍贯众收涩止血，对胞宫出血有较好的止血作用。（《朱小南妇科经验选》）朱南荪则用于血热妄行、心神不宁之崩漏、人流后恶露不绝。

茜草　阿胶

配伍特点：

滋阴养血，活血止血。茜草凉血止血，又可活血，为凉血活血止血之佳品。阿胶滋养阴血，养血止血。二药养血与凉血并用，止血而兼活血，养血止血不留瘀，活血凉血不伤正，相辅相成，共奏养血活血止血之功。

经验采菁：

1. 二药合伍为潘澄濂用药经验，煎膏长期服用，治疗阴血不足过敏性紫癜。也可入汤剂，茜草 15g，阿胶 9g。对肝肾阴虚型过敏性紫癜，可用大补阴丸加配二药。《中医治疗疑难杂病秘要》

2. 阴血不足其他血证，如月经过多、崩漏、鼻衄等也可随证选用，常用为要药。

茜草 藕节 夜明砂

配伍特点：

清肝凉血止血。茜草入肝经，凉血止血，行血祛瘀。藕节收涩止血。夜明砂清肝凉血止血，散瘀消积。三药入肝经，功专清肝散瘀止血，合用相得益彰。

经验采菁：

1. 肝病蜘蛛痣多属营血邪热瘀结所致，邹良材经验，三药合用对消除肝病蜘蛛痣有一定疗效。有痰浊者加瓦楞子，阴虚者配二至丸。

2. 徐辉光经验，夜明砂对白睛溢血反复不止，疗效甚佳。［中医杂志，1985；（8）：24］ 郑茂温经验，治痉咳白睛溢血，则重用藕节30g，再配丹参15g。［北京中医，1998，（4）：5］

3. 夏德馨经验，藕节用量不宜过大，以免伤胃。［上海中医药杂志，1986，（8）：33］

4. 钱育寿经验，炙藕节止泻且涩而不滞。［上海中医药杂志，1990，（7）：14］

槐花 白芍

配伍特点：

柔肝清热，凉血止血。槐花凉血止血。白芍养血柔肝止血。二药养肝柔肝与凉血止血并用，相辅相成，共奏养肝清热、凉血止血之功。

经验采菁：

1. 何子淮善用二药相伍治疗血虚肝旺，肝不藏血之血证，如月经先期、月经过多、崩漏、吐血、衄血等均用为要药。治肝火上炎之倒经，加配牛膝达下，使逆行之血，循经下行血海。白芍用量宜重，可用15~30g，对伴有高血压者尤宜。［上海中医药杂志，1982，（4）：24］

2. 出血性脑卒中属肝火肝阳上逆者也宜选用，既清热平肝，又柔肝凉血止血，而有较好的降血压、止血作用。

仙鹤草　蒲黄炭

配伍特点：

强壮祛瘀止血。蒲黄祛瘀止血，散瘀止痛，可增强宫缩。仙鹤草收敛止血，补虚强壮，清热解毒。二药合用，收敛中有疏滞清解，祛瘀中有补虚强壮，相辅相成，共奏强壮祛瘀止血之功。

经验采菁：

1. 姚石安经验，蒲黄炒炭其止血效果优于生蒲黄，然其活血作用则大减，蒲黄炭 12g，仙鹤草 30g，用于治疗月经过多而无明显瘀血者，有较好的祛瘀缩宫止血作用。［中医杂志，1994，（9）：527］

2. 其他血证如尿血、肠风下血等也可随证选用。

琥珀　血余炭

配伍特点：

育阴消瘀，止血通淋。血余炭消瘀止血，育阴利尿。琥珀化瘀止血，化瘀通淋，敛疮生肌。二药合用，育阴不滋腻，消瘀不破削，相辅相成，共奏化瘀利尿、止血通淋之功。

经验采菁：

1. 章次公经验，用于治疗瘀血阻络之溃疡病出血疗效较佳。（《章次公医案》）

2. 为治疗血淋、尿血的常用止血通淋药。再配入人中白治疗无痛性血尿有一定疗效。

3. 雍履平治崩漏重投血余炭，认为使用调补冲任药物丝毫不能疏忽，血余炭是调补冲任最好的一味药，血余炭苦平，功能补阴润脉，止血消瘀，向以止血不留瘀、消瘀不伤阴著称，有大补元气、调补冲任之功。［安徽中医临床杂志，1999，（4）：268］

人中白　旱莲草　小蓟

配伍特点：

清热解毒，凉血止血。人中白降火祛瘀，善治尿窍出血。

旱莲草、小蓟功专凉血止血治血尿。三药走浊道尿窍而清热解毒，合用相得益彰，共奏解毒凉血止血之功。

经验采菁：

此为张泽生的配伍用药经验，用治乳糜血尿而无明显虚寒证者疗效较好。(《张泽生医案医话集》)

贯众　昆布

配伍特点：

清热解毒止血治崩带。昆布清热化痰散结。贯众收涩止血，兼能苦泄化瘀解毒。二药合用，收涩散结而不留瘀，泄热解毒而不滞邪，相辅相成，共奏清热解毒止崩带之功。

经验采菁：

钱伯文体会，昆布不仅能软坚，且能泄热，配贯众解毒，用治崩漏带下。[辽宁中医杂志，1985，(8)：20] 昆布多用于清化痰热治瘿瘤痰核，而钱氏用治崩带妇科病证，颇有新意。

白茅根　白花蛇舌草

配伍特点：

清利湿热，凉血治血尿。白茅根清热凉血止血，养阴利尿消肿。白花蛇舌草清利湿热，解毒利尿。二药一走气一入血，使气血双清，下焦湿热得以渗泄，则血尿可止。

经验采菁：

1. 过锡生善用二药合伍治疗肾阴不足，湿热蕴伏下焦，灼伤血络，而致尿血、血淋、尿少等，收效显著，能使血尿得止，尿量得增。[江苏中医杂志，1987，(5)：5]

2. 乙型肝炎属湿热蕴结而有血热者也颇宜选用，有较好疗效。

白芍　鹿衔草

配伍特点：

补虚养肝肾治血证。白芍养血柔肝止血。鹿衔草补肾止血。二药肝肾兼顾，补养平和，合用相得益彰，共收补虚养肝肾止血之功。

经验采菁：

1. 何子淮经验，二药合用治疗各种血证有较好疗效。何氏治先崩后漏之证，肝脾失职，气不摄血所致经行淋漓不净，于益气药中加配二药各 15g，每获良效。［上海中医药杂志，1982，（4）：24］

2. 何子淮又用玉屏风散加白芍 9g，鹿衔草 15g 治疗数例久汗不止也获良效。［上海中医药杂志，1982，（4）：24］

鲜荷叶 鲜生地 鲜侧柏叶 鲜艾叶

配伍特点：

凉血化瘀止血。荷叶凉血止血，兼能化瘀。生地凉血止血，养阴清热。侧柏叶收涩凉血止血。艾叶温经止血。四药均用鲜品，以清热凉血为主，寓温经止血之艾叶，则凉血止血不寒闭不留瘀，轻清灵通，更增凉血止血之功。

经验采菁：

1. 四药合伍本为《妇人良方》的四生丸，用治血热妄行之吐血、衄血、咽燥口干、舌红脉数等症。颜德馨善用四药合伍，治再生障碍性贫血的出血，每获良效。 ［中医杂志，1990，（7）：18］

2. 颜氏治疗血证积有丰富的配伍用药经验。羚羊角息肝火，以防颅内出血。大黄折胃火，为止血圣药，大黄粉与鸡蛋清调敷太阳穴，治咯血、衄血等血上涌之证。调气降气止血用降香。用白茅根蒸豆腐治鼻衄等诸种血证。土大黄、生蒲黄、白及组成止血粉，治上消化道出血。生蒲黄治眼底出血。蒲黄加马勃治舌衄等。［中医杂志，1990，（7）：17］

乌梅 地榆

配伍特点：

酸苦收涩，生津止血。乌梅酸敛，敛肝收涩止血，生津塞流。地榆苦寒，长在凉血止血。二药收涩与苦泄同用，生津与凉血同伍，相辅相成，共奏酸苦收涩、生津止血之功。收涩不恋邪、生津不凉遏为其长。

经验采菁：

1. 杨宗孟经验，二药合伍用于阴虚火旺，热扰血海，血热妄行所致诸种出血皆有佳效。常用于经行吐衄、功能性子宫出血、先兆流产、盆腔肿瘤之阴道出血、置环或人流后所致子宫不正常出血属阴虚血热，血不循经者……若因阳虚、寒湿所致妇科出血之疾，便非本药组所宜，慎之。［新中医，1996，（10）：5］

2. 慢性泄痢也颇宜选用，乌梅生津涩肠止泻痢，涩不留邪。地榆清热解毒，凉血止痢。合用对湿热未净，津液已伤之慢性泻痢颇宜。

马鞭草　鹿衔草

配伍特点：

清热凉血，化瘀止血。马鞭草活血散瘀，清湿热，凉血解毒。鹿衔草祛风湿，补肾止血。二药合用，清化中有补虚则不伤正，补肾止血也不壅滞，相辅相成，共奏清热化瘀止血之功。

经验采菁：

陈丹华善用二药合伍，再配茜草、益母草，治月经量多、崩漏、经断复来、人流或大产后恶露不绝属湿热或有瘀热者，每获良效。陈氏认为，二药治疗妇科各种血证，无论体质强弱、老少、出血量多少、时间久暂，只要辨证准确，随证加味，无不收效。［江苏中医杂志，1987，（9）：4］

槐花　土茯苓

配伍特点：

化湿解毒，凉血消斑。槐花善清肝与大肠之火，凉血止血。土茯苓走表达里，善搜湿毒解热毒，为利湿解毒之佳品。

二药祛湿解毒与凉血解毒并用，清解血中之湿热湿毒功效益增。

经验采菁：

1. 孔炳耀经验，槐花化湿入血，对于湿郁化热内逼营血，导致斑疹或痔血等症，与蝉衣或土茯苓为伍，有一定疗效。[新中医，1998，（5）：5]　斑疹多为血分有邪热，但若为湿郁化热、湿热入于血分所致者又当化湿解毒、凉血化斑并用，如仅清热凉血而不化湿祛湿毒，则疗效必差。

2. 湿热蕴结入血分所致崩漏、月经淋漓不尽、经带并下诸症也颇宜选用。

白芍　白术

配伍特点：

柔肝健脾止血。白芍养血柔肝止血。白术健运脾气。肝藏血，脾统血。二药合用，柔肝运脾，肝脾两调。肝得柔助其藏血，脾得健助其统血，相辅相成，共奏柔肝健脾止血之功。

经验采菁：

1. 何子淮治疗肝脾失职之月经过多，经行缠绵不净，喜重用白术、白芍各24g，再随证酌配荷叶炭、藕节炭、血余炭等，可取得较好疗效。[上海中医药杂志，1982，（4）：24]善治血者，"宜补肝不宜伐肝……养肝则肝气平而血有所归……胃气伤则脾不能统血，而血愈不归经矣"。调和肝脾，使藏统有权，是治疗血证的重要原则。

2. 乔仰先治疗血证，健脾气摄血，敛养肝气藏血，每用二药，重用白术为其特点。[上海中医药杂志，1983，（2）：5]

3. 二药合用乃调和肝脾之常用配伍，单兆伟经验，脾胃病，肝胃不和、肝脾不调之证，多见脘胀胁痛，嗳气泛酸，食欲不振，大便溏泄，腹中鸣响等，此时，以白术先安未受邪之地，白芍敛肝气，则木不克土，土安脾健，并体会白术、白芍以炒用为好，炒能健脾也。[南京中医药大学学报，1996，

（5）：33］

白芍　旱莲草

配伍特点：

养阴柔肝，凉血止血。白芍养血敛阴平肝。旱莲草养阴凉血止血。两药味酸入肝，柔养肝血，凉血止血，合用相得益彰。

经验采菁：

孙谨臣经验，二药是治疗血小板减少性紫癜的有效配伍。用治血小板减少性紫癜及由此而引起的鼻衄、齿衄、月经过多有较好的疗效。［上海中医药杂志，1991，（9）：21］

蒲黄　地骨皮

配伍特点：

清热凉血，活血止血。蒲黄长于凉血止血，祛瘀止痛，止血不留瘀。地骨皮善于清透血中伏热而凉血清热。二药合用，清热透泄，凉血活血，清不闭遏，止不留瘀，相辅相成，共奏清热凉血、活血止血之功。

经验采菁：

1. 姚石安经验，二药合伍用于治疗经间期（排卵期）出血，清热止血，有较好疗效。［中医杂志，1997，（9）：517］另外，血分有热之月经先期量多、崩漏、月经淋漓不尽等均可选用，用为要药，有较好的疗效。

2. 血热迫血妄行之肌衄、舌衄、血尿、鼻衄、牙龈出血等均可随证选用。

蒲黄　马齿苋

配伍特点：

活血清热，止血止痛。蒲黄长于凉血活血，化瘀止血，祛瘀止痛，药理研究证明，其能收缩子宫，促进瘀血排出体外，对宫缩不良，腹痛阵作的瘀血性恶露不尽有良好的治疗作用。马齿苋清热解毒消炎，缩宫止血。二药合用，活血不伤正，止

血不留瘀，清热不瘀滞，相得益彰，活血清热、止血止痛功效
益增。

经验采菁：

1. 姚石安经验，用于治疗瘀血性恶露不绝，其疗效优于
益母草膏，同时对人流后阴道不规则出血及伴见的腹部隐痛也
有疗效。[中医杂志，1994，（9）：517]

2. 血有瘀热的月经先期、量多、延长及崩漏等也颇宜
选用。

3. 另外二药煎水浓缩行保留灌肠，可用于治疗慢性非特
异性溃疡性结肠炎，有较好的活血解毒消炎、保护溃疡面等
作用。

黄芩　槐花

配伍特点：

清热泻火，凉血止血。黄芩清热泻火，尤善清解肺与大肠
之火热邪毒。槐花清热凉血止血。二药合用，气血双清，相得
益彰，清热泻火、凉血止血之功益增。

经验采菁：

1. 夏仲方经验，"黄芩疗诸失血"，要言不烦，尽其擅长
治诸血之功。[中医杂志，1989，（2）：57]　二药合用，是
血热出血诸证之要药，尤以痔血、肠风便血、月经过多、崩
漏、过敏性紫斑等多用。

2. 赵炳南治疗药物过敏性皮肤病属血热者，重用槐花
30g，再配黄芩有较好疗效。（《赵炳南临床经验集》）

茜草　紫草　旱莲草

配伍特点：

凉血化瘀止血，解毒清热。茜草凉血止血，行血散瘀。紫
草解毒清热，凉血化瘀透疹。旱莲草滋养肝肾，凉血止血。三
药清解与化瘀，清化与养阴并施，合用相得益彰，共奏凉血化
瘀止血、解毒清热之功。

经验采菁：

1. 过敏性紫斑、血小板减少性紫斑属血热者用之有较好的疗效。肺癌咯血者也可选用。

2. 干祖望经验，三药有脱敏作用，用于血有瘀热的多种过敏性疾病。干氏治过敏性鼻炎有血热者用三药，再配伍了刁竹祛风解毒，诃子敛肺，取得较满意疗效。[辽宁中医杂志，1988，（8）：18]

丹参　白茅根

配伍特点：

凉血活血，止血利尿。丹参凉血，活血化瘀。白茅根凉血止血，养阴清热利尿。二药合用，凉血止血，止血不留瘀，化瘀助利尿，相辅相成，共奏凉血止血、止血利尿之功。

经验采菁：

1. 章晋根经验，二药是治疗流行性出血热之专药，丹参活血化瘀，能疏通微循环，降低血小板的黏附性，预防弥散性血管内凝血的发生，对沉积在毛细血管壁的免疫复合物有清除作用。白茅根能降低血管壁的通透性，减少血浆外渗，缩短出、凝血时间。[中医杂志，1987，（3）：16]

2. 窦国祥治慢性肾炎自拟肾炎丸，方中也配伍二药凉血活血养阴利尿，获较好疗效。[中医杂志，1987，（3）：37]急慢性肾炎镜下血尿用为要药。

3. 血有瘀热诸种血证如鼻衄、肌衄、牙龈出血等均可选用，郑茂温治痉咳期吐衄重用白茅根60g，怀牛膝30g，有较好疗效。[北京中医，1998，（4）：4]

赤石脂　补骨脂

配伍特点：

温肾补阳，收涩止血，敛精止带。赤石脂收涩止血止带。补骨脂温补肾阳固精气。二药合用收涩中有温固，治本与治标并用，更增温固收涩止血止带之功。

经验采菁：

杨宗孟经验，用于肾阳不足或肾气不充，气化温煦失常，封藏失职，冲任不固，而致子宫不正常出血，白带量多，色白质稀味腥，终日缠绵不止，或带下量多色淡褐或夹血丝，兼见腰腹冷痛，尿频清长等症。临床用治无排卵性功能失调性子宫出血，置环、人流或产后子宫不正常出血，慢性盆腔炎症，宫颈阴道炎等属于肾阳（气）虚损所致者，疗效显著。杨氏认为，肾为先天之本，冲任之根，凡妇科诸证，无不起端于斯。肾之阳气虚弱，则气化封藏不力，血海失统，任带失约，多见阴道出血，时时白浊之症。凡此者，二药用之皆佳，塞流澄源复旧并用，以达标本皆治。[新中医，1996，（10）：6]

十三、止咳平喘类

（一）宣降肺气止咳喘

麻黄　杏仁

配伍特点：

宣降肺气，调畅气机。麻黄发散风寒，宣肺平喘利水。杏仁下气止咳平喘。"麻黄以杏仁为臂助"。二药一宣一降，合用宣降得宜，有"宣肺首推麻黄配杏仁"之誉称。肺气得调则一身之气机可调。

经验采菁：

1. 不论新久咳嗽均可选用，可根据寒热虚实之不同，随证作不同的配伍。焦树德用二药配伍二陈汤、三子养亲汤治疗痰湿咳喘有较好疗效。[浙江中医杂志，1982，（1）：11]对久病肺肾不足可配伍补益肺肾、纳气平喘之品。宣肺平喘首推麻黄，虚喘也不忌麻黄。王少华经验，凡喘之证麻黄均可选用。虚喘用蜜炙麻黄，用量约为治实喘的1/2，一日量掌握在3～6g为宜。但对额汗津津，心动应衣，息微，有脱证预兆者则麻黄不宜用。[中医杂志，1992，（3）：6]

2. 肺气不宣之癃闭、水肿、腹满、音哑也用为要药。

3. 《温热经纬》"耳聋治肺"，干祖望善用二药随证配伍宣肺气药治疗耳咽管阻塞所致耳聋有较好疗效。对突发性耳聋伴有恶寒头痛、流涕，用二药配甘草、葛根、僵蚕、防风、路路通，取得很好疗效。[江苏中医，1982，（6）：10]　干氏经验，耳鸣一般在一周以内，伴有肺经症状如鼻塞、咳嗽等，这种耳鸣耳聋称为"风聋"。上述肺经症状，但见一二症便是，即可随证配伍二药。[中医杂志，1985，（1）：15]

4. 邵志刚经验，二药各9g，一宣一降，可加强肺的宣发

肃降主治节功能，用于中风偏枯证治方药中治疗偏枯每获奇效。[中医杂志，1992，(4)：8]

麻黄　地龙

配伍特点：

宣通肺络，止咳平喘，利尿。麻黄宣肺止咳喘，利尿。地龙通络平喘，利尿。二药宣泄通络并用，寒热并调，相辅相成，共奏宣通肺络、止咳平喘、利尿之功。

经验采菁：

1. 用治咳喘，外感内伤咳喘均可选用，有较好疗效。姜春华又配五味子酸敛，麻黄辛温，地龙咸寒，辛酸咸合伍，能宣肺、敛肺、止痉（缓解支气管痉挛），用于变态反应或其他过敏刺激因素所致的支气管哮喘有很好的平喘作用。[上海中医药杂志，1983，(12)：4]　胡建华经验，二药可调节肺气之开合，缓解支气管痉挛，平喘作用极佳，同时还能帮助排痰，若再配伍石韦则祛痰平咳喘作用更佳。[上海中医药杂志，1988，(5)：32]

2. 其他过敏性疾病，如荨麻疹、过敏性鼻炎等伴有肺经症状者也颇宜选用。谢海洲则用麻黄配蝉衣治荨麻疹也获良效。

3. 用于治疗水肿、癃闭有肺气不宣通，血脉瘀滞者有较好疗效。急性肾炎水肿，上半身肿甚，或伴有咳喘胸闷者，二药用为要药。麻黄宣肺利尿，调血脉，合地龙通络解痉，活血祛瘀，改善肾脏血行，有较好的宣肺活血利尿功效。

4. 章真如体会，麻黄主要功能是开发肺气，通利小便，在哮喘发作时，或水肿无尿时，用他药无效者，用麻黄则能较快平喘、利尿消肿。并认为无论定喘或利尿，均宜配伍运用，不宜单味煎服。麻黄最多用 10～15g，因人因证而宜。[中医杂志，1986，(8)：65]

麻黄 甘草

配伍特点：

宣肺平喘不耗散。麻黄宣肺气止咳喘。甘草益气、缓急迫。二药合用，麻黄得甘草则不耗伤肺气，甘草缓急迫也增宣肺平喘咳之功。

经验采菁：

1. 王少华经验，喘证在肺在肾，属虚属实，为寒为热，麻黄均在选用之例。肺为娇脏，喜润恶燥，运用时宜扬长避短，除麻黄蜜炙外，还伍以甘草，合用后，麻黄虽温而不燥，不致耗散肺气，伤肺阴。[中医杂志，1992，（3）：6]

2. 王伯岳经验，小儿用炙麻黄，也可与甘草等量并用。对小儿麻黄用量不要超过3g。[中医杂志，1992，（3）：4]

3. 甘草有抗炎、抗变态反应作用，对咽喉部黏膜有保护作用，有镇咳作用，为治咽喉炎、气管炎、支气管哮喘的常用药。

枳实 紫菀

配伍特点：

开宣痰滞，消痰排痰。枳实行气破气，泻痰浊。紫菀祛痰止咳。二药行气与祛痰并用，气行痰也化，相辅相成，共奏宣通痰滞之功。

经验采菁：

陈泽霖治疗慢性支气管炎在应证方中加用二药有助于痰浊之排出。[中医杂志，1984，（10）：7] 支气管哮喘，肺胀咳喘属痰浊壅滞肺气，随证配伍二药，既能宣通痰滞，又能温润通便，消积滞畅腑气，对缓解咳喘颇有益处。

旋覆花 前胡

配伍特点：

降气化痰，止咳平喘。旋覆花善消痰涎降气平喘，宣通壅滞。前胡疏散风热，降气消痰。二药辛散苦降，合用宣疏肃降，以降为主，共收降气化痰止咳喘之功。

经验采菁：

临床观察认为，二药合用能增强降气化痰止咳喘效果。（《中草药学》）　主要用于治疗咳喘偏热者。若有外感表证配伍宣肺解表之品效果尤佳。

前胡　白前

配伍特点：

宣降肺气，搜痰定咳喘。前胡宣散风热，清化痰热，肃降肺气。白前降气消痰，肃肺气。二药宣降清化，降中有宣疏，痰化气降，咳喘可止。

经验采菁：

1. 用于咳嗽痰多，咳痰不爽者有较好疗效。岳美中经验，白前"可以搜出小支气管之痰"，祛痰作用较著。慢性支气管炎、支气管哮喘、百日咳、外感咳嗽痰多者均可选用。吴银根常用此药对治疗喘势渐缓，咳嗽吐痰仍作者。［浙江中医杂志，1999，（12）：507］

2. 刘松庵经验，二药相伍能降气化痰止嗽，白前降气化痰止咳，前胡散风热降气下痰。一微温，一微凉，合伍综合了寒热属性，药性专一，祛痰止咳疗效确切。（《中华名医特技集成》）　垄士澄经验，白前走里，清肃肺邪，降气下痰，前胡走表，散风祛痰，宣肺利气。二药为伍，用于上感咳嗽，表有邪内有痰蕴，气粗呕逆者，甚为合拍。（《临证用药经验》）

槟榔　山楂

配伍特点：

宣通痰瘀水气止咳喘。槟榔散水气，化痰气，消食积，宣通脏腑壅滞。山楂消食积行痰血。二药合用，一宣行通达以祛痰利水，一消导化瘀以健脾和中，痰气水血并调，脾胃壅滞宣通，则水津四布，痰饮自除。

经验采菁:

1. 此配伍多做消食导滞用。李镜堂善将二药配伍用于应证方中，用治哮喘，有水液流动，痰无由生，行痰祛瘀通气道之功。李氏还将其用于治疗疳积，有利气行滞、调中消疳之作用。治痹证用之有逐痰瘀通痹阻之效果，是其独特经验。

2. 李学耕治小儿哮喘，认为其病本是宿痰胶固，窠痰深伏，痰盘湿踞，运脾捣窠，首选药为枳实、茯苓、山楂等。[中医杂志，1994，（12）：723]

苏子　苏梗

配伍特点:

降气行滞消痰。苏子降气消痰，下气止咳喘。苏梗解郁滞，行气宽中。二药相伍，一降气，一行散，气降痰降，气行痰滞也化，相辅相成，共奏降气行滞、消痰止咳喘之功。

经验采菁:

此为刘韵远治疗小儿哮喘的配伍用药经验，用于治疗肺脾气滞，痰多纳呆兼有呕恶之喘嗽，对风寒所致者尤宜。[中医杂志，1990，（8）：20]

旋覆梗　紫菀

配伍特点:

宣肺气消痰通痹阻。旋覆梗消痰降气，止咳平喘。紫菀质润，开泄肺气，宣通窒滞，化痰止咳。二药合用，相得益彰，增宣肺消痰之功，痰浊得化，窒滞痹阻可通。

经验采菁:

1.《金匮》用瓜蒌、薤白通阳散阴凝宽胸宣痹。程门雪喜用瓜蒌皮、枳壳、苏梗、郁金、生紫菀、旋覆梗宣肺消痰宽胸展痹。（《程门雪医案》）　临证时可随证选用二味或数味配伍。用紫菀宣肺化痰展痹则又为程氏独特经验。

2. 朱锡祺经验，紫菀入肺经，能宣开肺气，改善心脏缺氧状态。[中医杂志，1985，（7）：10]

3. 紫菀通便自古有记载。俞长荣体会，紫菀能通大小便，可治大小便不通，认为紫菀辛而不燥，润而不滞，降而不损，誉称为"金玉君子"。[黑龙江中医药，1985，(5)：19] 施奠邦称见某老中医治消化性溃疡伴便秘不通者，常以四逆散为主，加紫菀 15g，每收捷效。但不可用于胃肠实热之承气汤证。[浙江中医杂志，1981，(3)：135]

麻黄　葶苈子

配伍特点：

宣降肺气止咳喘。麻黄善宣肺气止咳平喘。葶苈子苦泄寒降，善泻肺平咳喘。二药同入肺经，寒热互制相济，亦宣亦降，宣降得宜，则肺气通利咳喘可平。

经验采菁：

王少华经验，治肺宜宣降，而不宜纯降，应降中寓升，寓升于降。咳喘既久，则寒热虚实之病机常同时存在，在一定条件下还会相互转化。因此应温凉并进，补泻兼施。二药相伍，对寒热错杂之喘证有较好疗效。若为寒喘则麻黄用量大于葶苈子，前者一日量为 9～12g，后者为 5g，若为热喘，则葶苈子大于麻黄，葶苈子一日量为 10～15g，后者为 3g。[中医杂志，1992，(3)：6]

旋覆花　浮海石

配伍特点：

下气消痰，宣肺止咳。浮海石下气化痰，对咳痰黏稠者尤宜。旋覆花降逆下气，消痰平喘。二药均善下气消痰，同入肺经，合用相得益彰，下气消痰、宣肺止咳之功益增。

经验采菁：

何世英经验，二药相伍对痰壅气道的咳嗽，实为理想之选择配伍。但对阴虚燥咳者又宜慎用。[浙江中医杂志，1992，(3)：101]

鹅不食草　地龙　五味子

配伍特点：

通利肺窍，定喘降齁。鹅不食草"通鼻气，利九窍，吐风痰"。地龙清肺通络平喘。五味子敛肺气下气止咳喘。三药宣通与收敛并用，宣通为主，兼以收敛，相制相成，而有良好的宣窍通肺络、定喘降齁功效。

经验采菁：

李学耕经验，治小儿哮喘，定喘降齁擅用鹅不食草，无论寒哮热哮均常用之，疗效显著，内服 3~12g。若寒哮配麻黄、旋覆花、细辛；热哮配葶苈子、海浮石、莱菔子。过敏性哮喘，常与地龙、五味子配伍。哮喘发作时，可用鲜鹅不食草适量揉碎塞鼻，哮喘甚者则用鲜品适量，加冰片少许捣烂外敷大椎穴或哮喘穴（第 5 胸椎棘突旁开左右各寸半），均能收到一定疗效。[中医杂志，1994，（12）：723]

桔梗　牛蒡子

配伍特点：

散结开提祛痰浊。桔梗善开提肺气祛痰浊，利咽喉。牛蒡子疏散风热，滑利痰浊，利咽喉，宣肺止咳。二药疏散开提合伍，相得益彰，开宣肺气、散结祛痰之功益增。

经验采菁：

1. 龚士澄经验，无论时感咳嗽，还是宿痰咳喘，用牛蒡子、桔梗二味后，痰即爽利咯出。用之不应者，可用炒莱菔子 5~7g 入煎剂，或生莱菔子 2~3g 研末，汤药送服，1~2 日，痰即豁然开通，咳喘因而得缓解，唯量不宜大，大则降或致吐。龚士澄又惯用白前 10g，瓜蒌壳 10g，宽胸利膈，则痰涎滑，气道润，一咯即出，咳乃松解。与上法有异曲同工之效，但一偏于升散，一偏于滑利。（《临证用药经验》）

2. 急性咽炎、喉炎、扁桃腺炎属风热或风邪上犯郁结，咽喉肿痛，痰黏不利者均为有效配伍。

（二）清宣肺热止咳喘

麻黄　生石膏

配伍特点：

清宣肺热平喘。麻黄宣通肺气，止咳平喘。生石膏清透肺胃实热。岳美中谓之"一祛寒，一清热，各走极端，起激化作用，使其发汗力减弱，平喘力增强"，"麻石相伍，是取其相互制约的作用，所以麻黄不妨用于有汗之证"，"但生石膏性味辛寒，寒与温虽相敌对，而与辛却又一致，则是石膏对麻黄一面起制约作用，一面又起协同作用，所以才能止表汗而兼通肺中壅滞"。

经验采菁：

1. 肺热壅盛，喘促咳嗽，气急鼻煽，发热心烦口渴，或汗出等，二药为必用配伍，是治疗肺炎、急性支气管炎、肺脓疡等肺热壅盛之要药。马翔等治疗呼吸道病毒感染发热，除重用金银花、生石膏，配合大黄、柴胡、党参等外，还配伍麻黄，生石膏用150g许，每每应手而效。麻黄开腠发汗，散未尽之表寒，"体若燔炭，汗出而散"，但其用量宜慎，石膏用150g时，麻黄用10g为宜，石膏之寒制麻黄之温，能微汗退热，又无助热之虞。[上海中医药杂志，1998，（9）：7]龚士澄经验，治无汗而喘，则麻黄与鱼腥草同用。（《临证用药经验》）

2. 麻黄与生石膏剂量比例是否得当对疗效有重要影响。曹鸣高治肺热哮喘二药的比例一般为1∶3～1∶4，清肺泄热平咳喘又不会出现心悸、心烦、失眠等副作用。[中医杂志，1987，（8）：67] 马莲湘经验，治小儿肺炎需抓住肺闭病机，用二药治疗肺热壅闭咳喘，应掌握麻黄用量为生石膏的1/10，疗效才能提高。[中医杂志，1988，（10）：6] 张琪体会，用二药治疗大叶性肺炎，生石膏用量需大于麻黄10倍左右才能退热平喘，达到清热透邪的作用，生石膏用量小，达不到清热透邪之目的。(《名老中医医话》)肖正安经验,运用麻杏石甘汤疗效的高低,全在于二药的配伍比例。一般情况下生石膏宜3倍于麻黄。表重热轻,宜相对减轻生石膏用量,加大麻黄用量。表轻热重,则生石膏可6倍于麻黄,甚则生石膏用量更重些。[中医杂志,1988,(10):6]

3. 潘文奎以麻黄10g,生石膏50~60g为主治疗风湿热,取得较好的退热、改善症状、降血沉及抗"O"的疗效,仅微微汗出而无大汗。[浙江中医杂志,1986,(4):180]

全蝎　生石膏

配伍特点:

涤泄肺热,解痉平哮喘。全蝎搜剔宣通,息风解痉通络。生石膏清透肺胃邪热。二药合用,搜剔宣通与清透肺热并施,清涤邪热之功益增。

经验采菁:

此为顾兆农的配伍用药经验,顾氏治疗热哮,随证配伍二药,有涤泄肺热、解痉平哮喘之功。二药剂量比例为1:20。(《顾兆农医案选》)

麻黄　麦冬(或沙参或白薇)

配伍特点:

开泄温化,润清反佐治顽咳。麻黄温化开泄,宣畅肺气止咳喘。麦冬甘寒清润,润肺止咳。南沙参养阴清肺,祛痰止咳。白薇清实热又清虚热,治肺热咳嗽。麻黄分别与三药合伍,既有协同作用,又相互制约,开泄温化与润清反佐并用,相制相成治顽咳。

经验采菁:

对一些久咳不已,疗效欠佳之顽固性咳嗽,几位老中医积累了如下配伍用药经验。[中医杂志,1987,(6):29]

1. 樊天徒以麻黄配伍麦冬,每获较好疗效。

2. 邹云翔用麻黄配白薇,麻黄0.7~1.0g,白薇7~10g。

临床验证，信其不谬。

3. 安一士用麻黄合南沙参，麻黄用量要轻，南沙参用量宜重，一般掌握在 1:10 的比例，即麻黄 1～3g，南沙参 15～30g。若加配仙鹤草 15～30g，疗效又有提高。

（三）清化痰热止咳喘

枳实　瓜蒌

配伍特点：

导滞泄浊，化痰热开痞。枳实破气消积，化痰除痞。瓜蒌滑润而降，清肺胃痰热，导痰浊下行，利气宽胸。合用相辅相成，行气导滞、化痰热开痞之功益增。

经验采菁：

1. 咳喘，胸闷痛，痰黄稠而咳不畅，用之有较好疗效，伴大便秘结者尤宜。岳美中经验，瓜蒌仁新炒者定喘之力大，"陈久者不良"。（《岳美中医话集》）

2. 冠心病心绞痛而感胸闷，或伴有灼热感，苔黄腻者，二药为的对配伍。肋间神经痛、非化脓性肋软骨炎、胸腔积液、心包积液属痰热郁滞者均有较好疗效。

3. 胃脘痞满不适，或拒按，舌苔黄腻者用之甚宜。急慢性胃炎、胆石症、胆囊炎、肝炎胁痛等属痰热阻滞者均宜选用。

枳壳　冬瓜仁

配伍特点：

清化痰热，开通肺胃。枳壳行气导痰滞，开通消痞。冬瓜仁清肺化痰，滑利痰浊。二药合伍，行气以消痞，滑利痰浊以利气机，相辅相成，则气机调畅，肺气宣降，痰浊清化，痞塞开通，咳喘可止。

经验采菁：

1. 痰热蕴肺，咳嗽痰稠不爽，胸闷痛，用之能滑利痰热。

慢性支气管炎合并感染、肺脓疡咳腥臭痰、胸膜炎随证选用，可增疗效。

2. 痰热蕴肺，水之上源不利，小便淋涩，甚则癃闭用之也有较好疗效。慢性前列腺炎有痰浊郁滞者可随证选用。

浙贝母　瓜蒌　生牡蛎

配伍特点：

清热化痰，散结宽胸除痞。浙贝母清化痰热，开郁散结。瓜蒌清化痰热，利气宽胸散结。生牡蛎软坚散结，清化痰热。三药清泄、开郁、散结并用，相辅相成，相得益彰，使痰热得化，气滞得畅，而有良好的清热化痰、散结宽胸除痞止痛之功。

经验采菁：

1. 于己百经验，三药合用治疗痰热互结，气机阻滞之咳嗽咳痰，痰黄难咯，胸闷胸痛等症，疗效卓著。［国医论坛，1998，（5）：24］

2. 痰热互结所致痰核、瘰疬、瘿瘤、乳腺增生性病症、噎膈等均颇宜选用，且有较好疗效。

木蝴蝶　冬瓜仁

配伍特点：

清化痰热，疏利开闭。木蝴蝶清肺热开音，疏肝和胃。冬瓜仁清化痰热。二药合伍，一性寒质轻疏肝调气，一性寒滑利痰浊垢滞，相辅相成，清化疏利功效益增。

经验采菁：

1. 风热痰浊蕴肺之音哑，咳嗽，痰黄稠，咽痛不利，胸闷等，用为要药。

2. 裘沛然治疗一咳嗽累月，迭进中药仍无效。咳嗽，目微浮，小便坚涩，仅用二药合伍治之，竟获奇效。（《壶天散墨》）

3. 张子义体会，木蝴蝶轻清上浮，直入肺肝胃经，既能清肺利咽，还能疏肝和胃，最善解咽中之结，善治梅核气。（《中华名医特技集成》）可随证选用一味或二味同用。

4. 赵棻治胃返流性咳喘，疏肝理气不取柴胡、香附，而重用清轻的木蝴蝶，认为木蝴蝶既能入肺理气，又可疏肝健脾，为治疗本病之主药。[中医杂志，1994，（1）：20]

北沙参　法半夏

配伍特点：

燥润相济，治窠囊之痰。北沙参甘凉，滋燥生津，能润肺胃。半夏辛温，燥湿化痰，和中降逆，运化脾胃。两药一燥一润，燥润相合，互制互济，燥而兼辛开，润而可祛着，相制相成，共奏化"窠囊之痰"功效。

经验采菁：

1. 龚士澄经验，二药合治"窠囊之痰"，窠囊之痰是无形之火与有形之痰相胶结，贮积于肺，若无诱因可不显症状。倘内伤饮食，或外感时邪，辄触动痰窠而发病，发则咳嗽气粗，状如哮喘，心烦胸闷，口干唇燥，并不欲饮，痰块较难咯出。每用北沙参12g，法半夏8g，同煎服用，发病时能减轻痛苦，未发时可预防发作，此置辛温通降于清润益津之中，使痰与火不至胶结成痰。（《临证用药经验》）

2. 胃阴不足纳呆，口干，脘痞也用为要药。

牛蒡子　山药

配伍特点：

清化痰热，益脾肺以成安肺之功。牛蒡子疏散风热，清化痰浊。山药补脾气养脾阴，"有调肺之功"。张锡纯谓："牛子体滑气香，能润肺又能利肺，与山药同用，大能止咳定喘，以成安肺之功。"二药相伍，滋而微涩，清化痰浊不伤正，补益不滞痰，滑而不过，善于止咳。

经验采菁：

1. 凡虚劳、喘嗽、下痢、遗精诸症均可选用。[中医杂

志，1994，（9）：523]

2. 外感咳嗽已久，咳痰不畅，痰稠，胸闷，有上实，咳久体弱，脾肺较虚者用之甚宜。岳美中制利肺汤治疗咳嗽，咳痰不爽之证，能爽利咳嗽，方中配伍二药，并赞赏二药配伍之精当。（《岳美中医案集》）

3. 张光复体会，牛蒡子有降逆平喘作用，以喘咳为主或为兼症，不分表里寒热虚实，每于辨证方中加用牛蒡子而获得明显降逆平喘效果，尤以风热犯肺，表寒里热，痰热郁肺，肺肾阴虚者为必用之品，但对阳虚水泛之喘证宜慎用。[中医杂志，1997，（11）：647]

葶苈子 大枣

配伍特点：

清泻肺气，开壅逐水。葶苈子清泻肺热，泻肺行水，祛痰定喘。大枣健脾扶正，缓和药性。二药攻补兼施，共奏泻肺行水、下气平喘之功。

经验采菁：

1. 凡水饮痰浊壅闭肺气诸症均为有效配伍。胡国俊经验，凡痰黄胶固，胸膈满闷，心悸不宁，葶苈子最佳。慢性支气管炎、支气管哮喘之咳喘痰多，悬饮、肺痈咳吐痰浊脓血，水肿，尤其心性水肿等均宜随证选用。肺心病、充血性心力衰竭、肝硬化腹水属痰浊水饮壅滞者用之均有较好疗效。可辨证与苓桂术甘汤、小陷胸汤、小青龙汤、真武汤、金匮肾气丸、小柴胡汤等配伍运用。辨证无误，配伍得当，虚证也可选用。雍万熙体会，葶苈子有显著的泻肺涤痰、强心利尿作用，是慢性肺心病出现心悸、水肿、喘逆、紫绀、小便不利的最佳首选药。[中医杂志，1994，（12）：718] 龚士澄经验，咳逆倚息，短气，不得卧，胸满，当用葶苈大枣泻肺汤、小半夏汤治疗，如达不到预期效果时，加用前胡一味，即可显效。（《临证用药经验》）

2. 有经验认为，二药用治肺心病咳喘痰多，服药后涌吐痰涎，推测可能是一种中毒现象，有"一吐而快"之效，心悸浮肿也随之改善。还有的患者服葶苈子后背部微感凉意，与黄芪配用，可减轻或消除这些现象。［浙江中医杂志，1985，(5)：223］

3. 葶苈子的用量，岳在文用 20～30g，朱星江体会只要辨证准确，配伍得当，用量可适当增加，一般不会出现副作用，朱氏常用 30g，对个别顽固性哮喘可用到 60g，此时有的病人出现腹泻或呕吐，如呕吐，葶苈子用量适当减少，如腹泻，一般不减少剂量，可随证配伍白术、诃子。大枣与葶苈子用等量。(《上海老中医经验选编》)　孙矶孚师章次公经验，用葶苈子 15～20g，配伍党参、黄芪、淫羊藿等补脾肾之品，治疗慢性支气管炎、肺气肿、肺心病见脾肾阳虚而需泻肺定喘之患者，未有虚虚之弊而有较好疗效。　［中医杂志，1982，(10)：80］

4. 周祯祥经验，用葶苈子治疗肺心病心衰水肿、喘满确有疗效。一般利尿作用多在用药 2～3 天后出现，第 5 天达到高峰，随着尿量增加，浮肿消退，胸闷咳喘倚息不得卧等症状随之好转。药理研究认为，葶苈子有强心作用，能使心肌收缩力增强，心率减慢，对衰弱的心脏可增加输出量，降低静脉压。但要注意几点：①剂量要大：研究发现本品有效成分含量低，用较大剂量方能起强心苷样作用，本品剂量与疗效密切相关，治疗肺心病一般用量为每日 30g，然后根据病情逐渐减量至每日 15g，5～7 天为一疗程。用药过程中，虽利尿而无水、电解质紊乱强心药之毒副作用；②注意辨证：本品之运用纯属治标，应辨证论治，益气温阳、化瘀行水诸法相机为用，标本兼顾，才能较好改善心衰的病理过程和危急证候，若能与西药配合运用，则相得益彰，其效更捷；③中病即止：《本草纲目》称"但水去则止，不可过用尔"，确为有得之言，长期或过量使用葶苈子亦可引起心律不齐等强心苷样中毒症状，应中病即止。［中医杂志，1996，(8)：503］

5. 有人认为，用葶苈子治心衰，炒用比生用效果好。研究证明，炒品水煎液中有效成分含量是生品的 2.73 倍，且可减少刺激性物质的含量。[中医杂志，1999，(2)：69]

葶苈子　桑白皮

配伍特点：

泻肺行水，消痰平喘。葶苈子功专泻肺气之壅实，泻肺行水，消痰平喘。桑白皮清泻肺气，降气消痰。二药均善泻肺消痰，合用相得益彰，更增泻肺消痰平喘之功。

经验采菁：

1. 王玉玲治哮喘，祛痰泻肺首推葶苈子，次则桑白皮，二者合用，泻肺之力愈强。又善用皂角祛痰，川军下泄痰滞，清洁肠道。宣肺麻黄配杏仁最妙。葶苈子配杏仁等泄肺中之满，而麻黄、杏仁与葶苈子、桑白皮相配，有宣有肃，有升有降，使肺气升降顺利，气道通畅，则哮喘自平。(《中华名医特技集成》)

2. 慢性支气管炎合并感染、肺心病、支气管哮喘等属痰热壅肺者用为要药，肾炎肾病水肿伴咳喘胸满属肺有痰热者也宜选用，胸腹腔积水也可随证选配。

浙贝母　郁金

配伍特点：

清肺化痰，宽胸导滞。浙贝母清肺化痰，开郁散结。郁金疏肝解郁，宣散郁结。二药合用，一散痰滞，一舒郁结，相辅相成，共奏宣散痰滞郁结之功。

经验采菁：

1. 孙谨臣用二药开肺降气豁痰，宽胸导滞，对小儿咳喘，咳痰不爽，气息增粗，脘满嗳气，舌苔黄厚腻属痰热瘀滞者有较好疗效。[上海中医药杂志，1986，(3)：34]

2. 龚士澄经验，川贝母不仅润肺化痰止咳，尚有清心涤痰开窍之力。常以川贝母与黄郁金同用，治疗风温犯肺，逆传心包，症见高热不退，咳嗽气促，痰涌喉鸣，并出现神昏谵语时，将其配入"透热转气"方中（麻杏石甘汤加味），以预防心衰。（《临证用药经验》）

3. 痰热瘀滞心胸之胸痹胸痛、结胸、乳痈、心烦不眠等用为要药。

熊胆 辛夷

配伍特点：

豁痰浊利肺窍治久咳。熊胆清热解毒，止痉，豁痰浊。辛夷通利鼻窍。二药合用，豁痰浊利肺气，通鼻窍宣肺气，相辅相成，共奏豁痰宣利肺气、祛痰止咳之功。

经验采菁：

李子丰经验，小儿久咳数月或半年，反反复复，或轻或重，及一些慢性咳嗽、迁延性肺炎、咽喉源性咳嗽、咳嗽变异性哮喘等久咳病证，必以熊胆粉、辛夷二药配对运用，随证加减，常获良效。咳嗽乃肺气失于宣降，而久咳不愈必有痰浊。痰浊壅肺而致肺气不能宣畅肃降。治疗必以豁痰浊、通肺窍为主。熊胆豁痰祛痰之力强大，非二陈、三子养亲所能及，配伍辛夷重在通鼻窍以宣畅肺气助痰排出，使肺之宣肃功能恢复正常，从而根治久咳。［江苏中医，1999，（3）：9］

钩藤 薄荷

配伍特点：

疏透风热，平肝止咳。钩藤清肝热，平肝风镇痉，轻清透达。薄荷疏散风热，清利头目。二药合用，疏散透达不升腾，轻清平肝助肃降，相辅相成，共奏疏散风热、平肝止咳之功。

经验采菁：

1. 此为祝谌予的配伍用药经验。用治外感咳嗽疗效满意，对风热咳嗽尤宜。外感咳嗽宜以疏散外邪为主，但当外感风热引动肝气而致咽痒咳嗽不止者，治宜兼轻清平肝。二药合伍，既疏透风邪利咽，又能轻清平肝助肃降肺气止咳。［山东中医

杂志，1987，（1）：32]

2. 胡国俊经验，喉源性咳嗽，痒虽为风，但有内外之别。若肝热化火动风，风淫上扰，咽喉痒，咳嗽不宁，兼见口干咽苦，目赤头痛，舌红，脉弦数等，治宜平肝泻火息风，药用羚羊角、菊花、石决明、白芍、钩藤、黄芩、白蒺藜、蝉蜕等。钩藤息风宁嗽作用颇显，但用量宜大，一般在30g左右，且应后下。[辽宁中医杂志，1998，（10）：463]

青黛　木瓜

配伍特点：

清敛肝气，肃肺止咳。青黛清肝解毒，治肝火犯肺咳嗽咯血。木瓜味酸入肝，敛肝舒筋。肝旺则肺急，二药合伍，肝火得清则不犯肺，肝气得敛则助肺气之肃降，相得益彰，共奏清肝敛肝而收肃肺止咳之功。

经验采菁：

此为祝谌予的配伍用药经验。用治咳嗽不止，兼有肝热上犯，肝气上逆者有较好平肝肃肺止咳之功。古有黛蛤散清肝化痰止咳止血，此配伍重在清肝敛肝调肝以达肃肺止咳之功，颇具巧思，运用有效。[山东中医杂志，1987，（1）：32]

浙贝母　瓜蒌皮

配伍特点：

清化痰热，宽胸散结。浙贝母清热化痰，清火散结。瓜蒌皮清肺化痰，疏利散结，润滑宽胸。二药于清化痰热中宣通散结，疏利宽胸，合用相得益彰，不仅能清化痰热、止咳化痰，而且能宣通疏利，舒胸散结。

经验采菁：

1. 龚士澄经验，二药合伍用于风热犯肺咳嗽，胸闷不舒，痰黏难于咯出，口干咽燥，甚至咳逆胸痛者，有宣达肺气、清润滑痰宽胸之功，使痰易咯出，肃降令行乃安。（《临证用药经验》）

2. 急性乳痈、肺痈、瘰疬痰核、胸痹脘痞等属痰热郁结者用为要药。

麻黄　射干

配伍特点：

宣肺利咽，畅气道。二药合伍，麻黄宣肺气以利咽喉，射干解毒消肿，消痰涎利咽喉，相辅相成，共奏宣肺消痰涎利咽喉、畅通气道之功。

经验采菁：

1. 邹云翔经验，在肺气肿炎症发作时，遇见肺小泡破裂成肺大泡，痰声溪吼，加配二药散风热，消肿毒，有一定疗效。［上海中医药杂志，1979，（2）：3］

2. 程门雪治咳喘，对伴有咽喉紧窄一症者，配伍麻黄、射干，可以利咽喉畅气道。（《程门雪医案》）　这是由于风寒外束，痰涎壅阻，肺气不宣之故，二药合伍宣肺利咽喉消痰涎而取效。

3. 二药善治哮喘哮鸣，龚士澄治哮证，射干、白前、麻黄几不可缺。（《临证用药经验》）

杏仁　枳壳

配伍特点：

宣肺调中，畅中肃肺。杏仁下气止咳平喘，宣肺气调脾胃之气。枳壳理气行气，调畅脾胃中焦以肃降肺气。合用相辅相成，共奏宣肺调中助肃降之功。

经验采菁：

1. 温长路喜用二药合伍治疗咳嗽，并根据病位不同酌定二药用量。若咳嗽辨证病位在上则注意通下，枳壳用量大于杏仁；若病位在下则注意宣上，杏仁用量大于枳壳。［实用中医内科杂志，1986，（3）：101］

2. 痰气阻滞而胸腹满闷胀痛，泄痢后重，或大便秘结均可选用。

玄参　百部

配伍特点:

滋阴降火止咳。玄参滋阴清热,泻火解毒利咽。百部温润肺气,止咳镇咳,杀痨虫。二药合用,滋阴、泻火、杀痨虫、止咳四法俱备,相辅相成,标本兼顾,共奏滋阴降火止咳之功。

经验采菁:

1. 龚士澄认为,玄参亦为清肺痨骨蒸的主药之一,张锡纯谓其"最宜于肺结核"。盖肺痨病人,开始多因阴精亏损,继则阴虚火旺,玄参养阴生津,可清炎上之火,即清骨蒸之热。然以玄参治痨,多与百部同用,一清骨蒸,一制痨虫,合用滋阴宁嗽,病因病证两宜。(《临证用药经验》)

2. 外感风热咽喉肿痛、咳嗽,或慢性咽炎等咽干咳嗽也可选用。对外感风温、风热所致咽喉红肿疼痛、声嘎,龚士澄则以玄参配伍马勃。(《临证用药经验》)

(四)温化痰饮止咳喘

细辛　干姜　五味子

配伍特点:

温化痰饮,敛肺止咳。细辛散风寒,化痰饮止咳。干姜温中散寒,温阳消痰饮。五味子敛肺肾固精,止咳。三药合用,有散有敛,有走有守,相须相制,散不耗正,敛不碍邪,利肺之开合,共奏温化痰饮、敛肺止咳之功。有"若要痰饮除,要用姜味辛"之称。

经验采菁:

1. "病痰饮者,当以温药和之",三药合用为治疗痰饮咳喘要药。咳喘痰多稀薄呈泡沫状为选用指征。董廷瑶经验,用三药必须是水寒相搏之证。当细辨其舌,必舌色较淡而苔滑润者始宜。(《名老中医医话》)　　"若要痰饮除,要用姜味辛",

确为有得之言。朱建孝经验，用苓桂术甘汤治某些心脏病寒饮泛滥之际宜加姜味辛，脾虚痰饮内盛用六君子汤加姜味辛其效始佳。肝寒犯胃射肺之呕、痰、涎三者并见而不见气喘，用吴茱萸汤合姜、味、辛、半夏常能奏效。寒饮在肾之咳喘痰饮极盛，舌质反见光红，投真武汤伍姜、味、辛，咳喘痰饮渐平，舌质渐淡。阳虚痰喘之轻证则可用阳和汤合姜、味、辛。阴虚水泛为痰则用金水六君煎伍姜味辛，重用熟地，其疗效甚好。[中医杂志，1987，（9）：68]　曹仁人经验，凡日久痰饮咳喘，肾阳不足，水饮泛滥，心阳欲脱之证，即须开合、散敛、补泻并举，选用细辛、五味子入方配伍。[中医杂志，1983，（8）：18]

2. 徐小圃治百日咳也常配伍三药，凡热象不显著者在所必用，可减轻发作，减轻症状，直至痊愈。对兼见咯血者也不忌用，但宜配茜草、三七、十灰散等宁络止血。[上海中医药杂志，1985，（7）：10]

3. 细辛的剂量，程门雪常用0.9～1.5g，认为治肺部疾患的药物，尤以细辛、干姜、麻黄等质轻力大，用量宜轻。（《上海老中医经验选编》）　曹仁人用细辛有轻、中、重三种用量，3g以内为轻剂，10g以上为重剂。[中医杂志，1983，（8）：18]　盛国荣用细辛治冷哮，用量10～1.5g。[上海中医药杂志，1985，（4）：28]　"细辛不过钱"本是指"单用末"而言，配入饮片入煎并不受此限制。总宜根据痰饮的轻重、病程的长短、外寒的有无等酌定细辛的剂量。既不必受"细辛不过钱"之约束，又不是剂量越大越好，且宜注意细辛的中毒问题。

4. 王文鼎认为，三药配伍运用，一定要等剂量。若担心细辛量大，而小量投之，则其效显减。复方汤剂，细辛酌用6～9g，多无大碍，反有顿挫病势之殊功。（《名老中医医话》）多数学者认为，新病外寒偏重，则细辛用量大于五味子，久病正气偏虚，则五味子用量稍大于细辛。

麻黄　白芷（外用）

配伍特点：

宣泄肺气，涤痰开闭。麻黄宣通肺气开肺闭。白芷芳香上达，通鼻窍。二药合用，相得益彰，共奏温散宣泄肺闭之功。

经验采菁：

此为章次公的用药经验，主要用于重证肺炎，寒痰壅盛，肺气郁闭。以二药煎汤，令徐徐吸其蒸气，确有改善症状的功效。（《章次公医案》）　但不宜随意内服，热邪壅盛者忌用。

（五）活血通络止咳喘

䗪虫　地龙

配伍特点：

化瘀通络止咳喘，止痹痛。䗪虫活血化瘀。地龙通络平喘，活血祛痹。二药活血通络，瘀化痰也化，从活血通络畅气道以平咳喘为其特点。

经验采菁：

1. 咳喘日久，痰阻血瘀，痰瘀交阻，而致咳喘顽固不愈，用之有良好疗效。肺心病、风心病、慢性支气管炎、支气管哮喘等咳喘日久不愈者，均可随证选用，有改善血行，消除气道黏膜水肿，畅气道平咳喘之功。

2. 曹鸣高认为，䗪虫、地龙、水蛭、露蜂房、穿山甲、干蟾皮、蜒蚰等虫类药具有缓解支气管平滑肌痉挛的作用，在辨证方中选用两三味，确能收到显著疗效。[中医杂志，1987，(8)：67]　洪百年经验，虫类药有平喘作用，其中以䗪虫的平喘作用最佳。（《上海老中医经验选编》）

3. 痹证日久入络，关节顽痹僵硬、畸形，瘀血腰痛均用为要药。

地龙　僵蚕

配伍特点：

化痰通络平喘，止痛。地龙通络止痉平喘。僵蚕祛风化痰解痉。二药合用，相得益彰，共奏化痰通络、解痉平喘、止痛之功。

经验采菁：

1. 咳喘有痰热者用之有较好疗效，对小儿风热痰喘者尤宜。张沛虬治疗支气管哮喘在辨证方中加配二药能增强平喘作用。二药对过敏性哮喘尤宜。于己百经验，射干降逆祛痰，清热解毒，用于痰热壅肺引起的急慢性气管炎、肺气肿及热毒所致咽喉炎、扁桃体炎的治疗，再配伍清热、降气、平喘的地龙和祛风解痉、利咽消痰的僵蚕，具祛风化痰、利咽止咳之功，用于风痰阻滞，寒邪化热，肺气失宣引起的咽痒咳嗽与咳痰不利，如上感、急慢性咽炎、气管炎等，疗效确切可靠。具体运用时，对病情轻者，只宜射干配地龙或射干配僵蚕，而病情较重者，则宜地龙、僵蚕、射干三药合用。[国医论坛，1998，(5)：23]　　壅万熙经验，二药各15g，再配全蝎6g，有顿挫喘咳、解痉化痰作用，用于肺心病急发期之气逆痰喘、呼吸困难、唇舌紫绀之标证，常可获得满意疗效。[中医杂志，1994，(12)：718]

2. 络脉为痰瘀阻滞，疼痛如掣之偏头痛、三叉神经痛等用之有止痛作用。口眼㖞斜、肢体麻木也可随证选用。

3. 吕再生认为，因二药含铜量较高，故肝豆状核变性者宜慎用。[中医杂志，1986，(7)：37]

4. 肾炎肾病也颇宜选用。

地龙　苍耳子

配伍特点：

祛风通络平喘。地龙通络平喘。苍耳子祛风宣窍，宣通脉络。二药活血通络助祛风，通络助宣窍，合用相辅相成，共奏祛风通络、宣窍平喘之功。

经验采菁：

1. 胡建华体会，二药相伍有宣肺窍抗过敏作用，为治疗支气管哮喘要药。[上海中医药杂志，1988，（5）：32] 对伴有鼻痒流涕鼻塞者尤宜，为不可缺如之配伍。

2. 过敏性鼻炎、荨麻疹均可随证选用。

地龙　露蜂房

配伍特点：

祛风通络平喘，止痹痛。地龙通络解痉平喘。露蜂房祛风攻毒，散肿止痛。二药通络祛风，合用相得益彰，共奏通络解痉平喘、祛风通络止痹痛之功。

经验采菁：

1. 张震夏谓，地龙治喘，古已有说，蜂房治咳，前贤未论，今用之实践，效果颇佳。(《上海老中医经验选编》) 用于治疗咳喘剧烈，随证配伍于应证方中，可获得较好疗效。

2. 痹痛顽而不愈，叶天士善用虫蚁入络搜剔，用二药合伍再加蜣螂、全蝎等治疗顽痹。朱良春所制益肾益髓痹丸配有二药，治疗类风湿关节炎等痹痛有较好疗效。

3. 顽固性头痛也可选用。

僵蚕　红花

配伍特点：

活血疏风化痰，利咽喉。僵蚕疏散风热，化痰散结，利咽喉。红花活血通经，消肿止痛。二药轻灵疏通，痰瘀并治，活血祛风并施，相辅相成，善治入络之风痰瘀血。

经验采菁：

1. 刘赤选治喉风咳，症见咽喉发痒则咳，干咳少痰，自觉咽喉部发胀，咳嗽数月或累年不愈，二药配伍于辨证方中有较好疗效。(《名老中医医话》) 慢性咽喉炎滤泡增生、声带肥厚而声哑，咽痒呛咳，颇宜选用，有活血祛风、止痒止咳作用。

2. 风痰入络或痰瘀阻滞之头痛眩晕也颇宜选用。

地龙　海螵蛸

配伍特点：

通络祛痰湿平喘，止血止酸止痛。地龙清热通络解痉平喘。海螵蛸祛湿，通血脉，敛肺气，止血止酸。蒋宝素认为，海螵蛸有化瘀溶痰祛痰作用。二药开通敛合并施，敛合中能祛痰湿，通络化痰湿作用益增；止血与活血并用，止血止酸止痛作用益强。

经验采菁：

1. 治支气管哮喘，张震夏以广地龙、海螵蛸配紫河车，比例为3:5:4，共为末，每服3g，日2次。对哮喘日久不愈者，有缓解病情、控制发作之效。［中医杂志，1980，（5）：16］　周慕新治疗小儿咳喘为巩固疗效，海螵蛸500g为末，枣泥为丸，梧桐子大，两三岁每服6~8丸，七至十岁服12丸，十岁以上服15丸，坚持服用4~5个月，有较好疗效。（《北京市老中医经验选编》）　于己百认为，地龙清热、解痉、平喘，常将其用于喘息性支气管炎、支气管哮喘、肺炎之痰鸣喘息不能平卧之症，尤以风热阻肺、肺热壅盛所致者最为适宜。海螵蛸味涩质重，"肺欲散，急食酸（涩）以收之"，与地龙合用，寒热兼施，有祛风止咳、敛肺定喘之效，用于咳嗽兼见气喘之症，无论寒证热证，皆有良效。［国医论坛，1998，（5）：23］

2. 用治溃疡病颇宜，有活血通络、促进溃疡愈合、止血止酸止痛作用。

当归　苏子

配伍特点：

降气消痰，和血止咳。当归活血和血，《本经》谓当归"主咳嗽上气"。药理研究认为，当归有改善、提高机体的物质代谢作用，从而调整其他药物的作用，对老年咳喘者更为适宜。苏子降气消痰。二药配伍，一走气，一走血，气血双调，降气化痰以行血畅气道，行气血助化痰滞。

经验采菁：

1. 治痰需活血，血行痰易化，活血化瘀药可增强化痰止咳喘作用。王海藏谓："当归血药，如何治胸中咳逆上气，按当归其味辛散，乃血中气药也，况咳逆上气，有阴虚阳无所附着，故用血药补阴，则血和而气降矣。"丁光迪体会，当归富含油性，最善温润，理肺止咳为要药。〔中医杂志，1988，（5）：54〕　谷振声认为，活血化瘀药不仅对时疫咳嗽有较好疗效，而且对其他咳嗽也有明显作用，善把当归用于止嗽方中。〔浙江中医杂志，1985，（1）：5〕　陈良华用二陈汤加当归治疗慢性支气管炎，获得较好疗效。〔浙江中医杂志，1985，（1）：18〕　叶世灿体会，当归和血活血止咳喘作用颇佳，治咳嗽加当归一药奏效迅速。吴银根体会，二药合用，消痰止咳喘之功增强。且均可润燥滑痰，用于治疗久患哮喘之虚实夹杂者，当归用量一般大于苏子。〔浙江中医杂志，1999，（12）：507〕〔上海中医药杂志，1985，（3）：27〕乔仰先也善用当归治老年咳喘。刘树农喜用葛根活血解痉止咳嗽。〔上海中医药杂志，1983，（12）：15〕　金寿山治哮喘要治其本时，喜用当归、熟地、白芍，或全用，或选一二味，并与化痰瘀药配用，似较紫河车、坎炁等药为佳。（《上海老中医经验选编》）　王少华治虚喘，随证配伍当归、丹参颇增疗效。〔浙江中医杂志，1989，（2）：51〕

2. 二药为苏子降气汤之配伍。岳美中认为，苏子得当归和血止咳。（《岳美中医论集》）　二药合用对咳喘日久，痰瘀蕴肺者或老年咳喘、产后咳喘有较好疗效。

桃仁　杏仁

配伍特点：

活血降气化痰，止咳喘。桃仁活血化瘀，《别录》谓之可

"止咳逆上气"。杏仁降气化痰止咳喘。二药活血化瘀与化痰止咳并用，气血痰瘀同治，相辅相成，共奏活血降气、化痰止咳喘之功。

经验采菁：

1. 徐伯远经验，二药配伍，对改善肺部血循有好处，从而增强止咳定喘疗效。（《上海老中医经验选编》）

2. 刘韵远体会，小儿哮喘势减之后，症见咳嗽连声，患儿以手捂胸，口唇略青紫，随证配伍二药，有较好疗效，认为喘咳日久，肺失宣降，气机壅滞复有瘀血之见证，用之气血同治，并行不悖。［中医杂志，1990，（8）：21］ 吴银根经验，用于治疗哮喘非急性发作期的咳嗽，尤其痰少或无痰者效佳。桃仁用量可大于杏仁，但两药之剂量均不可太大，以免中毒。［浙江中医杂志，1999，（12）：507］

3. 龚士澄经验，治咳嗽喘息，大多非杏仁莫属，由于邪气先伤气分，即需杏仁之苦泄；继则伤及血分，痰瘀肺络，可致咳逆日久，愈咳愈剧，或昼夜喘咳无已时，此时需用桃仁之通润。桃仁、杏仁能调肺间气血痰瘀，常用于阴虚劳嗽之外的一切久咳喘满，喉干，胸痛，以及痰涎胶滞欲咯不出诸症，悉见显效。（《临证用药经验》）

4. 朱曾柏又配伍地龙30g治疗顽固性哮喘，并谓杏仁既能肃肺又能横扩，使肺郁闭之势得以解除。桃仁活血祛瘀，泻肺缓肝。地龙清肝解痉平喘。［中医杂志，1980，（8）：21］

5. 贺根生认为，桃仁治疗咳喘证，凡属病情反复发作，经久不愈者，均可运用，配方适当，治实疗虚，寒热皆宜，舌脉瘀血之象，不必悉具。其常用量，成人多为10~15g。［中医杂志，1989，（2）：59］ 有人体会，久咳久喘脉沉者用桃仁可收常法难为之功。［辽宁中医杂志，1987，（9）：35］

6. 李孔定经验，桃仁化瘀、宣肺止咳，功兼两用，用治咳嗽血瘀最为合拍。赤芍既可活血，又可缓解气管痉挛。莪术活血力猛，但有清热解毒之功，肺热咳喘最为适宜。泽兰、红

花活血化湿，血瘀痰滞用之允当。丹参化瘀而不伤正，虚实皆可选用。[中医杂志，1993，（1）：23]

丹参 黄芩 百部

配伍特点：

活血解毒止咳。丹参活血化瘀。黄芩清热解毒，泻肺火，止血。百部润肺下气，止咳，杀痨虫。三药合伍，清热与活血并用，止咳与活血同施，相辅相成，共奏清热解毒、活血止咳之功。

经验采菁：

1. 可用做肺结核、肺外结核的辨病专药配伍，对耐药者尤宜，不仅有抗痨润肺止咳功效，而且还有解毒，减轻结核中毒症状，改善血行，促进病灶吸收等作用。

2. 邵长荣用治结核球、机化性肺炎取得较好疗效。[上海中医药杂志，1985，（2）：11][上海中医药杂志，1984，（2）：34]

（六）开合相济平咳喘

麻黄 五味子

配伍特点：

开敛肺气止咳喘，调肺固肾治遗尿。麻黄开宣肺气止咳喘。五味子敛肺气，滋肾固肾。二药开合相济，肺肾同治，合用相辅相成，共奏开敛肺气止咳喘之功。又二药合用，一调水之上源，一固水之本，肺肾相助，共收调肺固肾止遗尿之效。

经验采菁：

1. 不论新久外感内伤咳嗽均可使用，新病外感以麻黄为主，久病内伤咳嗽以五味子为主。姜春华认为，五味子强壮镇咳平喘作用较佳，并且外感咳嗽也可选用，合用麻黄，而有很好的缓解支气管痉挛、化痰止咳喘作用。[中医杂志，1991，（3）：60]

2. 治小儿遗尿, 再配益智仁则疗效更佳。[中医杂志, 1989, (5): 46] 谢海洲、李兰舫、魏执真等均喜用麻黄治遗尿, 且取得较好疗效。徐小洲治小儿遗尿用防风、藁本增强温煦作用, 部分顽固性病例加用麻黄, 以其性温入肺、膀胱经, 能加强宣发温煦之功, 俾肺气宣通, 三焦气化正常, 增强膀胱气化, 改善其制约功能。[上海中医药杂志, 1985, (6): 20]

麻黄　银杏

配伍特点:

宣敛肺气止痰喘。麻黄宣通肺气止咳喘。银杏敛降肺气平痰喘。二药合伍, 宣敛通降互济, 正合肺宜宣降之性, 而善止咳喘。

经验采菁:

刘韵远用炙麻黄配银杏治小儿哮喘, 炙麻黄发表解肌力减而平喘之功相对增强。银杏敛肺, 降痰定喘。二药相伍, 既可增强平喘之力, 又可防止耗散肺气。此乃虚实相顾, 标本兼治之法。《医宗必读》压掌散、《摄生众妙方》定喘汤均以二药为主。刘氏临证体会, 凡素体虚弱, 复感风寒之患儿用之最佳, 症见喘息气急, 喉中痰鸣, 舌苔白厚。 [中医杂志, 1990, (8): 20]

麻黄　麻黄根

配伍特点:

开合相济平咳喘。麻黄根收敛, 行于气分, 收散越, 敛轻浮, 合肌表也合肺气, 与麻黄配用, 则一开一合, 开合相济, 开不耗散, 合不恋邪, 共奏开合相济平咳喘之功。

经验采菁:

1. 陈苏生、刘韵远善用二药配伍治疗咳喘, 且获得较满意疗效。陈氏以二药再配桃仁、杏仁、白果仁、郁李仁组成二麻四仁汤, 是治疗哮喘的经验良方。 [上海中医药杂志,

1986，（1）：22〕 刘氏治疗小儿哮喘用二药相伍，既达宣肺平喘之目的，又无过汗伤正及恋邪之弊端，常用于哮喘初起风寒外束而体实者，症见发热恶寒，无汗而喘，舌苔薄白。临证时麻黄根用量略大于麻黄，目的在于抑制其发汗而增强其平喘作用。〔中医杂志，1990，（8）：20〕 此配伍与麻黄配伍五味子适用于体虚易汗出，复感风寒之小儿哮喘有所不同。吴银根经验，对哮喘急性大发作，不论有无表证或汗出，常用此药时，麻黄根剂量可至30g，是麻黄剂量的2倍，目的在于抑制麻黄发散太过，加强平喘作用。麻黄要后下，以防其挥发油丢失。〔浙江中医杂志，1999，（12）：507〕

2. 蒲辅周治老年咳喘喜用麻黄根代麻黄。（《蒲辅周医疗经验》）

麻黄　胡颓叶

配伍特点：

"出纳"相济平咳喘。麻黄宣肺止咳喘利于"出"。胡颓叶收敛肺气而助于"纳"。二药合用，"出纳"相济平咳喘。

经验采菁：

陈学勤治咳喘常根据肺气宜宣又宜降之生理功能特性，以开合同用的方法，调整肺脏的宣降出纳功能，常采用二药配伍，取得显著疗效。陈氏体会，胡颓有收敛肺气之功，主要用于久咳不止之症，即使新感咳嗽，配伍麻黄，每获较好疗效。但如有寒热而见痰壅气实者，则非所宜。〔上海中医药杂志，1986，（1）：24〕

（七）止咳截咳

百部　白前　紫菀

配伍特点：

温润肺气，化痰截咳。白前、紫菀辛开苦泄，祛痰止咳，白前透化蕴伏之胶痰。百部善止咳镇咳。三药温润不燥，合用相得益彰，温润肺气、化痰镇咳截咳之功益增。

经验采菁：

1. 黄文东经验，三药合用为治咳良药，紫菀性温润，用量可适当重一些，与百部配合，有肺热者用也无妨。(《黄文东医案》)

2. 刘韵远认为，百部、白前甘润苦降，微有发散，主要用于肺气壅实，咳嗽痰多，胸满气急之患儿口服表散之品，虽喘息小平而咳嗽较剧，又不宜再用表散之品，取其温润平和之意。[中医杂志，1990，(8)：20]

3. 魏长春则善用白前、紫菀治咳逆气上，胸胁痞满，久咳不愈之证。[中医杂志，1987，(7)：11]

4. 龚士澄治百日咳痉咳期，以百部 9g，白前 8g，冰糖 5g，加水同煎为一日量，连服 3 日后，痉咳由剧而缓，逐渐痊愈。此二药为伍，具有镇静解痉的良好作用。(《临证用药经验》)

百部　五味子

配伍特点：

益肺肾强壮截咳。百部温润肺气止咳截咳，药理研究证明，百部碱能降低呼吸中枢的兴奋性，抑制咳嗽反应而奏止咳之效。五味子敛肺滋肾固肾，强壮止咳。二药合用，相辅相成，共奏补肺肾止咳截咳之功。

经验采菁：

1. 咳嗽日久，肺肾不足，痰少者用之较宜。老年慢性支气管炎，体虚久咳，随证选用有较好疗效。

2. 姜春华认为，五味子敛肺补肾，益气生津止咳，对久咳者尤为合拍，能增强机体对非特异性刺激因素的应激能力，增强肾上腺皮质功能，是一味强壮药，又有较好的祛痰止咳作用。[中医杂志，1981，(11)：18]

天竹子　黄荆子　佛耳草

配伍特点：

化痰截咳平喘。天竹子镇咳截咳。黄荆子祛风除痰止咳喘。佛耳草化痰止咳。三药合用，相得益彰，止咳截咳功效益增。

经验采菁：

1. 急慢性支气管炎、外感咳嗽较甚而痰不多者用之较宜，有良好截咳平喘作用。

2. 对百日咳痉挛性咳嗽，用三药再配白前、百部、紫菀、僵蚕等可获较好疗效。

天浆壳　百部

配伍特点：

宣肺化痰截咳。天浆壳宣肺化痰，止咳平喘，兼能补虚。百部温润肺气，止咳截咳。二药合用，宣肺不耗散，止咳不闭邪，相辅相成，共奏宣肺化痰、止咳截咳之功。

经验采菁：

1. 用治百日咳阵咳痉挛性咳嗽有较好疗效。［中医杂志，1981，（11）：18］　龚士澄治百日咳，必以百部、蝉蜕等为首选之品。（《临证用药经验》）

2. 外感咳嗽、慢性支气管炎咳嗽也可选用。

（八）其他

杏仁　茯苓

配伍特点：

行水气，止咳喘，开肺运脾，化痰通阳。两药合用，杏仁宣通肺气化痰饮以治上，茯苓健脾利水除饮以调中，脾肺同治，肺气肃降，脾胃和畅，相辅相成，共奏开肺运脾、运中畅肺、通达心阳之功。

经验采菁：

1. 于己百经验，二药配伍，以行水气，疏肺气，止咳喘，用于水饮阻肺所致胸闷气喘，咳嗽咳痰而大便不干诸症的治疗，如上呼吸道感染、支气管炎、肺炎等属痰湿所致者，有较

好疗效。[国医论坛，1998，（5）：23]

2. 痰饮干犯心胸，胸阳不展，胸痹胸闷，心悸伴咳喘用之有较好疗效。冠心病胸痹伴肺经症状明显者用之甚宜，有开肺运脾、除痰饮通心阳之功。

3. 熊魁梧用杏仁 15g，茯苓 15g 治疗肺失肃降，脾失健运，痰浊留滞所致背痛有较满意疗效。　[浙江中医杂志，1985，（5）：97]

蝉衣　橘红

配伍特点：

入膜疏风化痰，止痒止咳。蝉衣疏散风热，祛痰浊利咽喉。橘红理气祛痰化湿，治咽痒咳嗽。二药轻扬疏散，以膜入膜，善入膜疏散风邪化痰，止痒止咳。

经验采菁：

岳美中经验，"橘红咳而咽痒者必用"。（《岳美中医案集》）上呼吸道感染后期，其他症状基本消失，但咽痒不除，呛咳，用二药有较好的疏风化痰、止痒止咳功效。

僵蚕　荆芥

配伍特点：

疏风化痰，止痒止咳。僵蚕散风热祛风痰，利咽喉。荆芥疏散风邪利咽。二药轻扬疏利，走咽喉窍道，合用相得益彰，共奏疏风化痰利咽喉之功。

经验采菁：

1. 张元兴经验，二药合用疏风止痒，对久嗽不已，咽痒呛咳有较好疗效。[上海中医药杂志，1992，（4）：27]

2. 风热蕴于咽喉之咽痛声嘶也用为要药。

胆南星　僵蚕

配伍特点：

化痰散结治顿咳。胆南星主开，专主经络风痰顽痰。僵蚕辛咸，祛风泄浊，化痰解痉。二药入肝肺二经，风痰兼治，肝肺同疗，共奏疏风化痰散结之功。

经验采菁：

1. 此为秦廉泉的配伍用药经验，秦氏认为，治疗顿咳，不但要治肺，还要治肝；不但要治其气，还要治其血。秦氏用二药配伍治疗顿咳，每获良效。［上海中医药杂志，1988，（12）：21］

2. 风痰或痰热阻滞所致惊痫、抽搐、头痛等症也颇宜选用。

3. 周仲英治高血压、高脂血症，对痰浊显著者常以陈胆星配僵蚕，其豁痰消脂作用较佳。［中医杂志，1989，（6）：13］

苏子　白前　皂荚

配伍特点：

搜劫痰饮，降气平喘。苏子下气消痰止咳喘。白前降气祛痰。皂荚功专祛痰除垢。三药均善消痰祛痰，合用共奏搜劫痰饮、降气平喘之功。

经验采菁：

1. 殷品之经验，痰饮为哮喘之宿根，寒痰壅滞肺气，咳喘，胸高抬肩，上邪实而下不虚，体壮实者，用之劫痰饮浊邪，畅气道定喘咳功效甚佳。［上海中医药杂志，1979，（2）：12］

2. 治支气管哮喘急性发作期痰浊壅盛者，只可暂用，不可久服。正虚痰不多者慎用。

十四、平肝息风类

苦丁茶　槐米

配伍特点：

清肝利头目，凉血止血。苦丁茶散风热，清利头目。槐米清肝，凉血止血。二药一入肝之气分，一入肝之血分，合用肝之气血两清。

经验采菁：

1. 肝阳上亢，头晕头痛而胀，肝火上炎鼻衄、眼底出血等用之甚为合拍。高血压、脑血管硬化也可选用。

2. 朱良春经验，生槐角润肝燥定风眩，胃气弱者也可选用。[上海中医药杂志，1982，（10）：32]

黄芩　钩藤

配伍特点：

清热泻火，息风定痉。黄芩清肺热，泄上焦实热。钩藤泄肝经风热而平肝息风定痉。二药合用，清肺热助凉肝息风，相得益彰，清热平肝、息风定痉之功益增。

经验采菁：

1. 张春涛治小儿高热抽搐，热厥，在辨证方中配用二药，取黄芩清热泻火，钩藤息风镇痉，常可收热退风止，风随热平的良好效果。[中医杂志，1985，（3）：25]

2. 对肝火上炎型高血压头晕头痛、子痫均有良效。于天星治冠心病伴高血压"阳亢"者，重用黄芩30g，钩藤30～45g，获得满意疗效。(《中医临床200解》)

金雀根　罗布麻

配伍特点：

清降逆火，清肝凉肝。金雀根善治气火上逆，活血通络，有良好的降压作用，以其性平，较宜于虚证。罗布麻清热凉肝降逆火，有稳定可靠的降压作用。二药合用，降逆火凉肝、清肝功效益增。

经验采菁：

周仲英认为，治疗高血压、高脂血症属逆火上冲，无论实火、虚火均可选用二药。认为金雀根善治气火上逆，不以苦寒直折，也非寒凉冰遏，其清降上逆气火，顺其中土敦厚阜平之性，故逆者顺，升者伏。二药相伍，药性平稳而降压作用加强，无论虚实均可配用。对某些顽固性高血压，降压作用较好。[中医杂志，1989，（6）：14]

茺蔚子　夏枯草

配伍特点：

活血散瘀，清热凉肝。茺蔚子活血祛瘀利水，凉肝明目，尚可益精血，丹溪称之"行中有补"。夏枯草清肝火散郁结。二药活血与散郁并用，凉肝与祛瘀并施，相辅相成，共奏活血散瘀、清热凉肝之功。

经验采菁：

1. 临证于滋养肝肾方中加配二药，治虚性高血压，血压时高时低属肝肾虚火者用之有较好疗效。肝火亢旺型高血压也可选用。

2. 角膜溃疡、青光眼属肝火上炎者也可选用。

桂枝　夏枯草

配伍特点：

温阳解郁，平肝利水。桂枝温阳利水。夏枯草散结气，泄肝郁，清肝火，利尿。二药温阳与解郁并用，化气与清肝并施，相辅相成，共奏温阳解郁、平肝利水之功。

经验采菁：

金慎之治疗痰饮眩晕喜用苓桂术甘汤加夏枯草。体会桂枝配夏枯草可归属于"平肝"药组，系脱胎于张锡纯桂枝配龙胆草。张氏称平肝之药，以桂为最要，"善理肝木之郁使之条达……其宣通之力，又能导引三经，下通膀胱以利小便"。夏枯草清热平肝散风，有明显的利尿作用。如此合伍，与半夏白术天麻汤方异而义同。对耳源性眩晕无肝火，而痰饮表现明显者，用苓桂术甘汤加夏枯草治之。二药合伍有明显的利尿作用，不亚于苓桂同用，与"有微饮，当从小便利之"，治则，更为相合。[浙江中医杂志，1981，(5)：216]

地龙　夏枯草

配伍特点：

清肝通络，平肝利水降血压。地龙清热平肝，通络利水，解痉息风，通畅血脉。夏枯草清肝热，疏肝郁散结，"补养厥阴血脉，疏通结气"。现代药理研究认为，二药均有缓慢而持久的降压作用。夏枯草含有丰富的钾，平肝利水而不丢钾。二药清利与通络兼有，平肝与利尿兼备，清利不伤正，合用相得益彰，共奏清肝通络、平肝利水降压之功。

经验采菁：

1. 盛国荣经验，二药对肝阳妄动，络道被扰之高血压，症见头目眩晕，头胀面红，烦躁不寐，口苦，肢麻，大便不畅，小便短少，脉弦劲者，有较好疗效。[中医杂志，1994，(7)：22]

2. 肝火上炎、肝阳上亢之偏头痛如掣，三叉神经痛等也可随证选用。

白芍　钩藤

配伍特点：

柔肝清热，平肝息风。白芍养血柔肝缓急迫。钩藤清热平肝，息风镇痉。二药合用，一柔肝体，一平肝用，体用兼顾，共奏柔肝清热、平肝息风之功。

经验采菁：

1. 何子淮喜以二药合伍治疗胎前肝阳偏亢之眩晕、高血压，用生白芍、钩藤各 15g，有缓肝之急迫以息风，滋肝之体以驱热的作用，加配羚羊角可预防子痫，治重证抽搐昏迷。[上海中医药杂志，1982，（4）：24]

2. 肝阴不足，肝阳化风旁走，肢麻筋急；肝阳化风上旋，头目眩晕，头痛如胀如掣等均用为要药。

3. 朱南荪用二药治疗精神刺激导致心肝火旺，营阴不足而致精神失常，配伍川连、莲子心、龙骨、牡蛎疗效尤佳。

羚羊角　肉桂

配伍特点：

交通肝肾，调整阴阳。羚羊角主泻肝火，平肝息风。肉桂补命门火，引火归原。两药配伍，一寒一热，一清一温，清上温下，宗交泰丸意而交通肝肾，既清肝热平肝风，又引肝阳下行，调整阴阳之偏盛，阴阳相济。

经验采菁：

1. 此为陈学勤的配伍用药经验，用于肝阳亢旺，头眩目红，肾阳虚亏，四肢不温之高血压、眩晕等有较好的清上温下功效。[中医杂志，1986，（11）：66]

2. 此配伍与附子配羚羊角温阳强心息风，桂枝配羚羊角温阳清热通络治痹痛，均属温清配伍，但配伍功用不同，宜随证选用。

附子　羚羊角

配伍特点：

温阳息风，通络止痉止痛。羚羊角清热散血解毒，平肝息风。附子温阳散寒，通络止痛。阳虚生风，宜暖阳息风。二药合伍，温清并施，肝肾同治，共奏温阳息风通络之功。

经验采菁：

1. 祝味菊经验，羚羊角治脑，附子强心，体虚而有脑症状者用之最宜。[浙江中医杂志，1984，（6）：248] 对阳虚而沉寒痼冷滞于脉络所致顽固性偏正头痛如掣，畏寒喜包裹等用之甚宜。

2. 阳虚型高血压，头眩头痛肢麻而冷用为要药，对中风闭脱互见者，程门雪善以二药与人参、竹沥、姜汁、至宝丹、导痰汤同服。(《程门雪医案》)

制首乌　刺蒺藜

配伍特点：

益肾平肝，息风止眩。制首乌补养肝肾。刺蒺藜轻清快利，疏肝祛风通络。二药一走一守，一消一补。补守不碍滞，走消不伤正，相辅相成，共奏益肾平肝、息风止眩之功。

经验采菁：

周仲英治疗高血压、高脂血症属肾亏肝旺，头目眩晕，肢体麻木，以二药配伍有比较好的疗效。肾亏甚者可配伍黄精、山萸肉、桑椹子；肝阳上亢，头痛目赤明显者配伍天麻、菊花；清窍不利者配决明子、蔓荆子；肝风内动，呕逆震掉者配伍代赭石、珍珠母。[中医杂志，1989，(6)：13]

龟板　羚羊角　甘草

配伍特点：

养阴平肝治风消。羚羊角泻肝火息肝风以治标，龟板滋阴益肾潜阳以治本，甘草缓急调中。三药合用，标本兼治，肝肾同疗，共奏养阴平肝息风之功。

经验采菁：

1. 用于治疗尿崩症多饮尿崩，属中医风消症者。有人临床观察后认为，三药合伍治疗尿崩症确实有一定疗效。[中医杂志，1987，(4)：14] 但也有观察认为，无明显疗效，宜进一步观察研究。

2. 肝肾不足，脾阳上亢化风之眩晕、头痛、肢麻等重症也颇宜选用。

钩藤　天麻

配伍特点：

平肝息风，止痉止痒。钩藤清热平肝，息风止痉。天麻平肝息风，通络止痛，祛风止痒。合用相得益彰，清热平肝息风功效益增，并可减低四肢末梢过高的敏感性。

经验采菁：

1. 治头皮及皮肤瘙痒属肝风上旋旁走者有殊效。（《朱小南妇科经验选》）

2. 眩晕、头风头痛如掣、肢麻、风湿、抽搐、震掉等属肝风内动者均用为要药。面神经麻痹、小儿风湿舞蹈病等系细菌或病毒感染，急性起病，兼见表症，合外风者，辅以祛风解表，选加防风、羌活、桂枝、菊花等祛风解表，全蝎、蜈蚣、丹参、川芎、当归、红花等也可选用。癫痫、眩晕、多发性抽动 - 秽语综合征，多为风阳夹痰，用三药加菖蒲、远志、天南星、枳实、竹茹、全蝎、蜈蚣以豁痰泻浊，息风镇痉。血管神经性头痛、三叉神经痛、末梢神经炎，肝风夹瘀，加丹参、川芎、白芍、全蝎以活血化瘀通络。震颤麻痹、老年性痴呆多有肝肾亏虚，用三药选加生熟地、山萸肉、何首乌、淫羊藿、肉苁蓉、枸杞等以益精填髓、滋补肝肾。

僵蚕　羚羊角

配伍特点：

清热化瘀，息风解痉。僵蚕疏散风热，化痰解痉。羚羊角善清肝火，清热解毒，息风解痉。二药合用，一以清肝息风见长，一以化风痰解痉为优，相辅相成，肝热得清泄，风痰得化除，则热清风平，诸症可除。

经验采菁：

1. 屠金城经验，二药清热解痉，凉血化瘀，为退热之良药。（《中华名医特技集成》）　二药合用对温热病高热，痉厥抽搐动风等症有较好疗效，先证而早用，可防抽搐痉厥动风发生或减轻其症状。

2. 肝火上炎、肝阳上亢，或化风夹痰浊之头痛剧烈、眩晕呕吐、肢麻痉挛、抽搐等症均用为有效之配伍。

羚羊角　全蝎

配伍特点：

清肝息风，为治肝阳肝风嚣张之猛将。羚羊角主泻肝火，解热毒，平肝息风镇痉。全蝎平肝息风止痉，祛风通络止痛。二药清解搜剔，息风止痉止痛功效甚强，合用相得益彰，为治疗肝阳肝风嚣张之猛将。

经验采菁：

肝阳肝风嚣张，来势迅猛，上旋旁走，头痛剧烈，伴呕吐、肢体抽搐、麻木等，一般药所不能起效者，于辨证方中加配二药可较快收到清肝平肝、息风止痉止痛之效果。对高热抽搐、子痫、急进型高血压等属肝风嚣张者用为要药。肝风上冒眩晕也可选用。

赤石脂　密蒙花

配伍特点：

疏风热敛疮生肌，治角膜溃疡。密蒙花甘寒清养，散风热清肝热润燥，退翳膜。赤石脂去湿敛疮口生肌。二药合用，敛不留邪，既退翳膜又生肌，而善治角膜溃疡。

经验采菁：

韦文贵经验，赤石脂不仅有收敛生肌作用，还有化恶血通脉络，活血化瘀之功，为化瘀敛疮生肌之品。韦氏多年经验证明，赤石脂用于角膜溃疡的治疗，具有促进溃疡愈合和控制病情发展的良好作用。（《医话医论荟要》）可辨证辨病选用。赤石脂配密蒙花更增清肝热化瘀生肌退翳膜之功。

石决明　赤石脂

配伍特点：

清肝退翳障，去湿敛疮面。石决明清肝明目，退翳障。赤石脂收敛生肌，去湿化瘀敛疮口。二药合用，既可敛疮口生肌促进溃疡愈合，又能去恶血而减少或消退角膜瘢痕。

经验采菁：

韦文贵善用二药合伍退翳障，促进角膜溃疡愈合。（《韦文贵眼科临床经验选》）密蒙花疏散风热，石决明清肝退翳，急性期以密蒙花为主，慢性期以石决明为主，但也可随证以密蒙花、石决明、赤石脂三药合伍治疗。

川芎　　石决明　珍珠母

配伍特点：

平肝活血祛风。川芎疏风活血散瘀，祛风止痛。石决明凉肝平肝潜阳。珍珠母平肝镇心安神。三药合伍，介类镇潜与疏通祛散并用，则潜降不郁遏，疏散不升提，相辅相成，共奏平肝活血息风之功。

经验采菁：

1. 张了然善用三药配伍，治高血压肝阳头痛，并体会无论高血压或低血压所引起的头晕头痛，只要辨证血中有滞，即可使用川芎 9 ~ 12g，不但止痛效果良好，同时对血压也有相应的调节作用。但张氏认为，川芎治外感头痛，必须剂量轻，一般 2 ~ 3g 即可，不超能过 4g。"治上焦如羽，非轻不举"，重用川芎药过病所，不仅头痛难除，反能使人昏瞀。［中医杂志，1982，（9）：79］

2. 陈慈煦经验，珍珠母镇心定惊，是治疗心悸，恢复心律失常之要药。［中医杂志，1998，（9）：530］

桑寄生　钩藤

配伍特点：

益肝肾养血，平肝风活络。二药合用，桑寄生养肝肾舒筋和血脉治其本，钩藤平肝息风治其标，治本兼疏利，治标不镇遏，相辅相成，共奏补肝肾平肝活络之功。

经验采菁：

1. 此为赵金铎的配伍用药经验。赵氏治中风先兆头痛，善以二药配伍，每获良效。自制柔肝息风汤、桑钩温胆汤，即以二药成对配伍。（《赵金铎医学经验集》）

2. 肝肾不足，肝风上旋旁走诸证，如高血压、脑动脉硬化之头晕头痛、血管神经性头痛如掣、关节痹痛、肢体麻木、筋脉瘿疭等均可选用。

龙胆草　钩藤

配伍特点：

清肝胆实火，平肝息风。龙胆草性苦寒沉降，主泻肝胆实火，清肝胆实热，利水消肿。钩藤清热平肝，息风解痉，轻清透热。足厥阴肝经上行巅顶。二药合用，一清泄而沉降，一平息而轻透，相辅相成，共奏清肝胆实火、平肝息风之功。

经验采菁：

1. 邹鑫和善用二药合伍治疗流脑、乙脑之高热神昏抽搐，认为龙胆草清肝解毒息风作用较好，配伍钩藤作用尤佳，早期选用对防止或减轻脑水肿有一定作用。

2. 肝胆心包实火，热毒上冲之颅内压增高，于应证方中配用二药有一定的泻肝火降低颅内压作用。如急性维生素 A 中毒、高血压等属肝火上炎，头痛呕吐，甚或抽搐等颇宜选用。

北沙参　蔓荆子

配伍特点：

疏利头目，治顽固性头痛。蔓荆子散风热清头目。北沙参润肺阴清肺火。二药轻疏清润并施，合用相辅相成，共奏疏利头目之功。

经验采菁：

1. 熊魁梧用治顽固性头痛，如血管神经性头痛多获良效。尤

以止太阳穴及前额头痛为好。[浙江中医杂志，1985，（5）：197]
姜春华又配伍川芎、细辛、血芷治疗神经性头痛，获较好疗效。
[上海中医药杂志，1985，（6）：6]

2.《串雅》治头痛方：川芎、沙参、蔓荆子、细辛，水
煎后加黄酒少许调匀服。用治剧烈头痛有较好的止痛功效。

石决明　蚕砂

配伍特点：

祛湿浊平肝息风。石决明凉肝镇肝息风。蚕砂燥湿祛风，
化胃肠湿浊。二药合伍，肝风息则湿浊不逆乱，湿浊化则肝风
无以兼夹而易平息，相辅相成，共奏祛湿浊平肝息风之功。

经验采菁：

肝风内动，胃肠湿浊不化，两助相虐而眩晕头重，或头痛
如掣，肢麻抽搐，呕恶臭秽，舌苔浊腻等用为的对配伍。可用
于尿毒症、肝性昏迷、中风等属肝风夹秽浊者。

生石膏　石决明

配伍特点：

清阳明平厥阴止眩晕。生石膏清泄胃中郁热，镇静宁神。
石决明质重镇潜泄降，泄肝经郁热。二药均质重，一清透，一
泄降，合用则镇降不沉坠，清透不易亢，相辅相成，共奏清阳
明平厥阴、清降肝胃止眩晕之功。

经验采菁：

1. 姜良铎经验，眩晕、中风或高血压患者，如出现颜面
潮红，双目发赤，或伴有胃脘部发热者是加用生石膏的指征，
配等量石决明，则有清泄阳明助平肝阳之功。[中医杂志，
1993，（5）：271]

2. 肝阳头痛眩晕伴有胃热较盛者，纯用清肝平肝尚不
足以取效，必须清泄胃火，即"平肝少效，泄胃降胃捷
功"。

钩藤　佩兰

配伍特点：

平肝化秽浊息风。钩藤清肝平肝息风。佩兰芳香化秽浊，除陈腐，和中醒脾。二药合用，芳化不动肝阳，平肝不恋秽浊，相辅相成，共奏平肝化浊息风之功。

经验采菁：

1. 用治肝阳肝风夹秽浊之头痛头晕颇宜，症见头痛如掣，但又感头晕而沉重，或头胀痛而重有抬不起之感，舌苔腻。高血压舌苔浊腻而头胀痛者，夏令感受暑邪引动肝阳者用之可增强疗效。沈敏南善用二药合伍治疗此类头痛。［辽宁中医杂志，1988，（7）：35］

2. 陈丹华治经行头痛、恶呕腹痛用之有较好疗效。［江苏中医杂志，1987，（9）：4］

泽泻　石决明

配伍特点：

利水平肝止眩晕。泽泻清利肾家湿热，祛肾之水邪，降浊降脂。石决明泄降镇潜，平肝潜阳，利头目。二药清利与镇潜合用，泄浊与镇潜合伍，相辅相成，浊降阳潜，共奏利水平肝潜阳之功。

经验采菁：

1. 徐宗忠体会，用大剂量泽泻配伍石决明治顽固性眩晕，使水火并行不悖，肝肾之阴得以涵养而阳自潜。用于治疗肝阳上亢之眩晕，随证加味，常获显效。［浙江中医杂志，1996，（10）：470］　高血压、脑动脉硬化、美尼尔氏病等均可随证选用。

2. 肝阳上亢眩晕治疗或清肝潜阳，或养肝平肝，而该配伍却从渗湿降浊合平肝潜阳，达浊降阳潜，可谓独树一帜，可供参考选用。

牡蛎　夏枯草

配伍特点：

镇息风阳，清利上窍。生牡蛎养阴镇潜。夏枯草清肝火，散郁热，丹溪谓之有补养厥阴血脉之功。二药合用，镇静与散郁并用，相辅相成，共奏镇息风阳、清利上窍之功。

经验采菁：

此为胡国俊的配伍用药经验。治肝经虚风上扰之头晕，心烦口苦，夜寐多梦，耳鸣眼花等，随证选用，可增强疗效。［上海中医药杂志，1988，（4）：30］

独活　珍珠母　白芍

配伍特点：

升疏潜养定眩晕。独活开通达邪，善理伏风，王好古称其能"搜肝风"，可升清阳。珍珠母镇潜肝风而宁心。白芍养血柔肝体。三药合伍，升疏与潜阳并用，则升疏不太过，潜养不闭遏，相辅相成，共奏升疏潜阳定眩晕之功。

经验采菁：

"诸风掉眩皆属于肝"，定眩晕从肝论治多用平肝、潜阳等，唯少用甚则忌用升散之品，恐升发之品引动肝阳，其实失之偏颇，肝疏泄升发大过固然致病，但肝用不及也致病。朱步先经验，肝用不及，郁而不伸，风扰于上也致眩晕。症见头晕如坐舟中，视物昏花，面色清冷，胸闷胁胀，精神抑郁，胆怯易惊，苔白根腻，脉弦细，与风阳上翔者迥然有别。治当补肝升阳，疏息肝风方可。朱氏用独活治肝用不及的眩晕，与白芍、珍珠母合伍，随证配伍他药，屡获良效。独活用量一般在8g左右，白芍12g，珍珠母30g。［中医杂志，1986，（3）：16］

川芎　细辛

配伍特点：

祛风活血利窍。川芎善上行头顶，活血行气，祛风止痛。

细辛香窜，入窍走络，祛风通经，长于止痛。二药均辛通入络走窍，一入气分，一入血分，上达于脑窍，合用相得益彰，祛风止痛、活血利窍之功益增。

经验采菁：

1. 上海学者治疗儿童多动综合征，辨证属心肾气虚，肝气抑郁者，用自拟调神1号方（石菖蒲12g，柴胡4g，升麻4g，葛根4g，淮小麦8g，甘草6g，大枣6g，川芎4g，细辛4g，制首乌6g，淫羊藿4g，巴戟4g），方中细辛、川芎均辛香走窜之品，上达于头，有提神醒脑之功，有助于加强自制能力。（《中医治疗疑难杂病秘要》）

2. 头痛、关节痹痛等也为常用有效之配伍，只要配伍得当，不论寒热虚实诸种痛证均可选用，取其长于祛风止痛之功。

白芍　白薇

配伍特点：

养阴血清热平肝。白芍敛养阴血而柔肝平肝。白薇清血分邪热，养阴利尿。二药敛养而兼清利，合用相辅相成，共奏养阴血清热平肝之功。

经验采菁：

1. 钱伯煊经验，白薇苦咸而寒，阳明冲任之药，泻血热而主治血厥又能平肝，对血热而患高血压者有显效。配用白芍更增养阴血柔肝平肝之功。［辽宁中医杂志，1985，（8）：20］

2. 阴虚血热之热淋、血淋、血尿、蛋白尿、月经先期、崩漏、经期低热也宜选用。

山羊角　水牛角　生鹿角

配伍特点：

清心镇痉，化瘀清脑。三药为血肉有情之品，合用相得益彰，共奏清心活血、镇痉清脑之功。

经验采菁：

陈苏生治脑血管病变，喜三角同用，意在山羊角代羚羊角镇痉，水牛角代犀角清心清脑，生鹿角活血化瘀。〔新中医，1992，（2）：6〕

十五、安心神定心悸类

（一）温养镇静安心神

附子　磁石

配伍特点：

温阳镇静，燮理阴阳，安心神。附子气雄不守，温振心阳，温壮肾阳。磁石镇潜浮阳，摄纳。肾气益肾精，重镇安神。二药合用，一主兴奋主强壮，一主静主抑制，动静相合，温阳不失于升浮燥烈，镇静不失于沉降郁遏，相制相成，共奏温阳镇静安心神之功。

经验采菁：

1. 祝味菊、章次公、陈苏生名老中医临证均善用二药配伍。祝氏云："附子兴奋，磁石镇静，兴奋伍镇静，则失其兴奋镇静而为强壮矣。"［中医杂志，1987，（3）：8］　章氏谓："有些失眠患者，单纯用养阴安神、镇静药物不佳时，适当加入桂、附一类兴奋药，每获佳效。"［上海中医药杂志，1983，（10）：28］　陈氏称："附子加磁石，兴奋加镇静，具强壮之功，能抑制虚性兴奋。"［中医杂志，1979，（1）：48］

2. 用治心肾阳虚，虚阳上浮，扰心神而致心悸心慌、不寐、耳鸣耳聋、眩晕、咳嗽痰血、口糜等有良好温阳镇潜之功。陈苏生善用二药相伍治心悸、失眠等神经衰弱症，但有房室传导阻滞者不用磁石。［中医杂志，1983，（10）：58］　陈氏以二药再配枣仁，体会有安抚调节作用，对长期失眠，形神俱惫之自主神经功能紊乱，心动过速，脉来早搏有较好疗效。［上海中医药杂志，1987，（7）：22］　朱良春对失眠久治不愈，叠进养阴镇静药无效时，恒用温补镇摄，选磁石配淫羊藿

每获佳效。[上海中医药杂志, 1983, (1) : 28]

3. 徐仲才经验, 高血压病人脉细, 夜尿频数者, 特别是第二、三期的病人, 常表现为上盛下虚。附子配伍磁石、石决明、二至丸, 或黄芩、地龙, 以温下引火归原, 镇静平肝, 可取得较好疗效。[中医杂志, 1986, (10) : 23] 颜德馨也善用二药配伍治疗顽固性高血压 (动静结合)。(《颜德馨诊治疑难病秘笈》)

4. 程门雪则喜用附子与牡蛎、石决明、地骨皮、白薇配伍, 有缬抗缓和之义。(《程门雪医案》) 胡国俊也喜用附子配牡蛎交通心肾治心肾不交诸证。[上海中医药杂志, 1988, (4) : 29]

5. 祝味菊治感冒正虚阳浮, 邪气外干者, 取桂枝、白芍、杏仁, 加附子、磁石、石决明等。[上海中医药杂志, 1990, (2) : 29]

附子 紫石英

配伍特点:

温通摄纳定心悸。紫石英温补心肾阳气, 镇降摄纳。附子温通心肾阳气。二药合用, 一摄纳一温通, 温通不耗散, 摄纳不闭遏, 相辅相成, 共奏温通心肾、摄纳浮阳而定心悸之功。

经验采菁:

1. 俞长荣经验, 二药相伍为治疗心慌心悸常用配伍, 用于补肾药中, 有增强调理阴阳之功, 此乃心悸久病则动摇其本, 久虚必求于阴阳, 病在上须求之于下之理。[中医杂志, 1994, (6) : 337] 二药均属性温之品, 用于治疗心悸证属心肾阳虚者更宜, 其他证型心悸也可于应证方中随证选用。

2. 心肾阳虚月经后期、闭经、不孕、痛经等均可选用。

附子 酸枣仁

配伍特点:

温心阳养心阴安神。附子温通心阳, 兴奋强壮, 强心。酸枣仁滋养阴血，益心肝安心神。二药辛通酸收，温阳养阴并施，温而不燥，养而能通，兴奋寓静养，共奏温心阳养心阴安神之功。

经验采菁：

1. 陈苏生经验，二药合用能调节心血管系统自主神经功能之紊乱，治心动过速，脉来早搏有效。［中医杂志，1979，（10）：48］　从中医辨证应以心阴阳两虚，阳虚无以温养心神，阴血不足无以柔养而虚烦不寐，心悸，心动过速，脉细数或脉律不齐者为宜。

2. 祝味菊经验，二药合用具有强心样作用，常在辨证方中加用二药，并重用附子 18g、酸枣仁 30g，有较好的温养强心作用，却无洋地黄样的副作用。［浙江中医杂志，1984，（6）：248］

3. 药理研究认为，二药各自有导致心律不齐或心搏停止的可能，临床虽然多配伍运用，但仍需注意观察。

附子　生牡蛎

配伍特点：

启肾水降心火，交泰心肾安眠。生牡蛎咸寒质重，滋阴重镇，敛阴潜阳，能导心火下交于肾，又能滋敛不足之肾阴，一药而两得其用。熟附子辛热，通行十二经，既能携牡蛎入心重镇，又引心火以下行，还能入肾以鼓动命门之火蒸发肾水以上济心火。二药合用，肾水得启而上承，心火得潜而下降，水火既济，心肾相交，而能宁神安眠。

经验采菁：

胡翘武经验，对一些顽固性失眠患者，频服或增大镇静安眠药以求暂安，然其毒副作用与日俱增。用二药对肾阴亏于下，心火亢于上之失眠尤效，对其他类型失眠，如配伍适当，收效也著。（《中华名医特技集成》）　二药合用之特点是兴奋与镇静兼备，静药中稍佐动药，以动中求静，更增镇静安神之功。

淫羊藿　知母

配伍特点：

温肾阳，清虚热。淫羊藿补命门火助肾阳，不燥烈。知母清热泻火，滋肾润燥退虚热。二药温肾阳与清虚热合用，阴阳并调，相辅相成，共奏温肾阳清虚热之功。

经验采菁：

1. 用于更年期综合征，有较好调节阴阳，调整植物神经功能紊乱的作用，对消除疲乏，虚烦，烘热感，心悸汗出有较好疗效。朱锡祺经验，二药合用对心脏神经官能症之心悸有较好疗效。[辽宁中医杂志，1984，（2）：1]

2. 阴阳两虚而呈虚性亢奋的其他病证，如遗精、阳事易举、低热盗汗、眩晕也宜选用。

酸枣仁　甘松

配伍特点：

开郁养血安神，阴阳相安成寐。酸枣仁酸敛，养心血，除虚烦，安心神。甘松辛开，开郁结安心神。二药一酸敛一辛开，养心血与开郁结并用，敛养开郁并有，相制相成，开郁养血安神功效益增。

经验采菁：

1. 杨浩观经验，治疗不寐要能使阴阳相安自能安寐。凡思虑劳倦，惊恐忧虑，或别无所累而不寐者，总属阴阳不足，阴阳不交，神不安室所致。故欲求寐者，当养阴中之阳，去静中之动。二药相伍开郁结养阴血，能使阴阳相交，从而寐能安宁。（《中华名医特技集成》）

2. 甘松有抗心律失常作用，二药合用尚能开郁养血定心悸，对心血不足之心悸、早搏、窦性心律不齐等可随证选用。

（二）养阴清热安心神

百合　生地黄

配伍特点：

润肺益心阴，安心神。百合润肺益气，清心宁神。生地滋阴清热，养血润燥。二药合用，润养中有清心但不苦寒，合用相得益彰，润肺益心阴安心神之功益增。

经验采菁：

1. 温热病后期，余热未清而心肺阴津已伤，心烦不寐，虚烦惊悸，口干等用之有较好疗效。病毒性心肌炎恢复期用之调理，有润养心肺、安神定悸之功效。

2. 朱南荪治妇人心阴不足而心悸不安，躁动不宁，失眠，甚则精神失常，将二药与甘麦大枣汤合用。　［江苏中医，1990，（11）：35］

百合　知母

配伍特点：

润肺清热安心神。百合清润肺气，润养心阴安心神。知母清肺胃泻肾火，滋阴润燥除虚烦。二药合用，相得益彰，共奏润养心肺、清热安心神之功。

经验采菁：

1. 阴虚内热之不寐，心烦惊悸，头晕，口渴，或有低热者，可随证选用。更年期综合征、神经衰弱、癔病等属阴虚内热者用之有较好疗效。

2. 赵锡武将二药用于治疗排尿性晕厥获良效。（《赵锡武医疗经验》）

白芍　合欢皮

配伍特点：

养血柔肝，解郁安神。白芍养血敛阴平肝。合欢皮解郁安神。二药柔敛疏郁并用，相辅相成，共奏养血柔肝、解郁安神之功。

经验采菁：

1. 何子淮对营血亏虚的心神不安，精神恍惚，绝育术后的神经官能症，更年期综合征精神抑郁，随证配伍二药，能使精神畅快，使心神不安、焦虑而烦、易怒、精神紧张、睡眠不宁得到明显改善。二药剂量重用白芍 15～30g，合欢皮 9g 即可。［上海中医药杂志，1982，（4）：24］

2. 姚石安认为，对习惯性流产治疗需要安心神时，避免选用远志、合欢皮、五味子等能兴奋子宫的药物，而柏子仁较宜选用。［中医杂志，1996，（7）］

酸枣仁　丹参

配伍特点：

养血活血，清心除烦。丹参养血活血，清心除烦安心神。枣仁养心血安心神。二药清养与活血并用，不腻滞不镇遏，相辅相成，共奏养血活血、清心除烦安心神之功。

经验采菁：

1. 曹仁康习惯以二药合伍治疗冠心病伴虚烦不寐，心悸者。［中医杂志，1986，（12）：17］　二药既能除虚烦，又能活血化瘀改善血行，对冠心病因虚烦不寐而影响休息者更为适宜。对心血不足虚烦不寐也用为要药。神经衰弱、更年期综合征均可选用。

2. 姜春华经验，重用一味丹参治疗失眠，也可取得很好疗效。［上海中医药杂志，1985，（6）：6］

酸枣仁　代赭石

配伍特点：

养血重镇安神。枣仁养阴血益心肝安心神。代赭石养血安神，重镇除阳躁。两相配伍，养心血以涵阳，重镇以潜阳，阳入于阴，阴阳交济，心神自安。

经验采菁：

焦树德喜用二药相合以养血荣心，重镇安神，即寓有

"去静中之动"的意义，亢旺之阳得以涵养重镇，而有较好安心神之功。(《从病例谈辨证论治》)　　重镇安神多用珍珠母之类。代赭石重镇兼养心血除阳躁，较珍珠母之类有其所长。

柏子仁　侧柏叶

配伍特点：

敛养清心除虚烦。柏子仁滋养阴血通心脉。侧柏叶收敛心神，清心凉血。二药合用，轻养轻清轻敛，不滞腻不苦寒闭遏，而有良好的敛养清心除虚烦功效。

经验采菁：

此为过锡生的配伍用药经验，过氏用二药配伍治疗心阴心血不足，虚烦不寐有较好疗效。[江苏中医杂志，1987，(5)：4]

酸枣仁　黄连

配伍特点：

养血清心，除烦安神。酸枣仁养心血安心神，养肝血除虚烦。黄连清心泻火除烦。二药合用，一酸甘，一苦寒，"酸苦涌泄"，酸得苦合，增泄热功效，苦得酸甘化阴则不化燥，相辅相成，共奏养血除烦安神之功。

经验采菁：

1. 心血不足，心火亢旺，心神不安之烦躁不寐，甚则彻夜不寐，或口腔糜烂，口苦，或伴心悸等均用为要药。

2. 程门雪治不寐用黄连很讲究配伍，认为对心阴或肾阴不足，心火有余而烦躁者，黄连用量宜小，一般在三至五分之间，用水炒或蜜水炒，主要防其"苦从燥化"。程氏有曾用较大剂量黄连而致彻夜不寐，后经减量加入柔润药中而见效者的治疗病例，所以提出治失眠轻用黄连的告诫。程氏用黄连配阿胶，以得其滋润，与酸枣仁同用以得其酸制。认为补心体宜用酸，强心宜用辛。酸枣仁与远志配伍，远志交通心肾，解郁开

结，辛而不猛，比之川芎与酸枣仁相伍更为稳妥。(《程门雪医案》)

3. 刘惠民经验，枣仁不仅是治疗失眠之要药，且有滋补强壮，养心健脑，安五脏，强精神之功。刘氏用枣仁治疗神经衰弱不寐，喜生熟枣仁并用。酸枣仁用量一般成人多在30g以上，重剂为75~90g。(《刘惠民医案选》)

旱莲草　夜交藤

配伍特点：

调冲任宁心神，解药毒治崩漏。旱莲草养阴益肝肾，凉血止血。夜交藤养血安神以宁血。二药均属轻淡之品，不寒滞不刚燥，安心神养阴血，合用相得益彰，共奏益肝肾调冲任、养心安神止血之功。

经验采菁：

1. 班秀文经验，因药物刺激引起的崩漏，治以调养冲任为主，佐以解毒之品，常用当归地黄汤、二至丸加夜交藤、忍冬藤、鸡血藤、茺蔚子、冬桑叶等，其中旱莲草、夜交藤用至20~30g，有解药毒之功。[中医杂志，1997，(3)：144]

2. 二药养肝肾宁心神功效颇佳，对调整自主神经功能紊乱有一定作用，可用于肝肾阴虚、心阴不足之不寐、经期紧张综合征、更年期综合征。

百合　丹参

配伍特点：

敛养心肺，清心安神。百合清润心肺，安心神。丹参养心血清心宁神，活血定志。二药合用，既清心又敛养，敛养又活血，心肺同调，相辅相成，共奏敛养心肺、养心安神之功。

经验采菁：

1. 朱锡祺经验，二药合用有较好的养心宁神作用，以二药合用配生脉散、甘麦大枣汤等，治疗窦性心动过速、室上性心动过速、心脏神经官能症之心悸不宁、少寐梦多等有较好疗效。[辽宁中医杂志，1984，（2）：2]　中医辨证应以心阴不足，虚热扰心者为宜。

2. 经期紧张综合征、更年期综合征、神经衰弱不眠、心悸心烦等均颇宜选用。

（三）和胃化痰安心神

甘松　陈皮

配伍特点：

疏肝化胃浊，安心神定悸。甘松疏肝气，化浊醒脾健胃。药理研究认为，甘松有抗心律失常、镇静安神作用。陈皮理气健脾，和胃化痰湿。二药合用，疏肝以和胃，化胃浊以安心神。盖"胃络通于心"。二药以轻灵疏通见长。

经验采菁：

1. 朱小南治疗经行心烦在辨证方中配伍甘松，且常作主药，认为疏肝条达健脾和胃兼有者首推甘松。近人以甘松配陈皮治妇人脏躁，亦颇见效。（《朱小南妇科经验选》）

2. 精神分裂症也可选用，有仅用二药配伍治疗癔病获效者。[浙江中医杂志，1978，（5）：30]　若随证合甘麦大枣汤、百合地黄汤、百合知母汤疗效更好。

3. 用于心律失常、心脏神经官能症之心悸心慌属肝胃气机不和者较宜。陈妙峰治疗阳虚型心律失常，对早搏顽而不愈者，在应证基本方中加甘松 10～15g，桑寄生 15～30g，取得较好疗效。[上海中医药杂志，1990，（11）：3]　金明渊经验，甘松性偏温，入心脾二经，有理气益脾醒胃之功，对心脏病伴有胸脘痞满胀痛者最为适宜，对心脏异位节律有明显的抑制作用。（《中华名医特技集成》）

4. 胃痛及脘腹胀满属肝胃气滞者用之有较好疗效，朱良春谓"胃痛而有胃胀满者，最为适宜"。

5. 甘松用量一般以轻剂为宜，如朱小南治经行心烦虽为主药，甘松仅用 3g，剂量过大可致咽燥口干。特殊情况时也可酌增，如陈妙峰治阳虚型顽固性早搏用甘松 15～30g，且和苦寒清热药苦参相伍。

川贝母　合欢花

配伍特点：

开郁结化痰热，安心神。川贝母润肺化痰散结，并泄胸中郁结之气火。合欢花舒郁理气，安神，活络。二药合伍，痰气并调，开郁结畅心胸，理肺以平肝，相辅相成，共奏开郁结化痰热、安心神之功。用药轻灵，别具一格。

经验采菁：

1. 程门雪用贝母、合欢花配伍以解郁，二药清虚热化痰，对烦躁者颇宜。(《程门雪医案》)

2. 阴虚肺燥之妊娠咳嗽痰少，烦躁不宁，胸胁不舒，以二药合百合固金汤也有较好疗效。

法半夏　夏枯草

配伍特点：

化痰浊，散肝火，顺接阴阳。法半夏化痰浊，消痞散结，通降和胃。药理研究认为，半夏有良好的镇静和安定作用。夏枯草宣泄肝胆郁火，畅利气机之运行，补养厥阴。陆定圃称："盖半夏得至阴而生，夏枯草得至阳而长，是阴阳配合之妙也。"关键是二药合用能宣散肝火，化痰浊，调和肝胃，顺接阴阳。

经验采菁：

1. 《医学秘旨》载一不寐患者，心肾兼补之药遍服无效，后诊其为"阴阳违和，二气不交"，用半夏 10g、夏枯草 10g 浓煎服，即得安睡。朱良春喜将二药用于肝火内扰，阳不交阴之不寐，并喜加珍珠母 30g 以入肝安魂，治多种肝病之顽固性失眠均获良效。[上海中医药杂志，1983，

（3）：31〕　　陶御风经验，半夏能安眠。［上海中医药杂志，1988，（8）：17〕

2. 朱良春对半夏还别有所悟之功能：消瘀止血、和解寒热、交通阴阳、消肿散结。［上海中医药杂志，1983，（3）：31〕

3. 刘春圃经验，二药合用能交通心肾治失眠，并体会黄连配肉桂、半夏配秫米均有交通心肾之功能。（《北京市老中医经验选编》）

4. 吴鞠通谓"半夏一用降逆，二用安眠"。故用半夏治不眠，剂量可随证酌增。朱良春用二药合伍治失眠，半夏用12g。胡学刚用半夏治不寐，认为不用较大剂量（30～60g）则效果不显。［中医杂志，1986，（10）：67〕

紫苏　百合

配伍特点：

交通心胃阴阳治失眠。紫苏辛温，开胸膈而醒脾胃，通阳明之胃经。百合甘平，敛心阴而安心神，通少阴之心经。两药相伍，一入阳经，一入阴经，如此阴阳协调，心胃交通，夜寐则酣。

经验采菁：

此为刘树农的独特配伍用药经验。刘氏认为，失眠之因虽多，然阴阳不交乃为重要之因，治当交通阴阳。阴阳相交的涵义甚广，不独心肾之阴阳须相交，且心与其他脏腑之阴阳亦须相交。若心与胃腑之阴阳失交，可致失眠。二药合用善交通心胃之阴阳而治失眠。心胃不交之失眠除不寐、梦多纷纭外，尚有脘胀纳呆胃气不和症状。［上海中医药杂志，1985，（3）：27〕

胆南星　石菖蒲

配伍特点：

化痰通窍安神。南星燥湿化痰，胆南星燥性已减，而能清化痰热，息风定惊。石菖蒲化痰开窍。二药均善化痰，合用相得益彰，共奏化痰通窍安心神之功。

经验采菁：

1. 石幼山善用南星治伤损，体会在伤损之早期，瘀血凝结不散或坚结成块者，或痰瘀互阻，漫肿疼痛之证，用南星较之单用活血化瘀药，散结消肿更为见效。石氏用二药合伍治疗头部内伤之后神思不安者。［上海中医药杂志，1984，（7）：19］

2. 胡建华长期以生南星广泛应用于临床，治疗癫痫、癫狂、郁证、头痛、眩晕、不寐、偏瘫等均获显效。胡氏善用生南星配菖蒲治疗癫痫、震颤麻痹，随证配伍，取效满意。［中医杂志，1986，（2）：15］ 杨百茀治痴呆、眩晕也善用二药配伍，取燥湿化痰、开窍宁神之功。［中医杂志，1994，（1）：17］ 研究证明，南星有祛痰、镇静、镇痛、抗惊厥等作用。

（四）定心悸

苦参　茶树根

配伍特点：

清热安神止心悸。苦参清热解毒，止心悸。茶树根强心利尿，止心悸。二药合用，共奏清热强心止心悸之功。

经验采菁：

1. 朱锡祺经验，用治病毒性心肌炎有较好纠正心律失常的作用。［上海中医药杂志，1986，（4）：9］ 张伯臾经验，治心肌炎恢复期心律不齐配用二药有抗早搏作用。［上海中医药杂志，1984，（10）：4］

2. 临床观察，苦参对阳热有余，湿热偏盛之心律失常确有良效。［上海中医药杂志，1981，（1）：29］ 用苦参15～30g治疗心火亢旺或湿热相搏而致心律失常者，常可收到清心宁心止心悸之效，使早搏逐渐消失。胡建华经验，茶树根治风湿病心肌炎、冠心病所致心律失常有一定疗效。［上海中医药

杂志，1983，（3）：18]

桂枝　炙甘草

配伍特点：

温通心阳，通利血脉，宁心定悸。桂枝辛甘温，温通心阳，温经活血。炙甘草补益心气利血脉。"辛甘化阳"，二药合伍，温通心阳不刚燥，益心脉不壅滞，药简力专，为温通心阳、通利血脉、宁心定悸的重要配伍。

经验采菁：

1. 朱良春称桂枝温通心阳，治心动过缓有效，与炙甘草同用，治阳虚心悸有显著疗效。　[上海中医药杂志，1982，（12）：26]　心阳不足，心脉痹闭之证均可选用。凡冠心病、病态窦房结综合征的心动过缓，以二药配伍可提高心率。奚凤霖也善用桂枝、炙甘草治心气心阳虚心悸怔忡，且获得满意疗效。[上海中医药杂志，1984，（8）：5]

2. 朱锡祺治心脏病常用桂枝，当心阳不振，浊阴弥漫，胸膺清旷之地，顿成迷雾之乡，投桂枝犹离空当照，阴雾自散。历来多以舌质红及血证为桂枝之禁忌，但朱氏认为，舌红只要舌上有津，具桂枝适应证照样可用。血证禁用桂枝不可一概而论。如风心病，肺部郁血而致咯血，用桂枝改善肺部血液循环，减轻肺部郁血而起止血作用。但血热妄行者当禁用。桂枝、炙甘草对心阳虚之心悸怔忡有较好疗效。[上海中医药杂志，1983，（5）：5]

3. 用桂枝复心阳，治缓慢型心律失常，剂量宜大些。朱良春体会，关键在于桂枝用量是否得当，若拘泥于常规剂量，药力不及，则难于取得显效或无效。治心动过缓用桂枝从10g开始，常用至24g，最多可用30g，直服至心率接近正常，或有口干舌燥时，则将已用之剂量略减2～3g，续服以资巩固。[中医杂志，1985，（2）：14]　袁家玑经验，炙甘草配桂枝1∶2能强心复脉治胸痹，炙甘草配当归2∶3能养血通血脉治无脉症。[中医杂志，1996，（5）：272]

4. "辛甘发散为阳"，程门雪经验，若桂枝量少，甘多于辛，则成为强卫之剂。(《程门雪医案》)

地龙　鹿角霜

配伍特点：

温阳通络定心悸。地龙通络，清热。鹿角温通心肾阳气，活血化瘀。二药温阳活血与清热通络并用，温而不燥，清不伤阳，相辅相成，共奏温通心肾阳气、活血通络之功。

经验采菁：

1. 朱锡祺将二药用于治疗病态窦房结综合征属阳虚者有一定疗效。[上海中医药杂志，1981，(10)：39]

2. 肾结石属肾阳不足有瘀者也宜选用。

太子参　合欢皮

配伍特点：

疏肝气调血脉，益气和阴定心悸。太子参功用介于党参之补，沙参之润之间，善补益气阴。合欢皮益心脾，和营安神，解抑郁。二药合用，疏养调达，益气和阴，养益不壅滞，疏郁不耗伤，相辅相成，共奏疏调血脉、益气和阴定心悸之功。

经验采菁：

此为朱良春的配伍用药经验，对气机郁结、气阴两伤的冠心病、心肌炎后期心悸、虚烦不寐有满意疗效。眩晕、脏躁、不寐、喘息、随证选用也有较好疗效。朱氏经验，治心气不足，肝郁不达的情志病，用二药确有调肝解郁、两和气阴之功，而无"四逆"、"四七"辛香开散、耗气劫阴之弊。[上海中医药杂志，1984，(8)：34]

楮实子　丹参

配伍特点：

补肾活血，定老年心悸。楮实子补肾益气养阴，补虚劳。丹参活血兼能养血。药理研究证明，丹参能扩张冠状动脉，改善心肌功能，调整心律。二药补肾活血，心肾同治，平和稳妥，而善定老年心悸。

经验采菁：

江克明治老年人早搏善以二药配伍为主，辨证配伍他药，每获良效。高血压、冠心病、肺心病之早搏均宜选用。[上海中医药杂志，1988，（5）：30]

仙鹤草　卧蛋草

配伍特点：

补心气通血脉宁心。卧蛋草甘温，功能"主心气，通心脉，能散血，止血痢"。仙鹤草补虚强壮，强心，治痢止血。二药合用补益中能通利血脉，通利中能止血，相辅相成，共奏补心气通血脉之功。

经验采菁：

1. 主治心悸怔忡。施今墨认为，二药确有主心气宁心作用，对心动过速者，服之能使心率减慢。若合龙眼肉、冰糖疗效尤佳。（《施今墨临床经验集》）

2. 二药均有治痢止血作用，对赤白痢疾也可随证选用。

柏子仁　龙眼肉

配伍特点：

养心脾安神宁心。柏子仁柔润，养心血安心神。龙眼肉补心脾养血安神。二药合用，相得益彰，养心脾安神宁心之功益增。

经验采菁：

用于心脾阴血不足之心悸怔忡，虚烦不眠、头晕等。施今墨经验，二药配伍生脉散治心律不齐有显效。（《施今墨临床经验集》）

十六、补益类

（一）补气

黄芪　白术

配伍特点：

补气健脾利水。黄芪大补脾肺之气，健脾利水，主肌表之水湿，主在里之水气。药理研究证明，黄芪有保护肝肾功能，促进代谢等作用。白术健脾运湿，补脾益气。药理研究证明，有明显而持久的利尿作用，能促进肌力增强，防止肝糖原减少，增加血浆蛋白，纠正白球蛋白倒置等作用。二药合用，大能鼓舞脾胃气化，振奋生机，补脾气以化水，运脾气以行水，升脾气以降水，彻表彻里，表里水湿均主。

经验采菁：

1. 气虚水湿停滞之肌痹重着、关节痹痛、水肿、假性肢体肥大等均用为要药。

2. 肾炎肾病水肿属脾肺气虚用为的对要药，对消除水肿，消蛋白尿，改善机体营养状况，改善肾功能，增强机体抗病能力均有重要的治疗作用，对预防复发也有较好疗效。

3. 姜春华治疗肝硬化腹水属中气虚惫者，重用黄芪15～30g，白术30～60g，取"塞因塞用"之意，且能防止肝昏迷和增强活血化瘀药物之功能。［中医杂志，1983，（2）：13］乃脾气健运，气滞者行，瘀阻者通。若再配入黑大豆则疗效更佳，对提高血浆蛋白有较好疗效。

4. 顾丕荣经验，治慢性肝病硫酸锌浊度偏高重用白术15～30g，黄芪20～30g，旨在建中益气，滋养气血生化之源，其舌多淡白无华，补中益气汤为基本方。［中医杂志，1994，（8）：467］

5. 黄芪有补气健脾，促进和调节机体代谢和免疫功能，诱生干扰素，抗肝纤维化，养肝护肝等作用。有人对治疗乙肝等肝病用药情况分析，以黄芪出现、使用频率最高，名列首位。白术健运脾气，为"见肝之病当先实脾"要药，出现、使用频率仅次于黄芪、茯苓、丹参，名列第四位。二药合伍是治疗乙肝等肝病常用有效之要药。

黄芪　山药

配伍特点：

益脾气养脾阴。黄芪补益脾气。山药益脾气养脾阴，且能固精。二药气阴并调，合用相得益彰，共奏益脾气养脾阴之功。

经验采菁：

1. 此为施今墨治疗糖尿病的有效配伍，能较好地改善症状，降低血糖。

2. 徐景藩治疗溃疡病，辨证选用二药，有补气扶膜止血作用，有利于溃疡的愈合。[中医杂志，1985，（8）：6] 徐氏还认为，二药健脾益气，兼护其阴，增强健脾之功，对慢性胃肠炎兼溃疡之脾胃气虚，尤为适宜。[中医杂志，1991，（5）：12]

人参　白术

配伍特点：

补气健脾，促脾胃运化。人参大补元气，益脾肺之气，鼓舞脾胃运化。白术补脾气运脾湿，健脾养肝护肝。二药均为补气健运脾胃要药，合用相辅相成，相得益彰，共成补气健脾促脾胃运化，振奋后天根本之大功。

经验采菁：

1. 凡脾胃不足、脾虚不运、脾虚湿滞、脾虚气弱瘀阻、脾肺气虚、脾肾亏损、心脾两亏等所致诸多病证均为必用之配伍，人参一般可用党参代替。

2. 顾丕荣善重用参术治肝硬化腹水，分为肝脾型、肝肾型、肝脾肾型，认为本病"补不嫌早"，以党参为基础，轻则15~20g，重则30~40g。肝脾型脾虚湿盛时用人参叶"补而不滞其效神速"，不恋邪，可早投入。肝肾型阴亏明显，以沙参代党参，重证也可以西洋参代之，滋阴养肝更显神功。肝脾肾型阳衰明显，重症也可用红参代党参，则补虚壮阳之力更佳。参类对增强体质，激发肾气，促进肝细胞恢复，修复肝脏损害有显著疗效。顾氏治肝硬化腹水还喜重用白术，轻则20~30g，重则50~60g，认为白术不仅有益气健脾燥湿之功，更兼有利小便、退水肿、化血结的作用。白术有利水散血之长，却无刚燥劫阴之弊。水臌属脾虚者宜用，属肝肾虚者亦可用之，大剂量投用，以补药之体，奏攻药之用，培中伐邪，两恰其用。运用白术讲究炮制，以便发挥一药多用。生用刚燥化湿，炒用健脾利水，炙用滋润生津。如苔腻者湿盛用生白术，舌淡苔薄边有齿痕者脾虚用土炒白术，舌红苔少或剥者阴虚用蜜炙白术。重用参术并随证配伍行气消水之品，取得较好疗效。研究表明，白术有较好的改善、升高血浆白蛋白，纠正白、球蛋白比例倒置的作用，并具有明显而持久的利尿作用，促进钠的排泄，且有抗血凝作用。［中医杂志，1996，（7）：395］ 用党参30g，白术60g，莱菔子60g，治疗肝硬化腹水腹胀，常收殊效。［中医杂志，1994，（8）：469］

黄芪　防风

配伍特点：

益气固表，止汗御风。黄芪补气益气升阳而固表。防风疏风解表。二药合用，补中兼疏，不恋邪不散泄伤正，相制相成，更增益气固表御外风、洁肌表祛风之功。

经验采菁：

1. 气虚易感、表虚自汗、产后身痛酸楚畏风、气虚低热、慢性肾炎肾病因外感复发等均用为要药。

2. 过敏性鼻炎、荨麻疹也可选用，治疗和预防均可。

3. 裘沛然经验，治慢性肾炎选药要有针对性，如对于平素易感冒而诱发急性复发的患者用玉屏风散，但以羌活代防风，认为两者同为辛温解表药，但防风无利水作用，而羌活入肾、膀胱二经，善行气分，舒而不敛，升而能沉，又有利水燥湿作用。因此，对慢性肾炎患者来说，羌活比防风更有针对性。[中医杂志，1996，(8)：4]

4. 二药再配枳壳为三奇散，程门雪经验，对痢疾后的虚坐努责和痔疾脱肛不收，能标本兼顾。所谓本是升下陷之虚元以治脱肛；所谓标是宽肠中滞气以治后重，祛肠中之风以治胀迫。(《程门雪医案》)　　董德懋治脱肛，因思枳壳、防风能收缩内脏平滑肌，用之竟获速效。董氏随证选用补中益气汤加防风 3g、枳壳 6g 治痢后脱肛常取得满意疗效。(《医话医论荟要》)　　董汉良体会，气阴两伤，水津不布之假渴，在养阴生津基础上加益气升提之品，常用黄芪、防风，防风用量要少，但不可无。"风药益气"，能改善气血津液在全身输布。[中医杂志，1994，(9)：529]

人参　防风

配伍特点：

鼓舞脾气，升发清阳。人参大补元气，鼓舞脾胃气化。防风祛风胜湿，散肝气，鼓脾气上升。"按东垣用升麻以升脾胃每嫌其过，天士改用防风，比较稳妥"。二药合用，人参得防风，补而能升更增补益之功；防风得人参则疏通而不伤正，相辅相成，共奏鼓舞脾气、升发清阳之功。

经验采菁：

1. 慢性腹泻属脾虚湿滞不化用之较宜。《菊人医话》"感受暑滞，脾阳不振，水泄多日，囟门下陷，乳饮日少，脆弱万分，投以小剂补中益气汤，去升麻易以煨防风，次日泄止而囟门亦起"。

2. 产后感受风寒，头身酸痛，随证与四物汤、桂枝汤合用，具养血祛风通络止痛之功。

3. 刘奉五称少量防风可养血，类似人参补气之功。二药合伍升阳益气功效最佳。(《刘奉五妇科经验》)

人参　炙甘草

配伍特点：

大补元气，强固五脏。人参大补元气。炙甘草益气补虚，通经脉。二药合用，岳美中称起协同作用，能大补元气，强固五脏。

经验采菁：

1. 席汉氏综合征属元气虚损者随证选用，有一定治疗作用。药理研究证明，人参能兴奋垂体－肾上腺皮质功能，增强此轴效应，促进代谢，调节生理功能，有适应原样作用。甘草有类似肾上腺皮质激素样作用，能促进体内水钠潴留，促调机体的免疫功能。所以二药对席汉氏综合征的治疗是很有益处的。

2. 东恒谓："人参得黄芪、甘草，乃甘温除火热，泻阴火，补元气，又为疮家要药。"对小儿疮疖，反复发生不易治愈者，若属气虚者配用二药，有较好疗效。

山萸肉　人参

配伍特点：

补气益精，扶正固脱。山萸肉补益肝肾益精血，尤善涩精固脱。人参大补心肾元气，益脾肺之气。二药补养元气精血，更能涩精固脱，合用补固之功益增。

经验采菁：

此为张锡纯之配伍经验，张氏治元气虚脱之证，常以大剂山萸肉（轻则数钱，重则二三两）配人参而建奇功。他认为，"山萸肉救脱之功，较参、术、芪更胜。盖萸肉之性，不独补肝也。凡人身之阴阳气血将散者，皆能敛之。故救脱之药，当以萸肉为第一"。治疗虚脱危重之证，均用此药对以补气扶正、敛散固脱。

人参　制半夏

配伍特点：

补脾开胃，和中止呕。人参补益脾肺元气。半夏降逆和胃止呕，开痞散满。二药合用，一补益一降开，补中有开不壅滞，益中有降不升浮，相辅相成，共奏补脾开胃、和中止呕之功。

经验采菁：

1. 用治妊娠恶阻，陈修园称二药相伍治恶阻不仅不碍胎，反能固胎。叶熙春谓："胃虚寒饮之恶阻非此不除。"但半夏对妊娠的影响仍需进一步观察。

2. 用治尿毒症、关格等顽固性呕吐属脾胃元气虚损，胃气上逆者有较好疗效，对减轻胃肠道症状，改善肾功能均有一定疗效。呕吐甚者可用生半夏，止呕作用更佳。生半夏一般用9～12g 即可，不必用过大剂量，且宜先煎。制半夏有用 30g者，可供参考。二药是小柴胡汤的配伍，赵金铎治疗尿毒症，见恶心呕吐等中毒症状，喜用小柴胡汤进治，不少患者症状改善，带病延年。(《赵金铎医学经验集》)　岳美中治疗尿毒症属脾胃衰败，浊气不降，用六君子汤，重用半夏和党参（最好是人参），加大黄少许，合真武汤，能减轻症状，延长寿命，或降低尿素氮。(《岳美中医话集》)

人参　升麻

配伍特点：

益气升清降浊。人参补脾胃元气，益气生津。升麻升清气。二药补益升运并施，正合脾之生理特性，相辅相成，共奏益气升清降浊之功。

经验采菁：

1. 脾胃气虚下陷诸证、脾虚不摄诸证均可选用，如内脏下垂、慢性泄痢脱肛后重、低血压、眩晕、蛋白尿、崩漏等属气虚下陷者均用为要药。癃闭、尿毒症、便秘或虽不便结而不爽通、胸腹胀满、尿石症、阴火上冲等属气虚而浊气不降者也用为要药。口渴咽燥或鼻干等属气虚津液不上升也可随证选用。龚士澄经验，乌药与红参同用能升高血压。(《临证用药经验》)

2. 徐蒿年治疗淋证（包括尿感、结石、前列腺炎）在清利湿热方中配用党参、升麻，取张石顽春泽汤意，有助肺肾气化，通利膀胱功能，起到推波助澜作用，以洁源清流。(《肾与膀胱证治经验》)

黄芪　薏苡仁

配伍特点：

益气托毒，行水消肿。黄芪补益脾肺元气运毒托毒。薏苡仁清利湿热，解毒排脓，兼能健脾扶正。二药合伍，一以补气扶正为长，一以渗湿通利为主，补运托解，相辅相成，共奏益气行水、运毒托毒之功。

经验采菁：

1. 用于治疗慢性肾炎肾病水肿、肝性水肿等属脾虚不运者，能改善机体免疫功能，改善机体的营养状况，增强体质，有消肿、消蛋白尿等疗效。

2. 张洪林体会，在疑难病症中，凡具有痰、湿、热证之一，舌苔白腻或黄腻，脉滑或滑数均可重用苡仁，且可长期服用，对大动脉炎、脑动脉硬化、冠状动脉硬化供血不足、血栓闭塞性脉管炎、栓塞性静脉炎、海绵状血管瘤均可收到满意疗效。苡仁有化痰软坚解毒作用，可治疗多发性息肉、脂肪瘤及其他肿瘤。苡仁有抗病毒作用，能提高机体抗病毒能力，可治疗病毒性皮肤疣、病毒性心肌炎。[中医杂志，1995，(10)：593] 临证时可随证选用苡仁或二药合伍。

3. 肿瘤化疗放疗期间用之有扶正解毒，抗肿瘤，康复体力，减轻放化疗毒副反应等作用。

4. 衰弱性疾病用之有振痿起沉疴之效，但须坚持服用才有较好疗效。

仙鹤草　黄芪

配伍特点：

益气固津，活血止汗。仙鹤草既固津止汗，补益敛汗，补气强壮，抗疲劳，又活血通络。黄芪补气固表，益气生血，补气行血。二药且补且敛且通，益气固津，固中有通，相辅相成，共奏益气固津、活血止汗之功。

经验采菁：

1. 余韵星经验，治疗半身汗出的初、中乃至后期，出现"偏瘫"、"中风"，随证配伍二药有较好疗效。余氏还善用仙鹤草配炙白术疗诸种自汗，仙鹤草配丹参融祛邪、养血、活血、敛汗为一体，用治诸种盗汗。仙鹤草配藿胆（藿香用猪胆汁拌），清利肝胆湿热，祛脾胃秽浊，敛津下行，善治头汗。[中医杂志，1992，（9）：5]

2. 体虚气弱其他诸证如血白球减少症、血小板减少性紫癜、肿瘤防化疗后、糖尿病、肝病、各种血证等均可选用。

黄芪　升麻

配伍特点：

补气升阳，托透邪毒。黄芪补气升阳，托毒解毒。升麻升中气，透解邪毒。二药合用补托透解并行，托透邪毒之力愈增。又功善益气升阳，升阳不耗散，益气而不壅滞，益气升阳愈眩晕。

经验采菁：

1. 张海峰治疗白血球减少属脾肺气虚，仅用四君子汤白细胞升提较慢，若加配黄芪30g、升麻15g，白细胞逐渐上升，大约需2～3个月，疗程虽长，但白细胞回升后较稳定。[上海中医药杂志，1980，（4）：11]

2. "阳气者，精则养神"，升达阳气助醒悟，对遗尿而不易喊醒者，随证配伍二药，可促使患儿醒悟而提高疗效。

3. 气虚低热，顽固性口腔溃疡久不愈合，随证选用，有

较好益气升阳降阴火，托毒解毒愈溃疡之功效。若再配伍桔梗治疮口久不收敛尤宜。［山东中医学院学报，1982，（1）：17］

4. 钱伯文治疗肿瘤属脾气虚弱的中晚期患者，善用黄芪，"辨证治肿瘤，黄芪有殊功"。对直肠癌、乙状结肠癌等有脾虚清气不升者用二药配伍治之，常可取得满意疗效。［上海中医药杂志，1989，（5）：28］ 黄芪含有丰富的微量元素——硒，能增强网状内皮系统的吞噬功能，能增强抗病能力，从而有利于抑制肿瘤细胞，而达到抗肿瘤目的。

5. 气虚眩晕、低血压用之有较好疗效。颜德馨经验二药益气升阳治眩晕。［辽宁中医杂志，1989，（9）：5］ 体会升麻体轻上浮，最善疏引清阳之气上升，《药鉴》谓升麻"盖阳气下陷者，可升提之；若元气不足者，升之则下益虚，而元气益不足矣"。故而必须配黄芪以补益元气，则升阳而不伤气，益气而不壅滞，用于头晕目眩，清窍失聪者，最为合拍。多选用李东垣清暑益气汤、补中益气汤等出入，参佐川芎、红花、葛根、丹参等活血化瘀之品，气血双治，则疗效更佳。［中医杂志，1996，（11）：665］ 有人认为，重用黄芪30g以上有降压作用，所以欲用其益气升阳治低血压，黄芪剂量不宜太重。邓铁涛经验，黄芪轻用则升压，重用则降压，用于治疗低血压，黄芪用量不超过15g，以补中益气汤治气虚低血压。（《邓铁涛临床经验辑要》） 小剂量黄芪合升麻升提中气治低血压属气虚者，值得进一步观察。

白术　红枣

配伍特点：

健脾生化气血。白术健脾气以生化气血。药理研究证明，白术有强壮、护肝、增加血浆蛋白等作用。红枣补脾和胃，益气生津。药理研究认为，红枣有护肝、强壮体质和增加体重、增加血浆蛋白等作用。二药合用，相得益彰，健脾胃生化气血功效益增。

经验采菁：

1. 蒋士英用二药治慢性肝炎，有较好健脾养血护肝，改善血浆蛋白，增加白蛋白，改善白球蛋白倒置等方面的疗效。[上海中医药杂志，1985，（2）：10] 白球蛋白比例异常，脾虚明显者，白术可重用，枸杞、黄精、蚕蛹等可随证选配。

2. 脾胃气虚，气血不足诸证均用为要药。

薏苡仁　穞豆衣

配伍特点：

益脾胃，解毒，清虚热。薏苡仁健脾渗湿解毒。穞豆衣补肾阴，清虚热，解毒活血。二药轻补轻清，补不壅滞，清不伤胃，合用相得益彰，共收益脾胃、解毒、清虚热之功。

经验采菁：

肾炎肾病用为要药，随证配伍二药有消肿，消蛋白尿，增加血浆蛋白，活血解毒等多方面作用，颇宜随证选用。

黄芪　桂枝

配伍特点：

通阳益气，活血通脉，振奋精神。桂枝温通心阳，温通血脉。黄芪补脾肺之气，益心气升阳气。二药温通与补益并用，通阳与益气并施，合用相得益彰，大能鼓舞气血，温通血脉，通阳益气，振奋精神。

经验采菁：

1. 姚培发经验，桂枝乃仲景方中最常用者，每喜用之，常与芍药、附子、茯苓、石膏等相配伍，尤其推崇桂枝配黄芪，认为可通阳益气，用于振奋精神，对萎靡不振、喜呵欠者用之甚效。[上海中医药杂志，1998，（7）：5]

2. 气阳不足，血脉痹阻之肢厥麻木、胸痛，风寒湿痹之关节痹痛等均可随证选用，也用为要药。

黄芪　桑寄生

配伍特点：

填补大气。黄芪补益脾肺元气，益气升清。桑寄生补益肝肾。二药合用，脾肺肝肾并调，相得益彰，更增填补大气之功。张锡纯称二药并用"为填补大气之要药"。

经验采菁：

1. 张小平将二药用于治疗声嘶属大气下陷之证，每获良效。[新中医，1991，（12）：19]

2. 肝肾不足之头晕、腰膝酸痛等也宜选用。

（二）补血

黄芪　当归

配伍特点：

补气生血，降阴火。黄芪补益脾肺元气，鼓舞气化。当归养血，和血活血。气旺血生。二药合用，补气以生血，气血双调。气血调和阴火可敛可降。

经验采菁：

1. 血虚发热，证像白虎，但颜面㿠白，脉细弱或芤而无力者用为要药。产后血虚发热用之有较好疗效。

2. 可增强机体的造血功能，用治再生障碍性贫血、白血球减少、血小板减少紫癜属气血亏虚者有一定疗效。

3. 慢性肾炎低蛋白血症属气血不足者用之可改善低蛋白血症。慢性肝炎、肝硬化肝功能损害，血浆蛋白低，随证选用也有较好疗效。关幼波将二药随证配伍，重用黄芪30~150g治疗肝硬化，未见不良反应。[中医杂志，1985，（5）：4]　研究证明，当归还是降低肝硬化门静脉高压安全有效的药物。

4. 马龙伯治崩漏属气血虚兼有虚热，善用傅青主方。黄芪、当归各30g，桑叶14片（约4.5g），功效较佳，且认为治

崩漏不用当归，不大足信。(《名老中医医话》)

5. 赵锡武经验，虽仅两味，却有气血双补之能，且当归于补血的同时兼有活血之效，黄芪于益气的同时还可固脱，大有益于冠心病患者的康复治疗。补气养血是赵师主治冠心病时经常使用而又有独到经验与见解的一种治法。在心绞痛急性发作时，往往表现为本虚标实，补养气血通常作为辅佐之法运用(出现虚脱者除外)；待其病情稳定之后，补养气血则应作为主治之法重用。[上海中医药杂志，1998，(6)：4]　夏翔经验，治老年冠心病益气培元，助阳温通，常选用黄芪、党参、太子参、白术、淫羊藿、鹿角片、桑寄生、附子、桂枝、细辛、杜衡等，极推崇黄芪，认为其甘温适度，补气不壅滞，可益气固卫，抗御寒邪，健脾化痰，培元助心，药理上有扩冠、改善微循环、促进血红蛋白的携氧能力、改善心肌缺血、提高心脏功能、调节免疫、延缓衰老等作用，实乃治疗冠心病不可或缺的药物。即使对于某些貌似药证相佐者，也用之不疑，只是根据辨证予他药相制，从无气壅助热之弊。活血化瘀药选用当归、川芎、赤芍、红花、延胡素、丹参、三七粉、水蛭、地龙。常首选当归，赞其性味辛甘，温中有润，阴中有阳，为血中气药，既通又补，化瘀养血。[辽宁中医杂志，1999，(1)：8]

6. 乔仰光治肾虚腰痛(腰椎间盘突出)，配伍蜈蚣，有解痉镇痛、活血化瘀之功，再与黄芪、当归配用，有较好疗效。[中医杂志，1995，(7)：402]

7. 王少华经验，治慢性萎缩性胃炎宜温润并进，温补药中首选黄芪，黄芪"为外科生肌长肉之圣药"，"为补气诸药之冠，功能生血生肌"，用之治慢性萎缩性胃炎，取其补中气以生血而温养胃体，配当归以增养血活血之功。欲温养则伍桂枝，欲清养则配芩连。黄芪用量10~30g。沙参、地黄、石斛为喜用之养胃体药。[江苏中医，1999，(3)：4]

8. 有研究证明，黄芪、当归用量为5:1的常规组方免疫作用最强。

骨碎补　油松节　鸡血藤

配伍特点：

补肝肾活络，促进营血生化。骨碎补补肝肾活血，药理研究认为，其有促进组织代谢作用。油松节舒筋活络。鸡血藤补血活血。三药合用，补肝肾活络，促进营血生化。

经验采菁：

朱良春经验，三药合伍，有促进营血生化的作用，随证配伍用治白血球减少、血小板减少，有提高白细胞及血小板的作用。［浙江中医杂志，1982，（9）：396］　如伴有风湿见症者尤宜。

生地　熟地

配伍特点：

滋阴养血。生地甘寒，偏于滋阴凉血止血。熟地甘温，偏于补肝肾养血。地黄炮制不同，功效有别。二药甘寒与甘温并用，相制相成，共奏滋阴补肝肾、滋阴养血之功，养血中兼清虚热。

经验采菁：

1. 血热或阴虚内热宜清热养阴凉血，用生地黄或以生地黄为主；肝肾不足血虚宜补益肝肾养血，用熟地黄或以熟地黄为主。

2. 阴血不足血虚而兼有虚热，则宜生地、熟地合伍并用，以达养血滋阴清虚热之功。对阴血不足，内有虚热诸症，如月经过多、血色鲜红、腰痛、头晕、口干、虚烦，肝肾虚亏，阴虚内热之眩晕、腰痛、心烦寐差、口干咽燥、耳鸣等均以二地合伍方妥。

3. 朱南荪经验，凡肝肾不足，阴血亏虚而兼虚热之月经失调、不孕症、痛经、更年期综合征皆可运用。

当归　白芍

配伍特点：

养肝血平肝气，调脾胃，行气血。当归补血活血，消肿排脓止痛。白芍养血柔肝，缓急迫。二药合用，养肝柔肝平肝气以缓急迫，柔养中行气血以祛垢滞，相辅相成，共奏养肝平肝、调脾胃、行气血功效。

经验采菁：

1. 范文虎治下痢日久，脾虚气弱，中焦寒湿阻滞，推崇归芍七味汤加减，尤善用当归、白芍二药。"此方之奇，全在用白芍、当归。盖水泻最忌当归之滑，而痢疾最喜其滑也。芍药味酸入肝以平木，使木不敢再侵脾土"。范氏重用归芍治下痢，一般用 18～30g，重则竟用 90～120g。［上海中医药杂志，1983，（7）：8］　　蒲辅周经验，二药对休息痢也有较好疗效。有的人认为，当归能保护肠黏膜，白芍能缓解平滑肌痉挛，若佐乌药，效力更佳，凡痢疾、痛经用之疗效尤好。

2. 关幼波治疗肝硬化善用二药，认为二药合伍，养血柔肝作用较好。（《关幼波临床经验选》）　　药理研究证明，白芍有抗炎，改善肝脏血行，促进肝细胞再生，调整机体免疫功能，改善肝功能，养肝护肝等作用。当归有抗肝细胞坏死，促进肝细胞再生，改善肝脏代谢，抗肝纤维化等作用。顾丕荣经验，用当归治肝病麝香草酚浊度反复升高有一定疗效。

3. 单兆伟治脾胃病喜用二药，认为二药合用，辛不过散，酸不过收，一开一合，动静相宜，能养血柔肝，滋润胃腑，收敛肝气，通行气滞，而土木皆安，胃痛自止。女子以肝为先天，更易见肝血肝阴不足，故用此配伍最多，常用归芍六君子汤。［辽宁中医杂志，1996，（10）：448］　　肝能贼伤五脏，脾胃病证常需调肝养肝柔肝，二药合用为的对之配伍。

4. 肝血不足诸症如头晕、不寐、胁痛、肢麻、月经不调等均为常用之配伍。

何首乌　白芍

配伍特点:

益肝肾养心血。何首乌补肝肾益精血。白芍养血,柔肝和肝气。二药合用,相得益彰,益肝肾养肝血之功益增。肝肾精血得养,心血有奉,心神自宁。

经验采菁:

1. 肝肾不足,心血虚亏诸证,如虚烦不眠,心悸不宁,头晕耳鸣等用为要药。对精神分裂症、神经衰弱之失眠属心血虚亏者用之有较好的调理作用。高血压、脑动脉硬化属肝肾不足而致头晕健忘者用之也有较好的疗效。

2. 何子淮用生白芍15g、何首乌及藤各30g,对肝肾阴虚,症见头晕,腰膝酸软,筋骨酸痛,遗精,崩漏等有较好疗效。[上海中医药杂志,1982,(4):24]

柏子仁　蛤蚧

配伍特点:

滋阴养血,生精助孕。柏子仁养心血,滋肝肾,通经脉。蛤蚧益精血,温肾助阳。药理研究认为,蛤蚧有双向性激素样作用,既有雄性激素样作用,又有雌性激素样作用,可延长正常雌性小鼠的动情期。二药滋养精血,一兼润通血脉,一兼助阳道,合用相得益彰,增养精血助孕育之功。

经验采菁:

1. 陈沛嘉将二药用于治疗子宫发育不良,黄体功能不足,月经不调而致不孕属精血不足者有较好疗效。[新中医,1985,(1):6]

2. 肺肾不足之咳喘也可随证选用。

枸杞　白芍

配伍特点:

养血柔肝。枸杞生精养血。白芍养血敛阴,柔敛肝气。肝肾同源,精血互生。二药滋养柔敛,合用相辅相成,共奏滋养肝肾阴血、柔肝和肝之功。

经验采菁:

1. 朱良春经验,肝肾精血亏损所致之失血,非偏寒偏热之所宜,枸杞则为当选之佳品。 [上海中医药杂志,1982,(4):26] 二药合用对肝肾精血不足,肝不藏血的各种血证有较好疗效。慢性肝炎、肝硬化之衄血、紫斑均可随证选用。二药有良好的养肝护肝作用,慢性肝病用为要药。

2. 阴虚阳亢之头目眩晕、心悸、不寐也宜选用。何子淮将二药用于治疗更年期综合征属肝肾阴血不足者有良好疗效。[上海中医药杂志,1982,(4):24]

3. 叶熙春用二药酸甘化阴以生胃液,治胃阴不足之胃脘痛。关幼波治肝病常重用白芍 15~30g,其主要作用是养血柔肝,意在恢复肝功能。[实用中医内科杂志,1986,(1):3] 药理研究证明,白芍有镇静、镇痛、抗炎、调节机体免疫功能、护肝和增强体力的作用。

当归　续断

配伍特点:

养血益肾,活血强筋骨。当归养血活血,药理研究证明,其有较好抗维生素 E 缺乏的作用。续断补肝肾强筋骨,研究证明,其含有较丰富的维生素 E 样成分,有促进组织再生的作用。二药合用,相得益彰,共奏养血益肾、活血强筋骨之功。

经验采菁:

1. 李广文经验,二药合伍对治疗男性不育,精液常规中死精子较多有较好疗效。可辨证辨病选用。

2. 胎动不安、流产也可酌情选用,但有不少经验认为,又当慎用或忌用,对有瘀阻者又颇宜配伍。肝肾不足,阴血虚,腰膝酸软,月经不调也用为要药。

当归　黄精

配伍特点：

补益精血，健脾益智。黄精补脾润肺，养阴益精。当归补血活血。二药合用，心肾精血同养，相得益彰，而有健脾养血之功。

经验采菁：

用治精血不足，心肾亏虚之头晕眼花、耳鸣、记忆力减退、健忘等有较好疗效。蒲辅周体会，二药有促进脑功能恢复的作用。（《蒲辅周医疗经验》）　脑震荡后遗症、神经衰弱、脑功能低下等可随证选用，以提高疗效。

（三）养　阴

石斛　沙参　五味子

配伍特点：

养胃阴涩精厚肠。石斛滋养胃阴生津。北沙参养肺胃生津液。五味子敛津止渴，涩肠止泻，补元气不足。三药养敛并用，养阴不增泻，涩敛不留邪，合用相得益彰，养胃阴涩精厚肠功效益增。

经验采菁：

1. 黄文东治久泻伤阴，症见咽干燥，口渴，舌质红，苔光剥，用石斛、沙参、五味子酸甘化阴，但不宜用生地、玄参等滋腻之品。[上海中医药杂志，1980，（5）：11]　程焕章体会，沙参清养气阴，石斛生津厚肠，对泄泻伤阴者有利无害。[上海中医药杂志，1984，（7）：3]　泄痢伤阴，养阴药的选择颇应讲究，用养阴药不当，则可助湿滞增泄痢，或碍胃气增脘闷纳差，临证时不可不注意。

2. 卞文伯治疗男性不育，辨病用药善用五味子。"性温，五味俱备，酸咸为多，能敛肺气而滋肾水，益气生津，补虚明目，滋精强阴，收耗散之气。"验之临床，为平补阴阳，增强

精子活力的有效药物，对少弱精子症，无活动精子或死精子症
均有较好疗效。现代医学认为，精浆中的酶、氨基酸、果糖、
肉毒碱、锌等物质对精子活力有直接影响，而五味子等果仁类
药物富含这些物质。[江苏中医，1998，(9)：44]

石斛　枇杷叶

配伍特点：

清肺胃养胃阴降胃气。石斛养胃阴清虚热，厚肠胃。枇杷
叶泄降肺胃，止呕哕，除烦渴。二药合用，肺胃同治，清肺气
以降胃，养胃阴以润降胃气。

经验采菁：

1. 关幼波以二药合用濡养肺胃之阴，治萎缩性胃炎属胃
阴不足者有较好疗效。(《名老中医医话》)

2. 关氏用二药治疗甲亢病人的消谷善饥，有很好疗效。
(《名老中医医话》)　　二药清肺以平亢，养胃而柔肝，肝胃得
调，故有较好疗效。

3. 胃阴不足，胃气上逆之呕吐、呃逆、纳差均宜选用。
对温热病后期、妊娠呕吐属胃热伤阴者用之也宜，且有养胃和
胃开胃气的功效。

石斛　葫芦茶

配伍特点：

养胃阴化积滞。石斛养胃阴开胃健脾。葫芦茶清湿热消积
滞减肥。两相配伍，养不碍滞，化不伤正，相辅相成，共收养
胃阴化积滞之功。

经验采菁：

1. 用于身体肥胖的糖尿病，有化滞减肥、养阴生津止渴
功效。郭士魁喜用二药治疗糖尿病消渴属轻型肥胖病人，可使
体重、血糖下降，症状改善。(《杂病证治》)　　岳美中也喜用
二药合伍治糖尿病。

2. 久泻久痢、慢性肝病属湿热积滞未净，阴液已伤者也

可选用。

石斛　怀牛膝

配伍特点：

养胃补肝肾健足。石斛养胃阴，柔筋脉，补五脏强阴。怀牛膝补肝肾活血强筋骨。"治痿独取阳明"。二药合伍，补肝肾治痿弱，养胃阴强五脏治痿软，肝肾阳明胃同治，相辅相成，共奏养胃补肝肾健足之功。

经验采菁：

为健足之剂，对肝肾不足，阳明胃阴耗伤，足痿筋骨软弱有一定疗效。足跟痛属肝肾胃阴不足者用之尤宜。

旱莲草　知母

配伍特点：

养阴除虚烦，止眩晕。旱莲草养肝肾之阴。知母滋阴而降虚火，清热除烦。二药甘寒清养，合用相得益彰，具清养之功，而无镇降腻滞之弊。

经验采菁：

1. 用治更年期综合征，类似脏躁者，有较好的安静除虚烦作用，对解除虚烦不寐、头目眩晕、低热、烘热感有较好疗效。胡建华善用二药合伍治疗更年期综合征属阴虚虚热内扰者，与甘麦大枣汤合用效果更好。[中医杂志，1985，(9)：22]

2. 咯血、血尿、肌衄等属肝肾阴虚、肺阴不足者也颇宜选用。

女贞子　旱莲草

配伍特点：

养肝肾凉血止血。女贞子滋养肝肾，清虚热。旱莲草养阴益肾，凉血止血。二药相须为用，具滋养肝肾、清虚热、凉血止血之功。滋养不碍胃，清不苦寒为其长。

经验采菁：

1. 张羹梅善用二药治疗慢性肝炎、迁延性肝炎属肝阴不足者，能消除症状，改善肝功能，药虽平淡，坚持服用，却有较好疗效。［上海中医药杂志，1981，（2）：9］　对肝病伴有血证者尤宜。

2. 阴虚阳亢之头目眩晕、耳鸣、虚烦不寐，阴虚血热各种血证，如月经过多、崩漏、尿血、鼻衄、肌衄紫斑等均用为要药。

生地　石斛　北沙参

配伍特点：

滋养阴液，治阴虚足肿。生地滋肾阴。石斛养胃阴。北沙参润肺阴。三药先后天并养；金水相生，合用相得益彰，共奏滋养阴液之功。

经验采菁：

1. 夏德馨经验，三药合伍治肝硬化阴虚足肿有较好疗效，并有提高血浆蛋白的效果。足胫浮肿属阳虚者治疗较易见效，而阴虚足肿因滋养渗利相互制肘而治疗较难。夏氏体会，肝硬化足胫浮肿多属阴虚浮肿，用三药各 60g 大剂量以养阴液可取得较好疗效。（《难病辨治》）

2. 夏氏又用三药合伍再配入吉林参 3g、西洋参 9g，治疗肝昏迷属阴阳两竭者。（《难病辨治》）

3. 三药虽均能滋养阴液，但各有所长，黄文东体会，慢性泄泻伤阴，以石斛最宜。因石斛既能滋养胃阴，又能厚肠。姚奇蔚体会，北沙参润肺阴不腻滞，有润肺调肝气之功，用于肝气不舒，肝阳上亢所致胁痛、黄疸、头痛、眩晕、月经不调等。姜春华善重用生地治痹痛。陈苏生擅长用生地治疗多种心脏病证。吴圣农治病毒性心肌炎属邪毒内蕴，心肺阴液耗伤者，用黄连解毒汤合生脉散，常配南沙参。《本经》有"沙参主血积，惊气，除寒热"之说，而邪热疫毒皆必犯肺，见舌干红，苔黄粗者配鲜沙参可增疗效。龚士澄体会，生地有类似皮质激素的作用，对阿狄森氏病有良好疗效。（《临证用药经验》）

4. 柴松岩经验，沙参养阴补肺，不温不燥，有补母济子启动肾气的作用，治疗肾阴不足之血枯经闭、不孕症、更年期综合征，每多重用沙参，补肺启肾充血海，常获得较好疗效。[北京中医，1996，（5）：6]

（四）补　阳

淫羊藿　仙鹤草

配伍特点：

交通心肾，补虚益智。淫羊藿补命门，助肾阳。仙鹤草除收敛止血外，还有补虚强心、抗疲劳等作用。二药合伍，心肾同调，交通心肾，相辅相成，而有补虚益智之功。

经验采菁：

1. 此为过锡生的配伍用药经验，过氏将二药用于治疗心肾不交诸证，如头晕、健忘、失眠、心悸、遗精、阳痿、精神委顿等常获良效。[江苏中医杂志，1987，（5）：4]

2. 干祖望经验，二药再配仙茅，可治疗脱力症，即神疲乏力，精神萎靡不振，但食欲尚可，大小便正常，并非脾虚气弱、肾虚之范畴。在各种疾病中，只要患者感到整天疲劳乏力，精神不振，均可选用，能消除疲劳而振奋精神。（《中华名医特技集成》）

淫羊藿　紫石英

配伍特点：

益肾阳暖宫调经。淫羊藿补益肾阳，强固冲任。紫石英益肝肾暖宫。二药合用，相得益彰，共奏温阳调经、暖宫助孕之功。

经验采菁：

1. 朱良春将二药用于治疗阳虚宫寒之痛经、闭经、不孕每获佳效。若再配伍鹿衔草则补虚益肾、活血调经功效尤佳。[上海中医药杂志，1983，（10）：34]　研究证明，紫石英有调节内分泌、促排卵、加快行经的作用。

2. 阳虚冲任不固之月经过多、崩漏，或虚寒带下清稀均宜选用。

乌药　紫石英

配伍特点：

暖肾散寒种子。乌药顺气散寒，温肾调冲，含有微量元素硒。紫石英温肾摄纳肾气，暖胞宫，有调整内分泌作用。二药均入肾，温肾散寒，暖宫调冲任，合用相得益彰，而有良好的暖肾散寒种子功效。

经验采菁：

1. 姚石安经验，宫寒不孕，以二药合伍有良好的暖肾散寒调冲任种子之功，宫寒不孕者颇宜选用。

2. 冲任虚寒，肾气不足之月经不调、痛经等均可随证配伍。张子义经验，紫石英性缓而能补，通奇脉而能镇冲逆，且有加快行经的作用，对元气不足、宫寒不孕者尤佳。此药还有重镇安神作用，所以，对缓解经前紧张情绪也很有利，用治膜样痛经也有较好疗效。(《中华名医特技集成》)

淫羊藿　露蜂房

配伍特点：

补肾助阳调经，温阳祛风湿治痹。淫羊藿补肾助阳，祛除痹痛。药理研究认为，淫羊藿能调节机体的内分泌功能，促进精液分泌，调整免疫功能。露蜂房功专祛风攻毒，消肿止痛，益肾助阳。二药合用，相得益彰，助阳调经、温阳治痹功效益增。

经验采菁：

1. 此为朱良春独到的配伍用药经验。用二药益肾调冲任，治月经不调，经事淋漓，怯寒乏力属形盛气虚者效佳。[上海中医药杂志，1983，（10）：34] 精气清冷不育、阳痿遗精、宫寒不孕均可随证选用。

2. 阳虚风湿痹痛、类风湿关节炎用之尤宜。朱良春用二药再配伍熟地、仙茅、鹿衔草等治顽痹，屡获佳效。

淫羊藿　石楠叶

配伍特点：

温肾助阳添肾气。淫羊藿补肾助阳。石楠叶补肝肾，《本经》谓之"养肾气"，《药性本草》称之"能添肾气"。二药温肾助阳不温燥，合用相得益彰，而有较好的温肾助阳添肾气功效。

经验采菁：

1. 朱南荪用二药治疗经前乳胀兼有不孕，可促进排卵助孕育，为促进排卵要药。对属肾气虚者尤宜。〔江苏中医，1990，（11）：34〕

2. 朱氏经验，二药为治疗性感淡漠属肾阳不足者要药。（江苏中医，1990，（11）：34〕

淫羊藿　羌活

配伍特点：

补肾通督壮阳。羌活不仅能祛风散寒湿，且辛通入督肾，辛散条达肝郁，宣通阳气散寒滞，调气血。淫羊藿补肾壮阳益精，调节内分泌功能，尚能祛风湿。二药补肾阳与通督肾相合，正切阳气宜宣通之特性，相辅相成，补肾通督壮阳功效益增。

经验采菁：

1. 贾鹏经验，二药合用更增补肾通督壮阳助阳之功，强英雄之势而不过火。〔中医杂志，1994，（1）：57〕　二药配伍可用于阳虚或阳虚寒凝，肾阳不得温煦疏通之宫寒不孕、阳痿不育等证，比纯补肾阳而不宣通者疗效要更好，而对虚阳易妄动诸症则宜慎用，并宜根据病证酌定二药剂量，一般羌活剂量宜小，仅仅是取条达宣通功用而已。

2. 肝肾不足，风湿痹阻之关节痹痛，如更年期关节炎、类风湿关节炎等均可选用。药理研究证明，淫羊藿有抑制破骨细胞活性，同时促进成骨细胞功能，使钙化骨形成增加，而有"补骨样"作用，为防治骨质疏松要药。

淫羊藿　续断　石菖蒲

配伍特点：

补肾益天癸，调冲促排卵。淫羊藿温肾助阳，益精调冲任。续断补肝肾养血调冲任，利血脉。石菖蒲化痰湿开窍，醒元神启肾气。三药补益肝肾与启动肾气相合，更增补肝肾益天癸、调冲任促排卵之功。

经验采菁：

1. 乐秀珍经验，续断、淫羊藿以补益肝肾为主，补肾药对丘脑垂体功能失调无排卵性疾病有效，石菖蒲虽非补肾药，但药理研究证明，其具有兴奋垂体功能，促进排卵的作用。诸药合用，对无排卵性月经失调不孕有效。［上海中医药杂志，1996，（3）：24］

2. 中医认为，心主神明，为君主之官。菖蒲醒神开窍以启动肾气，这与现代医学的研究成果正不谋而合。该药对为辨证与辨病相结合，中药性能与中药药理相结合的新型配伍，颇有启迪思路之意义。

骨碎补　补骨脂

配伍特点：

补肾活血疗骨伤。骨碎补益肾助阳，活血，疗伤续筋，止痛。补骨脂补肾壮阳。二药相合，相须为用，共奏补肾活血疗伤止痛之功。

经验采菁：

1. 二药合用为祝味菊的双骨散，治肾虚牙痛有良好疗效。
2. 陈苏生将其发展扩充运用于骨质增生、慢性牙周炎、牙龈出血，颇中肯綮而有较好疗效。陈氏曾治一例肢端肥大症12年，伴高血压、脊椎骨质增生，方用骨碎补20g、补骨脂10g、土茯苓30g等，随证配伍加减，获得明显疗效。［上海中医药

杂志，1987，（7）：23]

肉桂　葛根

配伍特点：

温脾阳，升脾气，鼓舞气化。肉桂补脾阳，生命火，鼓舞气化。葛根鼓舞胃气，升提脾气。二药温补升提并施，正合脾气特性，共奏温脾阳、升脾气之功。

经验采菁：

郗霈龄善用二药合伍治疗伪膜性肠炎属脾虚湿盛，清浊不分者。[中医杂志，1980，（3）：14]　慢性腹泻属脾阳虚者也可选用。

续断　白术

配伍特点：

健脾运湿，壮肾理腰。续断补肝肾，通利血脉，强筋骨。白术健脾运湿。腰为肾之外府。二药合用，脾肾同治，相辅相成，共奏健脾运湿、壮肾理腰之功。

经验采菁：

1. 熊来苏经验，二药合用治疗腰痛有较好疗效。熊氏善用白术健脾运湿理腰治腰痛，实是从张仲景肾着汤中得来。二药配伍治疗寒湿着于腰之腰痛沉重，久卧反痛甚。治腰痛，不仅要祛风湿，补肝肾活血，还要注意健脾运湿。脾气健运，湿邪也易祛。[新中医，1983，（9）：12]

2. 二药补肾健脾安胎元，为治胎动不安常用要药。

杜仲　续断　菟丝子

配伍特点：

补益肝肾，固养冲任。杜仲补肝肾，安胎。续断益肝肾，续筋坚骨。菟丝子补肝肾固精。三药合用，相得益彰，补养肝肾固冲任、护胎元安胎功效益增。

经验采菁：

1. 肝肾不足，冲任不系固胎元之胎动、胎漏、腰痛而坠用为要药。罗元恺体会，菟丝子是固肾安胎之主药。李广文经验，肾虚胎元不固之滑胎，治疗重在补肾安胎，在补肾药中，首选续断、杜仲，并以其为君药组方。研究证实，续断含有大量的维生素 E，杜仲有镇静、镇痛的作用，可降低子宫的敏感性，保胎疗效肯定，故安胎效果较其他补肾药好。[新中医，1999，（2）：10]

2. 裘笑梅认为，续断不仅有补肝肾强筋骨作用，更有活血祛瘀之功，妊娠三个月内勿用或慎用。刘奉五经验，流产属胎热者应慎用续断。

潼蒺藜　刺蒺藜

配伍特点：

补肾平肝，肝肾同治。潼蒺藜补益肝肾，养肝明目。刺蒺藜疏肝平肝，祛风明目，二药一入肾补虚，一入肝平肝，合用肝肾同治，补虚不腻滞，平肝不镇遏，相辅相成，共奏补肝肾、养肝平肝之功。

经验采菁：

1. 徐蔚霖经验，女童性早熟病在冲任，源在肝肾，治疗上辨证分虚实，宜先疏肝。认为小儿"阳常有余，阴常不足，肝常有余，肾常虚"，虚者为肾阴不足，实者为肝郁气滞。二药合用有肝肾同治，水木兼顾之妙，尤宜用于肾虚肝郁之症。[辽宁中医杂志，1998，（10）：461]

2. 肝肾不足，头晕眼花、视物模糊等症也颇宜选用。

菟丝子　黄芪

配伍特点：

补气益肾固胎元。菟丝子益肾阳固精。黄芪补脾肺元气，升清气提系胎元。二药脾肾先后天兼顾，补固升提并用，相辅相成，共奏补气益肾固胎元、生精血之功。

经验采菁：

1. 习惯性流产属肝肾亏虚者，先期配伍运用有较好的防治效果，先兆流产也用为要药。

2. 肾虚不孕不育用之有良好疗效。郑长松经验，治疗不孕症，凡肾虚者无不重用菟丝子。菟丝子温而不燥，滋而不腻，善补而不峻，益阴固精，为肾虚不孕之要药，不可不用。［中医杂志，1984，（5）：23］　二药合用补肾助孕育，肾虚不孕不育用为要药。

3. 再生障碍性贫血属精血不足者颇宜选用。凡肾气亏虚，肾精不足诸症均用为要药。

（五）阴阳双补

附子　生地黄

配伍特点：

温阳养阴，滋阴化阳。附子温通心阳，而较刚燥。地黄养阴，通心脉，而柔润。二药合伍，温阳以生阴，滋阴以化阳，刚柔相济，阴阳两调。

经验采菁：

1. 用于治疗心脏疾病。陈苏生经验，生地黄强心，兼能清热养阴，得附子之通利，有利于心脏传导功能的恢复和心肌炎的消除。［中医杂志，1983，（10）：58］　二药刚柔相济，削减附子之燥烈，发挥附子"是心脏之毒药，又是心脏之圣药"的配伍效应。［中医杂志，1983，（10）：57］　附子温阳强心，地黄滋阴强心，含有有益于心脏功能的微量元素，能促进组织复新，恢复某些激素的正常功能。故二药合伍对多种心脏疾病都很适宜。风心病、冠心病、心律不齐、房室传导阻滞等属心阴阳两虚或心阳不足者均可选用，且用为要药。张伯臾体会，心律失常属寒热夹杂，阴阳互损之证，用附子配伍地黄、麦冬，常可取效。［中医杂志，1985，（7）：9］　药理研究证明，生地能增加冠脉血流量，降血脂，改善心肌功能。

2. 类风湿关节炎用之颇宜。姜春华认为，生地黄，《本经》称之有"除痹"、"逐痹"之功。故治顽痹常用大剂量地黄，用至150g，加入温经通络复方中，温痹清营，扶正祛邪，刚柔相济，疗效较激素加抗风湿药为胜。［上海中医药杂志，1983，（12）：4］

3. 慢惊风属阴阳两败之证，凉润有忌，温补有虑。二药合伍甚为适宜。程门雪善用附子理中地黄汤治之，每获良效。（《程门雪医案》）

生地黄　黄芪

配伍特点：

滋阴凉血，益气培元，治免疫性疾病有显功。生地黄甘寒，滋养肝肾阴血，凉血。黄芪甘温，补益肺脾气阳。两药合伍，一阴一阳，相辅相成，共奏滋阴凉血、益气培元之功。

经验采菁：

1. 此为夏翔独特配伍用药经验。两药重剂配伍，广泛用于风湿热、类风湿性关节炎、干燥综合征及系统性红斑性狼疮等自身免疫性疾病。此类疾病属疑难顽症，常呈现肝肾气阴俱伤，邪热深入营血的病理特点，如低热起伏，关节疼痛，皮肤内脏损害，免疫指标异常等。地黄《本经逢源》称"内专凉血滋阴，外润皮肤荣泽，病人虚而有热者宜加用之"，《本经》言地黄"逐血痹，填骨髓，长肌肉……生者尤良"。重用生地30～120g，滋阴养血凉营除痹，配伍黄芪30～60g，既监制生地寒凉之性，又冀其阴中求阳，强壮脾胃，共奏培元气泻阴火之功。夏师用生地剂量由轻至重，又伍以黄芪，少见脾弱便溏之弊。现代药理研究证明，生地具有类似激素样作用，黄芪有提高及调节免疫功能，该药对免疫性疾病确有一定疗效。［上海中医药杂志，1998，（11）：10］

2. Ⅱ型糖尿病、甲亢、病毒性心肌炎、血小板减少性紫癜、功能性子宫出血、乙肝等属气阴两虚者均用为要药。

鹿胶 龟胶

配伍特点：

补肾益精血，充髓壮骨。二药为血肉有情之品，一补肾阳，一滋肾阴。合用阴阳均补，益精血充髓。

经验采菁：

1. 再生障碍性贫血、肾病综合征、肾性贫血等属阴阳精血亏虚者用之能促进网状红细胞、血红蛋白、红细胞的新生，提高血浆蛋白，减少蛋白尿，改善整体状况，但对肾功能损害较重者慎用。

2. 王为兰体会，二药属血肉有情之品，能温养督任，壮骨充髓，对类风湿性关节炎晚期的骨节肿大，骨质疏松等有较好的治疗作用。(《北京市老中医经验选编》)

九香虫 鱼鳔胶

配伍特点：

补肾益精壮阳。九香虫补肾壮阳。鱼鳔胶甘平入肾，为血肉有情之品，能补肾益精血。二药合用，一温一柔，一阴一阳，相得益彰，共奏补肾益精血壮阳之功。

经验采菁：

李春华经验，二药配伍用于男子精子量少、阳痿不育，女子子宫发育不良、性欲冷淡、雌激素水平低下不孕，可获满意疗效。[浙江中医杂志，1999，（2）：77] 研究表明，鱼鳔胶填精补肾益精血，对精子减少症有较好提升精子数疗效，对肾虚精血不足者尤宜选用。

紫石英 龟板

配伍特点：

平调阴阳，调摄冲任。紫石英甘温，温肾调摄冲任，暖宫。龟板甘咸寒，滋养肝肾精血填阴，调冲任。二药甘温与甘寒合伍，温肾阳与滋肾阴并施，寒温相制，阴阳并调，相制相成，共奏平调阴阳、调摄冲任功效。

经验采菁:

1. 徐福松经验，男科病总的病机是阴阳失调，宜审其阴虚或阳虚轻重而施治，善用紫石英、龟板调摄冲任，治功能性不射精。[新中医，1998，(3)]

2. 肝肾不足，阴阳两虚，精血虚亏所致月经失调，如月经推后、量少、闭经、痛经，有较好调冲任平阴阳，填精血，通奇脉，促行经功用。

附子 知母

配伍特点:

温阳养阴，化气生津。附子温心肾阳气，温经止痛。知母清热泻火，滋阴润燥。二药温阳寒润并用，相辅相成，气怯而津液不足者，可于桂附等温燥剂中重用知母，使其无温燥之弊，而有生津之功。

经验采菁:

1. 伤寒病人有津液不足者，二药温阳以生津。[浙江中医杂志，1984，(6)：249] 阳损及阴，阴损及阳，阴阳两虚之烦热、口干消渴、不寐均可选用。

2. 类风湿性关节炎伴低热，不论实热、虚热都可运用。王大经喜用二药配伍治疗类风湿性关节炎。(《北京市老中医经验选编》)

附子 白芍

配伍特点:

温阳养血缓急。附子温阳通经。白芍养血，缓急止痛。二药合用，温阳与养血并施，温而不燥，养而能通，共奏温阳养血缓急之功。

经验采菁:

1. 虚劳里急，腹痛挛急拘紧属阳虚血弱者用之有良效。

2. 阳虚肝寒胁痛，少腹拘急，痛经等用之也宜。何子淮用附子回阳逐寒，芍药和营止痛，治寒凝胞宫之痛经，温阳逐

寒而不伤阴动血。［上海中医药杂志，1982，（4）：24］

黄芪　麦冬

配伍特点：

益气养阴，濡润胃体。黄芪善补气以生血而温养胃气。麦冬清润养胃阴，濡胃体。二药甘寒与甘温并用，一寒一温，一阴一阳，一补胃气，一养胃阴，阴阳相合，相互转化，相互促进，共奏温养濡润胃体之功。

经验采菁：

1. 王少华治慢性萎缩性胃炎，主张温润并进，二药合伍合胃腑的生理特性，能使枯萎之胃体渐趋康复。可作为本病初、中、后各期的基本配伍。王氏用黄芪剂量 10～30g，麦冬 10～20g。［江苏中医，1999，（6）：5］

2. 二药合用益气养阴功效颇佳，对气阴两伤其他诸证，如心悸胸闷、口干消渴、盗汗自汗等均颇宜选用。二药能营养心肌，强心，改善血行等，故病毒性心肌炎用为要药。甲亢、Ⅱ型糖尿病、自主神经功能紊乱等有气阴两虚者均为常用有效之配伍。

黄芪　知母

配伍特点：

养阴升阳，益气养阴。黄芪益脾肺元气，升举阳气。知母质润，养肺胃之阴，润肾燥。知母得黄芪使药性分毫不觉凉热，黄芪得知母使阳上升而阴液滋润。温补凉润，相辅相成，大具阳升阴应，云行雨施之妙，而有益气养阴、养阴升阳之功。

经验采菁：

1. 东垣治中气下陷其治在脾，用黄芪、白术、柴胡等。张锡纯治大气下陷其治在肺，大气下陷以呼吸短气或努力呼吸似喘非喘为要点，既无咳吐痰涎或寒饮停聚之象，也非脾胃气虚，此时宜温补升提与凉润之药合伍，以二药相伍为主，组成升陷汤治之。

2. 胡康才治疗原发性血小板减少性紫斑，在辨证的基础上配以等量黄芪、知母，可提高疗效。［中医杂志，1984，(7)：25］

3. 治疗肾结石需加黄芪以助排石，但恐其性热，与结石不宜，配知母滋阴润燥，则益气助排石功效较佳而不助热。

4. 张德星认为，慢性肾炎血尿，以气阴两虚为多见，夹有湿热表现者也不少，治疗上经过清利湿热、凉血止血常可使血尿得到明显改善，血尿止后要用益气养阴药巩固，效法张锡纯经验，重用黄芪配知母、生地、三七等而有较好的巩固治疗作用。［上海中医药杂志，1982，(6)：8］

5. 有经验体会，阴虚胃痛，用之效佳，加丹参凉血祛瘀疗效更佳，是治疗气阴两虚胃痛要药。

6. 气阴两虚之消渴、低热也用为要药。

7. 夏少农经验，在益气养阴方中重用黄芪可治疗甲亢，不仅能显著地改善临床症状，而且对降低血清 T_3、T_4 的含量和改善亢进的甲状腺功能具有明显疗效。［中医杂志，1984，(9)：49］

黄芪　女贞子

配伍特点：

益气养阴，托毒生肌，促调免疫功能。黄芪为补脾肺肾之气，益气托毒，敛疮生肌，活血收口之要药。女贞子滋养肝肾之阴，滋而不腻，养阴而能活血。二药甘温与甘寒并用，不寒不燥，相制相济，共奏益气养阴、托毒生肌之功。现代药理研究证明，二药能提高机体免疫功能，促进血液循环，调节能量代谢，提高机体应激能力，止痛，减少组织液渗出，促进上皮修复，加速溃疡愈合。

经验采菁：

1. 陆德铭治疗复发性口腔溃疡尤重视二药的配伍运用，

体会二药是治疗复发性口腔炎的必用之品，为加速溃疡修复之首选药。用量：黄芪45～60g，女贞子15g。认为非重用，气阴难复，疮口难以平复。[上海中医药杂志，1997，(9)：22]

2. 糖尿病、慢性肝炎、肝硬化、慢性肾炎肾病、肿瘤等属气阴不足、免疫功能失调者，也颇宜选用。对肿瘤放化疗后白血球减少，也为有效之配伍，可提升白血球，改善体质，增强机体免疫功能。

白术　生地黄

配伍特点：

运阳布津，调畅腑气。白术补脾运湿止泻，健脾运津液通便。《本草正义》谓白术"能振动脾阳，而又疏通经络……且以气胜者，疏行迅利，本能致津液通便也"。生地黄养阴清热凉血，润肠通便。二药健脾与养阴合伍，相制相济，共奏运阳布津，调畅腑气之功。

经验采菁：

1. 魏龙骧善重用白术30～150g，或又随证佐以升麻治顽固性习惯性便秘屡奏佳效。(《名老中医医话》)　岑鹤令治习惯性便秘重用白术30～60g，对虚秘有良好通便作用，能使干燥坚硬之大便变润变软，易于排出，并不引起腹泻。要注意的是，服药后宜多饮开水。一般服药后8～14小时即可通便。[中医杂志，1988，(4)：52]　药理研究证明，白术能使胃肠分泌旺盛，蠕动增速。但对热病引起的实热便秘又不宜选用。颜德馨经验，年高大便虚秘要重用白术。[上海中医药杂志，1990，(2)：33]　产后顽固性便秘用之有治疗和预防作用。所以白术小剂量止泻，大剂量通便。

2. 慢性咽炎咽干不适属脾虚不运无以生津，阴液不足者也可选用，一燥一润，阴阳并调互化。

白术　当归

配伍特点：

健脾气养血，助气化通便。白术健脾气助运化，为健脾补气要药。当归养血活血，润养肠道。二药合用，白术健运防当归滋腻碍脾，当归滋润防白术温燥，虽均性温，却无生热之虑，共奏健脾气养血、助气化通便之功。

经验采菁：

1. 晏建立经验，遇虚秘之证，在辨证方中加生白术60g，每日1剂，分早晚2次服用。单纯便秘或病情轻者可以单味白术60g，水煎服，每日1剂，分2次服。虚秘多因产后、病后、年老体弱致气血亏虚，肠道传送无力或肠道失于濡润而成，治宜益气养血。二药同用有异曲同工之妙。白术以生品于术为佳，当归宜肥壮当归身为好，白术、当归剂量以6：1：3为佳。虚秘虽以阴血失濡润为多，但脾气健运才能生阴血，健脾乃治其本。［中医杂志，1998，（7）：445］

2. 脾虚气血不足诸证用为要药，脾虚血滞之慢性腹痛、泄痢等均宜选用。

冬虫夏草　乌梅

配伍特点：

敛肺补肾固精气。冬虫夏草滋肺补肾，平补阴阳。乌梅敛肺涩精。二药合用，敛补并施，肺肾兼顾，相辅相成，共奏敛肺补肾固精气之功。

经验采菁：

1. 此为张镜人配伍用药经验。用于治疗慢性肾炎、肾病综合征属肺肾不足，无明显湿热邪气者，能改善病人整体状况，消除蛋白尿，改善肾功能。［浙江中医杂志，1989，（6）：280］　研究认为，冬虫夏草可刺激肾小管上皮细胞增殖，加速肾脏受损细胞修复，保护肾功能，降低蛋白尿，且有降血糖作用。

2. 上海等地研究发现，冬虫夏草用于治慢性肾功能衰竭有较好疗效。南京等地研究证明，冬虫夏草及人工虫草菌丝有保护肾功能作用，可防治庆大霉素等对肾功能的损害。

淫羊藿　肉苁蓉　生地

配伍特点：

阴阳两补。淫羊藿温而不刚燥，肉苁蓉质地柔润。二药均能温肾助阳，助阳不伤阴。生地滋阴清热。现代药理研究认为，诸药可调节内分泌功能与免疫功能。三药阴阳配伍，温阳滋阴，阴阳两补，有类似激素样作用。

经验采菁：

1. 此为胡建华独特配伍用药经验，为治疗慢性肾炎补肾首选之品。三药阴阳配伍，温阳而不刚燥，助阳但不伤阴，且似有激素样作用。随证配伍四君子汤、芡实、金樱子、玉米须、红花、黄芪等有较好疗效。对颜面神经炎急性期，关键还应强调抗病毒治疗，一般在发病2周内，选用板蓝根、蒲公英等清热解毒，并重用生地黄配伍淫羊藿，可明显缩短病程。淫羊藿有抗病毒作用。［中医杂志，1998，（6）：335］

2. 胡建华治疗痤疮不论辨证属何种证型，均以淫羊藿9g，肉苁蓉12g，生山楂12g，公英30g，生米仁30g为基本方，随证加味。认为淫羊藿、肉苁蓉可调节内分泌，生山楂可抑制皮脂腺分泌，公英能消炎杀菌，生米仁能散结消肿。［中医杂志，1998，（6）：335］

3. 雍履平善用肉苁蓉治疗复发性口疮，认为复发性口疮肾气亏虚是内因，而且肾阴肾阳不足，肉苁蓉既补肾阳又补精益肾阴，为滋补肾气之要药，故用治肾气亏虚复发性口疮最为合拍。［安徽中医临床杂志，1999，（4）：266］

十七、补通合伍类

黄芪　益母草

配伍特点：

益气活血，行水湿。黄芪益气行水，托毒运毒。益母草活血祛瘀，利水消肿，解毒。二药补通兼施，补不壅滞，通不伤正，相辅相成，共奏益气活血、行水利湿之功。

经验采菁：

1. 慢性肾炎、肾病综合征属气虚水血瘀滞者，随证配伍二药，有较好消水肿、消蛋白尿、降血压、改善肾功能等作用。朱良春配伍二药治急慢性肾炎及其他原因之水肿，一般肿势不剧，以面部和下肢水肿明显伴头晕乏力等有较好疗效。[上海中医药杂志，1984，（5）：31]　尿毒症属气虚水血瘀滞，湿毒不得排泄也可选用，对改善肾脏利水排毒泄毒功能颇有益处。

药理研究表明，黄芪有抗肾炎样作用，能调节机体免疫功能，改善局部病灶血液循环。裘沛然称黄芪是治疗慢性肾炎最适当的一味药。[中医杂志，1996，（8）：498]　但运用黄芪治疗肾炎肾病其有一定的适应证，否则于病情反而不利，主要适用于肾病综合征及急性肾炎水肿消退后或隐匿性肾炎的蛋白尿，无明显高血压，中医辨证属气虚为主要表现，而无明显湿热，肝阳上亢者。急性肾炎及其恢复期一般不宜使用黄芪，过早使用黄芪，以免助湿热碍邪，同时还要注意配伍清热利湿、清热解毒、治血化瘀之品。

2. 肝硬化腹水属气虚血瘀水聚者用之有较好疗效。

3. 益母草活血通脉，平肝降压。朱良春经验，产后高血压益母草用60g效宏。[上海中医药杂志，1984，（5）：31]

4. 贾福华经验，益母草还有活血抗过敏作用。二药用治荨麻疹、血管神经性水肿属气虚血瘀水阻者有较好疗效。

5. 用于利水消肿时，益母草用60~120g，疗效才佳。[上海中医药杂志，1984，（5）：31] 但益母草剂量过大可引起中毒，应注意观察。

6. 有人用蝉衣30g与二药各15g合伍，再配肉桂5g，麦冬、当归、玉不留行各10g，车前子12g，治疗产后尿潴留取得较好疗效。一般平均服用2~3剂。《世医得效方》、《本草纲目》有蝉衣"退阴肿"之记载。张锡纯认为，蝉衣有利小便作用。产后尿潴留多因尿道括约肌痉挛所致。动物实验证明，蝉衣能降低横纹肌紧张度，重用蝉衣能增强肌张力以助排尿。蝉衣入肝肺两经，有开提肺气、疏泄肝气的作用。[上海中医药杂志，1998，（3）]

黄芪 地龙

配伍特点：

益气通经活络。黄芪补脾肺元气。地龙通经活络。二药合用，益气助通经，活络而致新，相辅相成，共奏益气通经活络、促进组织复新之功。

经验采菁：

1. 肾炎、肾病属气虚血瘀者用为的对配伍。对无明显血瘀者也可辨病选用。二药均含硒，能改善肾功能，增强体质。配伍运用可使水肿消退，血压归于正常，蛋白尿阴转，肾功能改善。朱良春以二药配伍，随证加味治疗肾炎肾病，取得较好疗效。[上海中医药杂志，1982，（7）：21] 二药比例以3：1或4：1为宜。

2. 吴洪龄治顽固性乳糜尿，湿热瘀阻者也配伍二药以益气活血，化瘀通络，再随证配伍桃仁、红花、赤芍、当归、川芎等，取补阳还五汤意，获得满意疗效。[上海中医药杂志，1985，（5）：16]

3. 中风偏瘫、口眼㖞斜等属气虚血瘀者用为必备之配伍。胡建华认为，二药再配钩藤，有益气平肝息风之功。三药均有扩张血管作用，合用治疗高血压及中风后遗症，半身不遂颇有效果。一般地龙用 9 ~ 12g，黄芪用 15 ~ 30g，钩藤用 15 ~ 30g。[上海中医药杂志，1988，（5）：32]　　研究表明，单味黄芪不能抑制血小板聚集，而配伍地龙则可得到弥补。

附子　大黄

配伍特点：

温阳活血，泄浊解毒。附子温心阳通脉，温脾阳助健运，温肾阳化气利水，温经散寒止痛。大黄荡涤胃肠积滞而泄浊，泻血分实热，清热解毒，祛血热瘀滞。二药寒温并用，温清并施，补泻兼顾，推陈出新，共奏温阳活血、泄浊解毒之功。

经验采菁：

"大黄与附子为伍者，皆非寻常之症。凡顽固偏僻难拔者，皆涉于阴阳两端，为非常之配伍。"

1. 肾阳衰微无以温阳化气利水排毒，湿毒滞留或泛滥均可选用。如慢性肾炎尿毒症属阳气虚衰者，用之得当，对缓解病情有利。但对终末期肾衰尿毒症无效果。尿毒症多属阴阳或气阴两虚，故附子也不宜过量服用，以免温燥伤阴，诱发出血，加重氮质血症。但也有较长时间服用较大剂量附子取效而无明显副作用者。选用二药配伍治疗尿毒症要注意几点：①以早期运用为好，终末期一般不宜用；②应辨证选用，以脾肾阳虚为主者较宜；③要注意大黄苦寒伤胃而使病情恶化，也要防止附子辛热伤阴动血之弊，并随时调整剂量和配伍；④大黄一般以生用为宜，每日 9g 即可，或随证酌定，不可过泄，以大便 2 ~ 3 次/日即可。研究表明，大黄能通泻大便泄毒，清热解毒，抗菌消炎，调整胃肠功能，减少肠道对有害因子的吸收，改善肾脏血行，利尿排毒，抗脂质过氧化，调整机体免疫功能，降低血尿素氮、肌酐，增加尿量，改善症状，止呕，增加食欲，防止出血，提高生存质量。

2. 阳虚寒湿痹痛，血脉瘀滞，湿浊痹阻，再配伍细辛，取大黄附子细辛汤意，有较好疗效。类风湿性关节炎胃肠有积热郁结，大便干结，血沉增快者用之甚宜。张伯臾治疗痹痛日久，寒热错杂者，将大黄与附子或乌头合用，每能取得很好疗效。[新中医，1988，（9）：5]

3. 阳虚热痞，吐血衄血，口舌生疮，头晕痛也宜选用。常用附子泻心汤，取其辛开苦降、泄热消痞、温阳降火之功。颜德馨认为，大黄、附子，一寒一热，相制相辅，大黄药性虽寒而不致气血暴凝，附子药性虽热而不致气血妄行。附子气薄味厚，且能纳气归肾，引火归原，自有归宅，而不游弋漫走。两药配对，相互制约，大寒大热峻烈之性，得以化刚为柔，出将入相，故能获良效。临床剂量，大黄9g，附子3g。（《颜德馨诊治疑难病秘笈》）

4. 对寒疝、睾丸肿痛、睾丸鞘膜积液等有较好疗效。[上海中医药杂志，1986，（2）：32]　《止园医话》云："中医治疝之药，率用川楝子、小茴香、青木香、橘核、荔子核、山楂核、炒玄胡等，轻症疝气自当有效。甚则用附子，其效卓著。然以余之经验，最效之方，则为附子与大黄合剂。此种用药，系大热大寒同时并用，纵有古方，未免骇然。然余实已经过数十年之临床经验，以附子、大黄，加入普通治疝气之药中迅收特效。"

5. 吕中体会，凡寒凝气滞，瘀积肿胀等病变形成之脏腑、经络等局部疼痛用之颇效，配伍丹参效果更佳。疮疡红肿疼痛、胃脘痛、复发性口腔溃疡、尿路灼热涩痛、乳房肿痛、带状疱疹在应证方中配用三药有较好镇痛作用。赵炳南经验，治疗实证带状疱疹局部神经痛非重用大黄不能达到破瘀祛病之效。体会大黄迅猛善走，最能破经脉中瘀血，其作用远非三棱、莪术所能相比。

6. 用治阿米巴痢疾，是祝味菊的独特经验。[浙江中医杂志，1984，（6）：249]　章次公也善用二药合伍再配白芍、杏仁、桔梗、当归、地榆、马齿苋、炮姜治下痢腹痛里急。李寿山认为，大黄有安和五脏、补敛正气的功用，少量能健脾和胃，增进食欲。[新中医，1991，（12）：17] 李氏经验，小剂量酒军是治疗"久痢"的首选良药，有活血祛瘀、祛垢滞、解毒生新、调理脾胃之功。王少华经验，治疗慢性萎缩性胃炎消胀宜宣通，通剂中首选大黄，体会大黄消胀功用，主要出自通腑功能，通过荡涤使停阻脾胃、大肠中气、血、食、痰诸滞下行而不再上逆，于是中州得和，胀满自可消除。大黄用小量，并随寒热虚实酌定用量和配伍，同时配服枳术丸。对"腹满时减，复如故"，"脏寒生满病"，可用大黄附子汤，大黄与附子比例为3:2。[江苏中医，1999，（6）：3]

7. 董建华治疗中风后遗症半身不遂，对老年肾元早衰，肢体发凉，脉沉细无力，即于活血通络方中加附子，一则取其温肾助阳，二则取其温肾化饮而痰浊自消。（《临证治验》）

8. 祝味菊用二药相伍治疗顽固性荨麻疹，也是取其温阳活血泄浊之功。徐仲才治疗慢性荨麻疹寒热夹杂型，用附子泻心汤意，重用附子以振奋机体抗病能力，寓温阳于寒凉之中，寒热并行不悖，攻补各奏其功。

9. 杨如哲认为，大黄小剂量补益，中剂量通利，大剂量攻浊，为攻补结合，既能改善肾功能，又能调理脾胃增进食欲的妙药。[中医杂志，1990，（11）：9]

10. 大黄含有较多的鞣质，与附子配伍煎煮后可生成不易为肠道吸收的鞣质乌头碱，从而达到解毒之目的。但临床观察并不因此而减弱附子的镇痛作用，反而能增强疗效。徐建东等实验研究表明，在一定范围内，附子配大黄合煎液中随着大黄剂量增加，乌头碱含量降低幅度较大；在单煎混合液中乌头碱含量随着大黄剂量增加有所下降，但乌头碱含量变化不大。由此推断解毒作用合煎强于单煎，再次证明了大黄对附子的解毒作用。[上海中医药杂志，1999，（3）：9]

人参 大黄

配伍特点：

益气活血，泄浊解毒。徐灵胎云："如大黄与人参同用，大黄必然逐去坚积，决不反伤正气，人参自然充盈正气，决不反补邪气。"费伯雄用大承气汤合人参治妊娠期阳明腑实证，高热不退，扶元气以攻下泄热，母子均安。二药合用，共奏益气活血、泄浊解毒之功。

经验采菁：

1. 阳明腑实证高热，元气耗伤，正气大虚，可随证选用。中毒性休克属高热耗伤元气，大便通或不通畅者，用之得当，有泄热以匡元气，扶正以泄热之大功。

2. 元气衰败，湿热邪毒壅滞之尿毒症亦宜选用。徐嵩年治疗慢性肾功能衰竭强调通腑一法以期取得及时排毒效果。把安宫牛黄丸化开，调生大黄粉，与人参汤同服，对扶正排毒，降尿素氮有一定疗效。（《肾与膀胱证治经验》）

房定亚治慢性肾功能衰竭，常用冬虫夏草面1g配大黄面0.5g口服治疗氮质血症；配合人参面0.3g口服提高肾功能，提高血红蛋白，改善生活质量；配合三七面口服，治疗肾衰瘀血症。

3. 张伯臾治疗急性心肌梗死，大便秘结，非通下则不能缓解症状，每用二药合伍，对通腑气以缓解症状，扶正益气以救脱，振奋心肾功能均有良好作用。（《张伯臾医案》）

4. 王少华善用二药合伍治疗血证。［新中医，1987，（5）：5］王氏治疗肌衄每以二药配二至丸或归脾汤。体虚证实之经漏将二药配于四物汤中可收事半功倍之效。支气管扩张、肺结核咯血，随证选用，有较好疗效。

5. 乔仰先治疗各种血液病，正气衰败而又有火升之吐血、衄血者，喜用生晒参配生大黄，既扶正又泻火止血存阴。（《难病辨治》）

人参　竹沥

配伍特点：

固本滑痰，益气通络。人参大补元气，补益心肺之气，扶正固脱。竹沥滑利，涤痰滑窍通络。二药益气固本与滑痰通窍合用，滑利不散脱，固本不碍痰浊，相辅相成，共奏益气固本、滑痰通窍之功。

经验采菁：

1. 袁家玑善用竹沥，认为竹沥性滑利走窍，清火通关，与人参配伍可扶正通络固经，治脱证。［中医杂志，1996，（5）：271］

2. 二药配伍可用于中风内有痰浊痰热闭窍，外有元气欲脱之证。

黄芪　大黄

配伍特点：

振奋肾气，摄精排浊。大黄荡涤胃肠之积滞，凉血解毒，活血化瘀。临床观察认为，大黄用于治疗尿毒症有通腑排毒，改善血行，增强肾脏排浊，促进代谢，调整机体免疫功能。研究还表明，大黄能降低肾小球高滤过，对某些细胞因子如白细胞介素－6有抑制作用。第4届全国肾脏病会议再次确认大黄是延缓慢性肾功能衰竭病程进展的重要药物之一。早期运用大黄对防止临床糖尿病肾病的发展更具有重要意义。黄芪补益脾肺元气，益气升阳，托毒运毒，药理研究有抗肾炎样，促进代谢，保护肾功能等作用。二药攻补兼施，共奏振奋肾气、益气摄精、升清降浊之功。

经验采菁：

1. 刘树农以二药配伍为主治疗尿毒症屡获良效。刘氏认为，肾脏对血液具有留精去粗之功能，观本病之病因病机系肾脏留精去粗之功能障碍，继而使血液形成陈者当去不去，新者当生不生之局面，二药配伍助肾摄精排浊，故有较好疗效。［上海中医药杂志，1985，（3）：28］

2. 骆安邦认为，大黄安和五脏、补虚调气之能却鲜为人知，大黄具有免疫调控作用，能增强机体抗病能力。在各种慢性病的虚证中，常因气血亏虚、脾虚运弱、肠运不畅而见消瘦，倦怠纳少，腹胀便秘等症，此时伍用大黄治之，寓补于动之中。气虚者常配伍黄芪，一补一泻，大黄逐陈血祛瘀生新，黄芪生新血，壮气旺血。凡见体虚气弱者，辄以二味配伍运用，每获良效。气虚体弱之妇科血证，其功更笃。

人参 三七 琥珀

配伍特点：

益气活血，宁心定痛。人参大补元气，安心神。三七活血散瘀，消肿定痛。药理研究认为，三七有抗血小板凝集，明显增加冠脉血流量，降低心肌耗氧量等作用。琥珀镇惊安神，散瘀止血止痛。三药合用，益心气助行血散瘀，祛瘀不伤正，相辅相成，共奏益心气通心脉、活血定痛宁心之功。

经验采菁：

1. 此为岳美中的配伍用药经验。三药比例为2∶1∶1，冠心病患者用之有恢复体力，增强运动耐量，缓解心绞痛和改善心电图等作用。心绞痛属气虚有瘀者用之可较好地缓解心绞痛，稳定病情。颜德馨治冠心病心绞痛亦用人参、琥珀、三七为末吞服，每获较好疗效。体会琥珀有纠正心律失常，镇静催眠作用，对冠心病、心肌炎频发早搏者，琥珀与人参粉、珍珠粉和匀吞服效果满意。(《颜德馨诊治疑难病秘笈》) 李介鸣经验，人参和三七各3g，研末分别冲服。人参大补元气，三七行瘀止痛。二者一气一血，一补一通。治气虚血虚之痛（如心绞痛）、疗效极好。(《中华名医特技集成》) 孙建军体会，用三七治疗心绞痛不但疗效肯定，作用持久，而且副作用较少，发现用活血化瘀中药或心得安、心痛定等不能控制心绞痛发作的患者，加服三七或单用三七能控制发作。另一特点是无一般扩张血管药的副作用。有的心绞痛患者，血压不高，服用心得安、心痛定等药后血压下降，不能耐受，用三七无血压降低之弊端，更适应于不伴高血压患者。三七还有双向调节作用，对心绞痛伴心率较快者，其心率可下降到比较正常的范围，对心动过缓的病人经过长期治疗，心率可逐渐提高。[中医杂志，1994，(1)：15]

2. 袁今奇用三药治疗血清蛋白异常的慢性肝炎患者，认为在改善慢性肝病异常血清蛋白，降低麝浊和锌浊等方面有比较明显的疗效。[中医杂志，1990，（12）：28] 俞长荣经验，西洋参30g，三七30g，鸡内金60g，为末，分成30包，日开水送服1包，治疗肝硬化也有较好疗效。（《中华名医特技集成》）

3. 颜德馨经验，治疗癃闭重在畅通气机，若肺气虚者，临证可用西洋参煎汤送服琥珀粉治之，每有开上启下之妙。（《颜德馨诊治疑难病秘笈》）

人参　苏木

配伍特点：

补益心肺，活血定喘。人参补元气益心肺。苏木活血化瘀，消肿止痛。二药合用，补益心肺之气以行血，血行助心肺功能，相辅相成，共奏益气活血定喘之功。

经验采菁：

1. 《得配本草》谓："人参配苏木治血瘀发喘。"二药配伍用于治疗慢性支气管炎、肺心病等属心肺气虚，肺有郁血而咳喘、胸闷、口唇发绀、浮肿，有增强心肺功能，改善肺部瘀血，止咳喘作用。赵锡武用真武汤、生脉散、麻杏石甘汤合伍二药治疗肺心病属心肾亏虚，气阴不足，兼有肺热壅盛，瘀血阻滞之咳喘浮肿，口唇发绀等症取得满意疗效。赵氏经验，二药合用有较好益气化瘀定喘之功。（《赵锡武医疗经验》）

2. 朱良春经验，风心病合并咯血用二药加花蕊石有较好疗效。[中医杂志，1992，（1）：17]

3. 苏木"少量则活血，多量则破血"，宜随证酌定苏木用量。

黄精　毛冬青

配伍特点：

益气养阴，活血通脉。黄精补脾气益脾阴，养肾精。毛冬青活血通脉，清热解毒，消肿止痛。药理研究证明，毛冬青能扩张冠状动脉，增加冠状动脉血流量的作用强且持久，并能降低胆固醇，降低血压。二药合用，相辅相成，共奏益气养阴、活血通脉之功。

经验采菁：

陈学勤善用二药合伍治疗冠心病心血痹阻，胸闷气短，有心肾同治，益气活血通脉，改善冠脉供血之良好作用。[上海中医药杂志，1986，（1）：24]

黄芪　丹参

配伍特点：

益气活血，推陈出新。黄芪补益脾肺元气。丹参活血化瘀，养血。二药合用，益气与活血并用，气旺血行，血行气也旺，共奏益气活血之功。

经验采菁：

1. 中风后遗症、肢体麻木、胸痹心悸等属气虚血瘀者用为要药。姜春华重用黄芪125g配伍其他辨证用药治疗自己患缺血性中风获得显效。[中医报1989，11，7③]

2. 苗香圃经验，脑梗死基本病机是肾虚血瘀痹阻，补肾活血化瘀为基本治法，对恢复期及后遗症期，气虚症状明显者，于自拟首乌补肾方（制首乌20g，女贞子20g，枸杞子15g，旱莲草20g，丹参30g，肉苁蓉15g，淫羊藿15g，石菖蒲10g，郁金10g，胆南星10g，水蛭10g）加生黄芪益气活血，但用量宜从30g开始，逐渐增加到120g，若突然大量应用，易出现患肢疼痛。[中医杂志，1998，（1）：24]

3. 肝硬化腹水、肝脾肿大、肾炎肾病水肿、喝瘕积聚等属气虚血瘀者均宜选用。关幼波治肝病重视调气血是其特点。体会黄芪益气，服用效果较好。（《关幼波临床经验选》）

4. 李春婷经验，萎缩性胃炎从血论治，健脾益气行血，黄芪改善微循环，使坏死组织细胞恢复活力。丹参可降低血液黏稠度及红细胞聚集性，使血流加速和毛细血管网开放增加，并可促进组织的修复与再生，常二药相伍使用，桃仁、莪术、红花、泽兰等也常配用。［中国中西医结合脾胃杂志，1998，（3）］

5. 潘文奎体会，甲亢病久"壮火食气"，会耗气伤气，同时甲亢本身有气虚之因素，补气药宜在阴虚阳亢向气阴两虚转化时投入，补气药务必重用，常用人参、黄芪、白术等。观察表明，重用参、芪后，血清中 T_3、T_4 含量明显下降，免疫功能明显改善。补气药必须以化痰祛瘀药为佐使，常用化痰祛瘀药有二陈汤、胆南星、浙贝、丹参、赤芍、桃仁、茜草、莪术等。甲状腺肿大瘿瘤经治疗后，目胀、流泪之症渐消。［中医杂志，1995，（7）：440］

6. 再生障碍性贫血、Ⅱ型糖尿病消渴属气虚血瘀者也用为要药。

黄芪　伸筋草

配伍特点：

补气疏筋脉，促进肢体功能恢复。黄芪大补脾肾元气，促进机体功能，改善大脑血行与代谢。伸筋草祛风通络利关节。二药通补合用，相辅相成，大能补气通络，疏筋脉，促进肢体功能恢复。

经验采菁：

1. 颜德馨经验，治脑梗死后遗症，用药当在疏通脉道的基础上，加促进功能恢复、醒脑复智之品，以利于康复。若患者以肢体偏瘫、痿废不用为主，则重用黄芪、伸筋草，另以生紫菀配豨莶草，使筋脉气血得通，从而促进肢体功能的恢复。［上海中医药杂志，1998，（6）：7］

2. 风湿关节痹痛，筋脉屈伸不利也可随证选用二药。

黄芪　刘寄奴

配伍特点：

益气活血，祛浊解毒。黄芪大补脾肺元气，益气运毒托毒。刘寄奴活血祛瘀，敛疮消肿，利水。二药合伍，益气助行血，补气助利水浊，相辅相成，共奏益气活血、祛瘀浊解毒之功。

经验采菁：

朱良春用二药治疗血瘀湿浊阻滞诸证，前列腺炎肥大属气虚瘀浊阻遏之癃闭，常与补肾、化瘀通淋、清利解毒之品配伍。［上海中医药杂志，1983，（6）：29］

黄芪　川芎

配伍特点：

益气行血，祛风止痛。黄芪补脾肺元气。川芎活血行气，散风止痛。二药合用，相辅相成，共奏益气行血、祛风止痛之功。

经验采菁：

1. 中风后遗症，肢体痿废偏瘫等属气虚血瘀者用为要药。对增强体质，改善血行，促进肢体功能恢复有较好疗效。邓铁涛治脑血管意外中风偏瘫属气虚血瘀者，善用补阳还五汤，关键在于重用黄芪100~200g，甚至200g以上，此时煎药用水量及时间必须相应增加。［新中医，1998，（3）］

2. 用于气虚血瘀型高血压，有益气活血助降血压之功。其他证型的高血压则宜慎用。邓铁涛经验，黄芪重用降血压，配伍或不配伍平肝降压药均可。认为心脑肾血液供求失调，阴阳不平衡是关键，调节体内阴阳平衡是根本。治疗气虚痰浊型高血压，重用黄芪30g以上，再合用温胆汤。（《邓铁涛临床经验辑要》）包祖晓认为，防治缺血性中风，黄芪补气作用较强，在急性期和慢性期均可使用，使用越早疗效越好，用量宜大至30~120g，并随证与川芎、丹参、当归、水蛭、钩藤、龙骨、牡蛎、赭石等配伍。邢锡波用黄芪配钩藤、赭石治肝阳上亢，脑海失养之脑血栓病。［江苏中医，1999，（9）：36］

3. 关于中风后遗症用黄芪的问题，多数学者以补阳还五汤论治。气虚血瘀，血压稳定后可用黄芪配伍。但赵金铎认为，中风先兆、中风发作、复中风、中风后遗症，"切不可用黄芪，误用则有腹胀、烦躁之弊，慎之！慎之！"

4. 颜德馨经验，黄芪功长补气升阳，对脑气不足，九窍不通，实为上品。川芎祛风活血，上行脑巅，为治脑部瘀血证良药。二药合用，益气以安神，活血以醒脑，标本兼治。治老年痴呆从瘀论治，喜用二药合伍，每获较好疗效。[中医杂志，1995，（9）：528] 颜氏体会，二药相伍，功能引血上行，对血气不升，脑络失养之头痛、眩晕、健忘等症，如老年高血压、脑动脉硬化、脑血管意外等属清阳下陷，血瘀内滞者，可用聪明益气汤、清暑益气汤、补阳还五汤出入，并重用二药有事半功倍之效。（《颜德馨诊治疑难病秘笈》） 研究表明，二药均有较好保护脑细胞、促进脑复苏作用，但黄芪优于川芎。

黄芪　莪术

配伍特点：

补气活血，开胃运中。黄芪补益脾肺元气，益气升阳，生肌敛疮。莪术行气活血，消积止痛。二药破中有补，补中有行，补消兼施，相辅相成，共奏益气行气活血、祛瘀生新、开胃健脾之功。张锡纯谓："参芪补气，得三棱、莪术以流动之，则补而不滞；而元气愈旺，愈能鼓舞三棱、莪术之力以消癥瘕。"

经验采菁：

1. 朱良春用生黄芪 20～30g，莪术 6～10g 治疗慢性萎缩性胃炎、溃疡病、肝脾肿大、胰腺癌肿，能改善病灶血循和新陈代谢，使某些炎症病灶消失，肝脾缩小，甚至可使癌病患者的病情好转，延长存活期。根据辨证施治情况，灵活调整二药剂量，如以益气为主，黄芪可用 30～60g，再佐党参或太子参。如以化瘀为主，莪术可用至 15g，也可适当加入当归、桃仁、红花等。解毒消瘀常伍三七、虎杖、白花蛇舌草、蜈蚣。实践证明，凡胃气虚衰，瘀阻作痛，随证制宜，胃病多趋缓和或消失，食欲显著增进，病理变化也随之改善或恢复正常，使萎缩性器质性病变获得逆转。 ［上海中医药杂志，1983，(11)：38］ 钱伯文也认为二药能化瘀补气开胃增食。[中医杂志，1985，(8)：23]

2. 气虚血瘀其他诸证，如肝硬化、闭经也宜选用。张舜丞以生黄芪20g、莪术30g为主，配白术、红花等治疗早期肝硬化，获得较好疗效。[中医杂志，1990，(7)：31]

黄芪 枳壳

配伍特点：

补气行气促气化。黄芪补脾肺之气，益气行水。枳壳行气理气。二药补气与行气相合，补气不滞，行气不伤，补气增行气之功，理气增补气之效，相辅相成，更增补气行气促气化之功。

经验采菁：

1. 袁巍经验，产后癃闭与一般尿潴留不同，多属气血两伤，膀胱气化不利，本虚标实之证。黄芪补气，气足则能行水，配枳壳兴奋膀胱之平滑肌以促其蠕动，疗效甚佳。[中医杂志，1998，(8)：489]

2. 二药合用益气升提作用颇佳，胃下垂、子宫下垂、阴道壁膨脱等属脾肺气虚者也用为要药。脾虚气滞腹胀，便秘也为常用之品。邓铁涛经验，黄芪30g，枳壳3g，合四君子汤治胃黏膜下垂，一升一降，升多降少，有较好疗效。（《邓铁涛临床经验辑要》）

黄芪 泽兰

配伍特点：

益气活血，促肝脾血行。黄芪补脾肺元气，振奋气化。药理研究证明，黄芪有增加肝糖原、护肝、调节机体免疫功能等作用。泽兰活血利水，疏肝和营。二药益气助血行，补气以利水，相辅相成，共奏益气活血利水、促肝脾血行之功效。

经验采菁：

1. 关幼波认为，泽兰善通肝脾之血脉，药力横向。关氏治黄，必用泽兰，认为其能改善肝脾血行和促进胆红素的排泄。黄芪益气，有改善肝细胞再生的作用。二药合用，对门静脉循环障碍确有通达作用，治肝硬化之肝脾肿大、腹水有较好改善门静脉循环，改善肝功能，消腹水消肿等作用。[中医杂志，1985，(5)：4]

2. 气虚水瘀互阻之慢性肾炎肾病水肿，经期水肿，闭经等也用为要药。

黄芪　葛根

配伍特点：

益气升清，通血脉止眩晕。黄芪补脾肺元气，升清阳。药理研究证明，黄芪有扩张血管、降低血压作用，其作用是能对抗肾上腺素，且有利尿作用。葛根升清阳，鼓舞胃气上行，生津。药理研究证明，葛根能增加脑及冠状动脉血流量，对垂体后叶素所引起的心肌缺血反应有保护作用。二药合伍，一补气升阳，一升清活血，相辅相成，共奏益气升清、通血脉止眩晕之功。

经验采菁：

1. 高血压气阴两虚，二药合用为的对配伍，气虚痰浊型也可选用，但不可用于肝阳肝火型高血压。杨立祥喜用二药配伍治疗气阴两虚型高血压。杨氏体会，黄芪降压巧在对证上，巧在用量上。由于黄芪具有双向调节作用，重用则降压，轻用则升压。高血压属气虚者，黄芪用量在 30g 以上则有降压作用。自拟补气养阴汤则以二药配伍为主，再配伍枸杞、首乌、生地、女贞子、桑寄生、泽泻、钩藤、牡蛎等，疗效较好。对收缩压不高而舒张压长期保持在 100mmHg 以上而不得下降者，其效尤佳。杨氏用二药的比例为 2∶1。[中医杂志，1990，(2)：60]邓铁涛经验也是黄芪轻用则升压，重用则降压，重用黄芪 30g 治气虚痰浊型高血压。(《耕耘集》) 蒋富对中虚气馁，阴寒大

盛也重用黄芪 30g 以上以降压，而肝风上扰的高血压则禁用黄芪。[浙江中医杂志，1985，（12）：550]

2. 脑血管硬化之头晕，属"上气不足，脑为之不满，耳为之苦鸣，头为之苦倾，目为之眩"者，用之甚宜。中风后遗症属气虚者也用为要药。消渴兼脑血管硬化属气阴两虚者尤宜。

3. 研究证明，葛根具有显著的 β 受体阻滞效应，能降低血压，减慢心率，扩张冠状动脉，降低心肌耗氧量，且无明显抑制心肌的作用，能使 β 受体兴奋引起的心电图 S—T 段异常改善或恢复正常。二药合用对 β 受体功能亢进而心悸胸闷者有效。

人参　细辛

配伍特点：

通补心肾止呃逆。细辛温通少阴之经，兼有止呃之功。人参大补心肾元气，扶正固脱。二药通补合用，补心肾元气，通少阴心肾，并行不悖，共奏补心肾通少阴止呃逆之功。

经验采菁：

1. 赵恩俭善用细辛止呃逆，对心肌梗死呃逆，用细辛配人参，酌加丁香、柿蒂止呃，常有出奇制胜之效。[中医杂志，1997，（10）：505] 呃逆虽属胃气上逆所致，但与心肾关系密切，"哕自下来"，故对某些重症呃逆或顽固性呃逆，除降镇胃气止呃外，还需从心肾辨治。

2. 二药合用尚有通阳止痛、扶正固脱之功，故心绞痛、心肌梗死也可随证选用。二药合用还有较好的益心气散寒凝、通脉增心率作用，可用于病态窦房结综合征、迟脉症。有人认为，治疗该综合征，益气药中以人参增心率作用最显著。

附子　柴胡

配伍特点：

温阳疏肝，振奋气机。附子温补心肾阳气。柴胡疏肝解郁，宣畅气血。二药合用，温阳助疏达，条达助温阳，相辅相成，共奏温阳疏肝条达气机之功。

经验采菁：

此为祝味菊的配伍用经验。[浙江中医杂志，1984，(6)：249]

1. 祝氏治寒热往来之疟疾用附子配小柴胡汤、柴胡桂枝汤有较好疗效。

2. 肝肿大胁下胀满，祝氏又配当归、芍药，重者加三棱、莪术，可使肝大缩小。

3. 祝氏用二药合伍配控涎丹、丹参、桂枝、白芥子、白芍等治疗胸膜炎胸腔积液有一定疗效。

黄芪　桑叶

配伍特点：

固表清宣止汗，益气轻清止血。黄芪甘温益气，固表止汗，补气摄血。桑叶甘寒清宣，疏解肺卫风邪，清热而宣燥气。《丹溪心法》称之"焙干为末，空心饮调服，止盗汗"。《本草从新》谓之"止血，止盗汗"。二药甘寒甘温并用，补固清宣并施，补不壅滞，清宣不耗散，相辅相成，共奏固表清宣止汗、益气轻清止血之功。

经验采菁：

1. 用治各种虚证的自汗、盗汗，不论气血阴阳虚所致汗证均可选用。魏龙骧说，桑叶止盗汗确信无疑。(《名老中医医话》)　钱育寿经验，炙桑叶用于虚汗夹邪有止汗不恋邪之长。[上海中医药杂志，1990，(7)：14]　吕振卿认为，桑叶止虚汗，透邪汗，能调汗。一以"汗止"见效，一以"汗解"见长；一治内伤正虚，一治外感邪盛。[中医杂志，1988，(8)：79]　刘炳凡经验，若桑叶配黄芪更增益气轻宣止汗之功。[湖南医药杂志，1984，(1)：42]

2. 岳美中治老年血崩不止用傅青主加减当归补血汤常有殊效。方中黄芪30g，桑叶30g，白芍30g，关键是白芍、桑叶剂量要大。(《岳美中医话集》) 方中取黄芪配桑叶益气摄血凉血止血之功。

黄芪 莱菔子

配伍特点：

益气助气化，行水消膨。黄芪补脾肺之气，益气助气化行水，振奋生机，改善机体代谢，护肝抗肝纤维化。莱菔子行气消胀，消食化积。二药一补一消，补消合伍，补则不壅滞，消则不伤正，消补调节，相制相济，共奏益气助气化，行水消膨之功。

经验采菁：

1. 顾丕荣治疗慢性肝病，善以二药配伍消补调节，是治疗肝硬化腹水的有效药对，二药均可重用。另外，顾氏又用党参50g，白术60g，配伍莱菔子60g，治肝硬化腹水，每获殊效。[中医杂志，1994，(8)：469] 临证时，宜根据辨证酌定是选用黄芪，还是选用党参。但治肝病一般多选用黄芪，因黄芪对肝病发病中多个环节有治疗调节作用。也有经验认为，即使需用参类，一般也是以太子参或生晒参为宜。

2. 脾肺气虚腹胀，虽非肝性腹胀也可选用。作者体会，顽固性高血压属气虚需重用黄芪时，配伍莱菔子，一是可防黄芪之壅滞生腹胀之弊，二是取莱菔子有通便降血压的作用，十分相宜。

龟板 火鱼草

配伍特点：

滋阴益肾，消散祛邪。龟板滋阴益肾，养血止血。火鱼草消肿止痛，收涩固肾。二药合伍，补消并用，相辅相成，共奏滋阴益肾、祛邪消肿之功。

经验采菁：

此为陈学勤的配伍用药经验，治急慢性肾炎蛋白尿有良效。[上海中医药杂志，1987，(1)：31]

石斛　瓜蒌

配伍特点：

疏肝郁润降燥热，养胃阴润通冲任。瓜蒌甘寒润燥降火，疏肝郁，清肝胃痰热积滞。石斛甘寒养胃阴，生津液。"冲任隶于阳明"。胃为多气多血之腑。二药合用，润降燥热以生胃阴，养胃阴以润通冲任。疏肝郁不燥，养胃阴不滞，相辅相成，共奏疏肝郁润降燥热、养胃阴润通冲任之功。

经验采菁：

刘奉五以二药合伍为主组成瓜石汤，治疗胃阴不足，燥气内生，阴液不能润降，冲脉之气上逆而致闭经，症见口干舌红，大便秘结等。(《刘奉五妇科经验》)

威灵仙　肉苁蓉

配伍特点：

宣通腑气，温润通秘。威灵仙不仅能祛风胜湿，通络止痛，而且有宣通腑气散结通秘之功。肉苁蓉温肾助阳，温润通便。二药合用，一辛温而宣通，一甘温而润通，相辅相成，共奏宣通温润腑气之功。通腑气不伤正为其长。

经验采菁：

1. 傅方珍用威灵仙 20～30g，肉苁蓉 10g，治老年便秘，对老年人的习惯性便秘效果尤佳。如气虚可酌加黄芪、党参。《医工得效方》所载威灵仙丸治年高，津液枯燥，大便秘结，就是取威灵仙宣通腑气通便秘。(《中华名医特技集成》)

2. 赵恩俭经验，威灵仙通气利脏腑，"宣通五脏，去腹冷痛，心腹痰水"，故对胸腹不利，痰水气滞，脏腑不通之证皆有良效。配黄芪、当归、肉苁蓉治老人便秘。(《首批国家级名老中医效验秘方精选》)

枸杞　龙胆草

配伍特点：

养肝血清肝经湿热。枸杞养肝血。药理研究证明，枸杞有抗脂肪肝、护肝等作用。龙胆草清肝胆实火、湿热，有解毒降ALT作用。二药滋养与清解并用，扶正不留邪，祛邪不伤正，相辅相成，共奏养肝血清肝经湿热之功。

经验采菁：

龙胆草清热解毒降ALT作用为临床所证实。张海峰治肝炎善用枸杞配龙胆草，因肝炎的基本病机是湿热伤阴。张氏重用枸杞30~60g，配龙胆草，或用一贯煎加减，对改善肝功能，降ALT，减轻或消除症状有较好疗效。湿热偏重，肝阴虚较轻，则以龙胆草为主，枸杞用量酌减。二药又随证配伍五味子、虎杖成为张氏治疗肝炎肝病的四味基本用药，每获满意疗效。[上海中医药杂志，1980，（4）：10]

龟板　瓜蒌

配伍特点：

滋肾阴润燥养冲任。龟板滋肾调冲任，补血止血。瓜蒌润滑而降，化痰热，涤滞散结，疏肝郁润肝燥。二药合用，润燥滑滞，去着开闭，滑滞不伤正，润养不碍滞，相辅相成，润肝燥润通调冲任之功益增。

经验采菁：

1. 肾阴不足，胃肠燥热，阴液难以敷布之脾约证，症见大便燥结，口干咽燥，耳鸣，腰膝酸软用之较宜，也可用治老年习惯性便秘。

2. "冲任隶于阳明"，阳明燥热灼伤肾阴之闭经，阴虚血热肠燥之崩漏均宜。治闭经，取其润降燥热、养冲任通经之功。治崩漏，取其滋阴润燥、清热止血之效。

紫河车　连翘心

配伍特点：

补精血解热毒。紫河车大补元气益精血，能滋补强壮，增强机体免疫功能，促进和调节机体的内分泌功能，促进骨髓造血功能等。连翘心清心除烦，清热解毒，有抗菌消炎、增强毛细血管的抵抗力作用。二药补精血、清热合伍，补泻并进，而有补精血解热毒之功效。

经验采菁：

此为颜德馨的独特配伍用药经验，可治疗再生障碍性贫血。(《颜德馨诊治疑难病秘笈》) 治再障多从大补气血、滋补肝肾着眼，或配以凉血活血等，而用二药合伍补益精血、清热解毒，确实颇具巧思，经验独特，值得参考运用。

山药　滑石

配伍特点：

敛养脾阴，清利湿热。滑石清热，渗湿利窍道。山药补肾气养脾阴敛精气。二药一滑利一敛养，滑利不伤阴，敛养不滞邪，共奏敛养脾阴、清热利湿之功。

经验采菁：

湿热泻痢，耗伤阴液，湿热燥热仍盛，滑泻仍不止，最为危侯，张锡纯经验，用二药合伍治之最宜。此时治疗用药，清利有碍于止泻，固涩有碍于清利。二药合伍，互不制肘。对小儿夏季湿热暑湿泻痢伤阴者较宜。滑石能运行上下，开通津液，除垢存新，有吸附肠内毒素，保护肠黏膜等作用，虽滑利但不伤正。

白术　莪术

配伍特点：

消痰散积滞通经，健脾消积开胃。白术补脾健脾气，助脾气运化健运，痰湿可除。莪术行气消积滞，破削结瘀。二药消补并施，补脾使大气壮旺，而积滞自消，消积滞行气活血，痰瘀积滞均消，经闭可通。补不壅滞，消不伤正，相辅相成。

经验采菁：

1. 朱南荪经验，二药消补相伍，燥湿除痰，消积滞而能通经。[上海中医药杂志，1998，(6)：7] 可用于脾不健运，痰湿积滞，气滞血瘀之闭经、卵巢囊肿、子宫肌瘤、子宫内膜

异位症，攻坚不伤正。(《上海中医药大学中医学家专集》)

2. 脾虚积滞纳呆，脘腹胀满不适，肝脾肿大，腹水，小儿疳积等症均颇宜选用，健脾攻坚开胃功效颇佳。

白术　鸡内金

配伍特点：

健脾资后天，消积逐瘀滞。白术补脾气健脾胃，为资生后天之要药。鸡内金善消食导滞，化有形之积。药理研究证明，鸡内金除含消化酶外，还含有多种微量元素。二药补益与消导并用，补而不滞，消而不过，相辅相成，健脾运资后天、消积逐瘀滞之功效益增。

经验采菁：

1. 张锡纯临证注重配伍，善用对药，二药合用为其常用之健脾运资后天之重要配伍。如健脾祛劳之资生汤、健脾止泻之益脾胃健利水之鸡胵茅根汤、健脾开郁之升降汤皆有二药配伍运用。[中医杂志，1994，(9)：523]

2. 朱良春治慢性萎缩性胃炎喜配伍二药，有补脾、化痰涎、逐瘀滞之效。胃脘胀痛较甚者，往往有肠上皮增生，二药再配刺猬皮，可软坚散结，化瘀积。且二药以生用为佳。[新中医，1986，(2)：5]

3. 二药合用为寻常之配伍，凡脾不健运诸证均可选用，如小儿厌食、慢性肝炎、肝硬化纳呆腹胀等均可随证配伍二药，均有较好疗效。

人参　紫苏

配伍特点：

益气开胃，利气化痰。人参补益脾胃元气。紫苏疏表散寒，利气化滞，开胃气。二药为参苏饮之配伍，补散合用，共奏扶正气散余邪、开胃利气化痰滞之功。

经验采菁：

1. 王伯岳对小儿咳喘胸闷日久，短气自汗者，以紫苏二

份，人参一份，煎汤呷服，有殊效。[北京中医，1988，（5）：12]

2. 杨艺农体会，治小儿肺炎使用人参应灵活辨证，体实者不宜用，体弱者应少量用。参类有扶正祛邪祛痰作用，随证配伍方可取得较好疗效。

石斛　法半夏

配伍特点：

养阴化痰止汗。石斛养肺胃之阴，尤长于养胃阴生津。法半夏燥湿化痰运脾。胃喜润恶燥，脾喜燥恶湿。二药合用，养胃阴不碍痰湿，燥湿不伤胃阴，润燥并施，相辅相成，共奏养阴化痰、开胃之功。

经验采菁：

1. 陆鸿元治疗小儿咳喘多汗，认为石斛强阴生津，凉血止汗，与半夏相伍，对肺胃阴虚痰阻汗多者甚为相宜。[上海中医药杂志，1998，（9）：31]

2. 胃阴不足，胃脘痞满，纳呆嘈杂，口干舌红或伴苔稍腻，用二药也颇宜，取其甘寒养胃阴，辛开除痞满之功。此配伍与门麦冬汤麦冬配伍半夏之意相近。

石斛　厚朴

配伍特点：

养胃阴除湿滞。石斛养胃阴厚肠胃。厚朴燥湿除湿滞散满。二药苦温甘寒并用，燥湿养阴并行不悖，共奏养胃阴除湿滞厚肠胃之功。

经验采菁：

阴虚有湿，或腹泻下痢，阴液已伤，湿邪未尽，湿滞与阴虚并存，用药燥湿与养阴两难，二药合伍，并行不悖。胃阴不足，湿滞脾胃之脘腹胀痛痞满，纳差；慢性泻痢之湿浊未尽，阴液已伤；胃阴虚之虚热夹湿浊上逆口糜、口舌生疮等症均可选用。

苍术 生地黄

配伍特点:

燥湿养阴,敛脾精。苍术燥湿运脾助健运,敛脾精。生地黄清热凉血,养阴生津滋肾阴。二药相伍,一燥一润,一刚一柔,燥润相合,刚柔相济,一敛脾精,一养肾阴,脾肾兼顾,相制相成,共奏燥湿养阴、敛脾精之功。

经验采菁:

1. 慢性肾炎肾病已久,肾阴虚而湿滞不化治疗需两相兼顾,二药合伍,相制相济,各展其长,对消除水肿,敛精消除蛋白尿,改善肾功能,平衡阴阳等有较好疗效。

2. 陈苏生经验,二药合伍用于乌发有较好疗效。[新中医,1992,(2):5] 阴虚湿恋之慢性湿疹也宜选用。颜乾麟用苍术配熟地运脾生血治再生障碍性贫血,认为苍术为健运脾气之要药,虽香燥泄气,但配以滋阴养血的熟地,则既能消除熟地之滋腻,补而不滞,又可助脾运,以求中焦受气取汁生血之效。(中医杂志,1997,(1):6]

3. 谭大刚经验,对老年慢性支气管炎,久咳不愈者,应重视老年人真阴亏损,精不化气的特点,老年慢性支气管炎之喘咳难愈与阴虚有密切的关系,阴虚于下,饮停于上是其本虚标实形式之一。治疗以黑地黄丸加味,熟地黄为君,滋阴补肾,益精养血,以固其根本,使肾精滋润而复其藏纳之性,配以苍术运脾化痰饮,滋而不腻,燥不伤阴。对肾燥脾湿之老年慢性支气管炎咳喘,再配五味子、茯苓、法半夏、干姜、橘红,并随证加减,各药合用,有滋阴补肾、温脾化饮之效。[新中医,1998,(11):18]

4. 糖尿病消渴也为常用之配伍。临床观察和药理研究证明,生地及生地配伍苍术均有良好降血糖作用,生地不仅能养阴生津改善症状,而且对糖尿病并发冠心病、高血脂也有较好防治作用。

麻黄　熟地黄

配伍特点：

温通血脉，消散阴凝，宣肺补肾。麻黄宣通肺气，外可疏通肌肤经络，内可深入积痰瘀血，通九窍，活血调血脉。熟地黄滋阴养血，生精补髓，逐血痹通血脉。二药合用，一气味辛通宣散，一气味甘厚滋补，宣通活血滋补并施，相辅相成，血脉能宣通，阳气得冲和，阴凝可散；宣肺补肾，肺肾并顾，咳喘可平。

经验采菁：

1. 阳虚气血不足，阴寒内盛，痰凝血滞，着于筋骨肌肤所致诸证，如痹疽、痰核、流注、鹤膝风等均用为要药。寒性脓肿、肢端动脉痉挛、血栓闭塞性脉管炎、淋巴结核、慢性骨髓炎等属阴证者均可选用。类风湿性关节炎用之得当也有较好疗效。

2. 董建华认为，久喘急性发作，多为体虚标实，上盛下虚之证，症见喘促胸闷，动则气喘，呼多吸少，汗出心悸，腰膝酸软，神疲倦怠，小便频数。二药配伍，宣通培补摄纳并行，标本兼顾，随证配伍二药有较好宣肺补肾、止咳定喘之功。（浙江中医杂志，1989，（11）：499〕 张鹏等经验，久病咳喘之痰浊，其根在.肾不在肺，属肾精阴血不足，精不化气，痰浊上泛，壅滞于肺，下虚上实而咳喘，治当补肾养精血，充实肾气，振奋气化，使痰化水消，无痰浊上泛，气道通利，咳可息。熟地滋肾水，益真阴，专补肾中之元真，故为肾虚久喘首选之品，且宜重用（30～60g）。少则无效，并且还应随证配伍他药。[中医杂志，1998，（7）：398]

3. 韩冠先经验，麻黄、熟地、葛根加入应证方中治疗中风后遗症属瘀血阻络者效果颇佳。尤其对病程在6个月以上，肢体功能恢复相对静止者，加用麻黄每可使肢体功能恢复产生一次飞跃。[中医杂志，1992，（3）：5]

4. 麻黄与熟地用量比例，有人认为以1∶15为宜，仅取麻黄宣通阳气散阴凝的作用，如麻黄用量过大，仍不失其表散之性。但韩冠先经验，二药比例以 1∶4 为妥。

羌活　熟地

配伍特点：

滋补肾阴，升发肾气以助孕。羌活条达肝气疏肝郁，入肾经理肾经风寒，宣散壅滞，通督脉，鼓舞肾阳兴阳道，升发肾气助孕。熟地滋肾阴养肾精。二药相伍，一阴一阳，一清一浊，一升一降，一轻一重，辛燥厚重相合，相制相辅相成，而能滋补肾阴，升发肾气以助孕。

经验采菁：

1. 贾鹏经验，用熟地治阳痿、早泄、女子不孕，佐少量羌活，可取得较好疗效。熟地用量一般在 15g 以上，羌活一般用 6g。认为羌活有催化药力的作用。［中医杂志，1994，（1）：22］

2. 孙艳春认为，羌活能调肝气，入肾而使阳气宣达，鼓舞肾阳，兴阳道，利精关，暖宫散寒，安胎。治女子不孕在辨证用药的基础上加羌活以暖宫，通阳助孕；治阳痿早泄用五子衍宗丸加羌活，随证加减，使补而不腻，阳气得以宣通，壅滞得以通畅，而功专补肾助孕。　　［中医杂志，1999，（9）：519］

黄芪　石韦

配伍特点：

益脾肺，利湿热消肿。黄芪补益脾肺，益气行水。石韦清利湿热。二药合伍，补气行水与清利湿热并用，则补不壅滞，利不伤正，相辅相成，共奏益气行水、清利湿热消肿之功。

经验采菁：

1. 临床观察，石韦有利湿热消蛋白尿、降血中 NPN 作用，与有抗肾炎样作用的黄芪配伍，为治疗肾炎肾病脾肺气虚，湿热未净而致水肿，蛋白尿不消的有效配伍。［辽宁中医杂志，

1983，（10）：15]

2. 肾结石属气虚湿热蕴结者也颇宜选用。

山茱萸　石韦

配伍特点：

摄精泄浊。山茱萸益肝肾精血，固摄精气。石韦清利湿热。二药固摄与清利合用，摄精不恋浊，泄浊不伤正，共奏摄精泄浊功效。

经验采菁：

沈敏南经验，二药有开合互济之妙，用于治疗虚实夹杂型慢性肾炎蛋白尿效果良好。[辽宁中医杂志，1988，（7）：34]

泽泻　鹿角胶

配伍特点：

益精髓去旧水止眩晕。泽泻淡渗利湿而不伤阴，《神农本草经》谓"养五脏，益气力，肥健"，泽泻之补在于"去旧水，养新水"，降浊水，为"血中之清道失"。鹿角胶温养肾精，生髓充脑。二药补泻合用，温补不燥，祛邪不伤正，相辅相成，共奏益精髓去旧水止眩晕之功。

经验采菁：

有人认为，二药相伍用于治疗精亏髓虚之眩晕，恰到好处，并根据阴阳之偏盛偏衰，酌情加味，每获良效。[浙江中医杂志，1996，（10）：470]　泽泻有降血脂降血压作用，鹿角胶益精充脑，对高血压、高血脂症、脑动脉硬化属肾精不足者颇宜。老年痴呆，也可随证选用。二药均入肾，补清同用，颇具巧思。

续断　甲珠

配伍特点：

补益肝肾，活血散结。续断补益肝肾，强健筋骨，通利血脉。甲珠活血通经，散结消肿，解毒。二药补益与通利并用，补肝肾不壅滞，通利不伤正，相辅相成，共奏补益肝肾、活血散结之功。

经验采菁：

1. 男科慢性前列腺增生腰痛，前列腺肿大，尿线细，睾丸疼痛不适等均为常用之品。徐福松经验，二药治阴茎、睾丸结节有较好疗效，为其独特配伍经验。［新中医，1998，（3）］

2. 腰痛属肝肾不足，瘀血阻滞者也颇宜选用。尤其对腰椎增生所致腰痛更为适宜。关节痹痛顽而不愈也可选用。

3. 二药还能益肝肾，活血通经，对肝肾虚亏，瘀血阻滞经闭不通，也有较好益肝肾通经功效。

桃仁　冬虫夏草

配伍特点：

益肺肾活血，抗肝纤维化。桃仁活血化瘀。药理研究证明，桃仁有抗肝纤维化作用，而且其作用机理是多方面的。冬虫夏草滋补肺肾。药理研究证明，冬虫夏草能调整机体免疫功能，有抗氧化、抗肿瘤、抗肝纤维化等多方面作用。二药合用，滋肾以养肝，润肺以养肝，活血以行肝血，补益不刚燥壅滞，行血不伤血动血，相辅相成，共奏益肺肾、活血化瘀、抗肝纤维化功效。

经验采菁：

1. 上海等地经临床观察和药理试验证明，桃仁、冬虫夏草均分别有良好抗肝纤维化作用，认为桃仁是一味很有希望的抗肝纤维化药物，其提取物苦杏仁苷能提高肝脏血流量和提高肝组织胶原酶活性，促进肝内胶原分解代谢，减少肝内胶原的含量，并在某种程度上抑制了贮脂细胞的活性和增殖，减少了胶原等基质的合成，使肝内结缔组织溶解，纤维化肝脏加速修复；与人工虫草菌丝合用在阻断肝纤维组织增生方面有积极意义。各种肝炎如慢性乙肝、血吸虫肝病、酒精肝等均可随证选用。

2. 冬虫夏草昂贵，现今多用虫草菌丝及其制成品配伍运用，如金水宝、心肝宝等。

锁阳　忍冬藤

配伍特点：

补肾益精，清热通络。锁阳补肾益精。忍冬藤清热通络。二药合伍，补肾益精不恋邪，通络清热不伤正，相辅相成，共奏补肾益精、清热通络之功。

经验采菁：

沈敏南经验，用二药治肾虚夹热痿症有较好疗效，适用于膝胫痿弱不能久立，腰脊酸软，头昏目眩，咽干，舌红，脉细数等。［辽宁中医杂志，1988，（7）：33］

十八、固涩调理类

龙骨　牡蛎

配伍特点：

敛精固脱，肃肺纳肾，引上逆之痰火归其宅，潜降浮阳，调摄阴阳。龙骨功专镇潜浮阳，重镇安神，敛肺肾，收汗固精。牡蛎养阴清热，镇纳浮阳，收敛固精，摄纳阴阳。二药镇潜敛固，养阴摄阳，合用相得益彰，阴精得敛可固，阳气得潜不浮越，从而痰火不上泛，虚火不上冲，虚阳不上扰，阴阳调和，阴平阳秘。

经验采菁：

1. 肝肾不足，肝阳上扰化风诸证，如眩晕、头痛、视物昏糊、耳鸣耳聋、虚热上冲烘热等均用为要药。张赞臣体会，因惊恐而致突发性聋可配伍二药，但病久者用之无效。[上海中医药杂志，1988，（10）：7]

2. 虚阳上扰心神之惊悸不安、不寐多梦、脏躁虚烦、健忘等，用之均有效。但朱锡祺经验，心悸而心率缓慢者不宜用。[辽宁中医杂志，1984，（2）：1]

3. 自汗、盗汗、遗精、遗尿、大汗亡阴亡阳、脱肛、白带频注等诸种精血不固或亡脱者均用为要药。裘沛然经验，治慢性肾炎须补泻并施，标本兼顾，既要补益脾肾气血，制止蛋白尿的流失，又要祛除风邪，利水化湿，活血化瘀，以达到邪去正安之目的，除重用黄芪、巴戟、黑大豆、泽泻、黄柏、土茯苓外，加用牡蛎，认为牡蛎补肾扶正，化湿利水，既可补肾固精以控制蛋白尿的流失，又可利水化湿以消水肿。[中医杂志，1996，（8）：498]

4. 用治血证，尤多用于吐衄、崩中，二药调摄阴阳止血功效较佳。陈尚志治崩漏擅长用二药，取其重镇肝肾，固摄奇经之功。[中医杂志，1986，(5)：12] 陈源生经验，治崩漏涩血养益不留邪首推二药。(《名老中医医话》) 聂大桧善用二药治疗妇科诸证，用于固任束带止白崩，平肝潜阳息风治子痫，安冲固摄疗经崩等。[北京中医，1988，(2)：37] 班秀文治崩漏，固涩之药用之有时，若流血过多过久，正虚较甚，将成滑脱不禁之势，则选用赤石脂、煅龙骨、煅牡蛎、乌贼骨、五倍子等收敛涩血之品，增强固护正气、摄纳阴血之功，其中煅龙骨、煅牡蛎安五脏，益心神，有涩血补益之功，无留邪伤正之弊。[中医杂志，1997，(3)：146]

5. 心肾亏虚，肺肾不足，喘促不宁，汗多厥脱，或咳喘痰多，心悸不宁，颜面娇红等均为必用之品。岳美中称二药是治疗痰饮之神品。其治痰作用主要在于引逆上之火及泛滥之水归宅，有调和、推挽、摄敛阴阳之作用。(《岳美中医话集》) 龚士澄经验，两药合用，具有独特的镇咳化痰作用。镇，是镇定、镇静；化，是软化、潜化，而不雷同于一般止咳化痰药。用于夜间及黎明时的咳嗽，因人体平卧则痰涎易于上泛，况从夜半至平旦，正值阴尽阳动之期，逆气亦随阳气上泛，咳嗽遂作，故而用生龙骨、生牡蛎各 10~20g 于应证方内，结果，不仅奇效，睡眠亦自美焉。内伤咳嗽，虚火炎上，咳痰带血，胶痰着滞喉间，口干心烦，以生龙骨、生牡蛎各 20g，加于所服方中，疗效也如人意。更有一些外感咳嗽，表分寒热不清，连连咳嗽，久久不愈，服常方总不见效。后思《伤寒论》柴胡加龙骨牡蛎汤证，乃少阳之邪未解热邪内陷，热盛伤气之病机，复思徐灵胎有龙骨"敛正气而不敛邪气"一说，乃试用于外感咳嗽之难愈者。具体方法是：止嗽散随证化裁，再加龙骨、牡蛎，居然有效无损。肺痈脓尽之后及肺痨之恢复期，气阴两伤，虚阳上浮，喉干口燥，盗汗黏衣，虚烦，夜不成寐等症，于滋阴润燥方中，再加龙骨、牡蛎靖摄浮阳，收敛元气，则康复在望。(《临证用药经验》)

6. 过敏性紫斑、荨麻疹、湿疹、皮肤瘙痒等均可选用，有镇静、息风、抗过敏等功效。

7. 姚培发治疗慢性口腔溃疡每用龙骨、牡蛎，以取其咸涩收敛，具有镇潜、生肌收口之功效，在辨证方中配用二药，可增强疗效。[中医杂志，1996，（9）：534]

五味子　磁石

配伍特点：

补肾敛精缩瞳。五味子滋肾敛精固心气。磁石补肾益精，镇潜浮阳，摄纳肾气。瞳神属肾，肝开窍于目。二药合用，心肾精气得以补益固摄，精血不耗散，瞳神得濡养，而有补肾敛精缩瞳之功。

经验采菁：

眼外伤留有后遗症中，瞳神散大，在应证方中加用二药有良好的缩瞳作用。此为韦文贵的配伍用药经验。韦氏体会，缩瞳药中以磁石配五味子力强，祛风药中以荆芥、细辛合用为佳。（《医话医论荟要》）

乌贼骨　茜草

配伍特点：

摄血止血，行血通经。乌贼骨益肝肾，收敛止血，和血脉，调冲任。茜草止血化瘀，行血通经。二药合用，行而化瘀通经，敛而收摄止血，调冲任和血脉，相得益彰。

经验采菁：

1. 摄血止血。用于月经过多、崩漏、赤白带下等有较好止血止带作用。王少华经验，在治疗崩漏，尤其是由崩而漏，由漏而崩的循环往复的崩漏疾患，常以此两味为首选药。[中医杂志，1995，（9）：529]

2. 调理冲任通经种子，可用治输卵管狭窄。（《岳美中医话集》）　闭经、月经前后不定等属气血瘀滞轻证也可随证选用。

3. 张琪经验，用治血尿效佳。潘澄濂体会，治疗过敏性

紫斑，茜草是主要药。[中医杂志，1985，（9）：9]

4. 丁化民治疗老年性白内障喜用乌贼骨，认为乌贼骨为厥阴经血分药以通血脉，又为滋肝肾之品，主治云翳内障，通血脉。治视网膜静脉周围炎配伍二药，取乌贼骨收敛止血，与茜草同用不但能止血，还能化瘀补肝肾之不足。（《北京市老中医经验选编》）

龙骨　韭菜子

配伍特点：

补肝肾壮阳固精。龙骨固涩滑脱。韭菜子补肝肾壮阳固精。二药一补精，一固涩，一兴阳道，一涩精气，合用相得益彰，共奏兴阳道固精之功。

经验采菁：

岳美中经验，对睡即遗精属肝肾不足者有较好疗效。（《岳美中医论集》）　阳痿、精冷不育者也可选用。

赤石脂　禹余粮

配伍特点：

涩滑固脱，止血生肌。赤石脂益气生肌而调中，收涩固脱。禹余粮涩肠止泻，收敛止血。二药均为土元精气所结，合用涩精固脱，有吸附作用，能吸附消化道内的有毒物质，并保护消化道黏膜，止胃肠出血。

经验采菁：

1. 慢性久痢、久泄，腹泻次数频多，脱肛而有滑脱之势者用为要药。

2. 溃疡病出血、肠道出血均可选用，崩漏带下也颇宜选用。

3. 一般认为，湿热邪气未尽者不宜用固涩之品以免留邪。但有人认为，泄痢频多，即使湿热邪气未尽者也可使用二药，取其有保护肠黏膜、吸附有毒物质之作用。

儿茶　乌梅　血余炭

配伍特点：

涩肠止泻，祛腐生新。儿茶清肺化痰，生津，敛肠止泻。乌梅涩肠止泻止血。血余炭止血消瘀生肌。合用相得益彰，涩肠止泻止血之功益增。儿茶、乌梅均有抑菌作用，虽涩止但不留邪，收涩中能消瘀生肌。

经验采菁：

段风舞善用三药合伍治疗放疗、化疗引起的放射性肠炎腹泻，对于稀便伴有黏液或浮有白色伪膜者，用之效果较好。［中医杂志，1986，（3）：9］　临证时可随证二味或三味合伍。

乌药　益智仁

配伍特点：

温补脾肾，散寒固摄。乌药温肾散寒，顺气宣通，调脾肾气滞，缩小便。益智仁温补脾肾，固精缩尿。二药均入脾肾，温补固摄与散寒顺气并用，相辅相成，共奏温补散寒固摄之功。

经验采菁：

1. 二药合伍再配怀山药组成缩泉丸，用于治疗肾虚下元虚冷不固，小便频数或遗尿。小儿神经性尿频属肾虚不固者也颇宜选用。

2. 二药合用温补脾肾，缩涕摄涎，小便、涕涎等均为人体津液所化，而肾阴乃一身津液之本。二药既可温摄小便，也可温固涕涎。干祖望首先用缩泉丸或乌药治疗多涕多涎，并强调要见到清稀的液体方宜，对见效慢者，只要认证准确，则要守方守药，而且还要随证加减。如已伤阴当收敛生津养阴润燥，卫表不固者还当固卫。［中医杂志，1997，（4）：248］二药配伍或缩泉丸可用治过敏性鼻炎属脾肾或脾肺虚弱者。

伏龙肝　杏仁

配伍特点：

涩固精气，宣降浊气。伏龙肝温中降逆，止吐止血，涩肠固下。杏仁宣肺气，润肠下气，降浊消郁。胃以润降为顺。二药润降与涩固并用，相制相成，浊气可降泄，精气得固涩。临床观察二药能保护肠黏膜，缓解肠痉挛。

经验采菁：

1. 主要用于脾虚不摄之便血，脾虚不运之便秘。王鹏飞则善用伏龙肝配钩藤、茯苓治小儿便秘。（《王鹏飞儿科临床经验选》）

2. 伏龙肝止吐作用良好，对泛吐酸水者尤宜。杏仁能润降胃气行滞止痛。对胃脘痛、泛吐酸水也可随证合用二药。

诃子　黄连

配伍特点：

清热解毒，涩肠止泄痢。诃子涩肠止泻。药理研究证明，诃子对痢疾杆菌、伤寒杆菌等有较强的抑制作用。黄连清热燥湿，泻火解毒。二药合伍，涩肠中能清热解毒，则不留邪滞毒，相辅相成，共奏清热解毒，涩肠止泻之功。

经验采菁：

1. 贾福华经验，治疗小儿泄泻，诃子运用得当，有益无害。二药合伍治疗泄痢有较好疗效。姜春华经验，诃子用治急慢性泻痢均有较好疗效，不会留邪滞毒。急性腹泻，泻下如水，于应证方中加入川连、诃子，一以清热燥湿祛邪，一以止泻，常有卓效。慢性泄泻日久不愈，常以温肾扶正，清热燥湿祛邪，再加诃子、石榴皮、乌梅等涩肠止泻。［中医杂志，1991，（3）：60］

2. 姜春华经验，诃子收涩肺气，止咳，能减少痰涎分泌，也有缓解平滑肌痉挛及抗菌的作用。因此，急慢性咳嗽均可选用。［中医杂志，1991，（3）：60］

黄柏　罂粟壳

配伍特点：

清热燥湿，涩肠止泻。黄柏清热燥湿，厚肠。罂粟壳涩肠止泻。二药清涩并用，无闭门留寇之弊，更增止泻之功。

经验采菁：

李子丰治泄泻常以清化涩三法统摄，每以二药合用为纲，而以辨证结果为目，常一剂获效。对感染性腹泻效果尤佳。以黄柏为先导，佐以收涩之品，不仅能及时止泻，且可防止亡阴脱液之变。［江苏中医，1999，（3）：8］

牡蛎　杜仲

配伍特点：

补肝肾摄精止汗。牡蛎养阴清热，调阴阳，固精止汗。杜仲补肝肾精气。二药合用，一补益，一涩固，相辅相成，共奏补肝肾固精、和阴阳止汗之功。

经验采菁：

1. 岳美中经验，二药合用能止盗汗，加麻黄根效果更好。（《岳美中医论集》）　以补肝肾固涩止汗为其特点。

2. 肝肾不足，头晕、腰痛、遗精等也颇宜选用。

石榴皮　赤石脂

配伍特点：

解毒涩肠止泻。石榴皮涩肠止泻止血。药理研究证明，石榴皮有良好的抗菌消炎作用。赤石脂固下涩肠，止泻止血。合用涩肠止泻功效益增，涩止中寓解毒而不滞邪。

经验采菁：

泻痢日久，湿热未清，泻痢次数频频，解脓血便，津液耗伤，在应证方中加配二药，可增强疗效。急性泄痢，湿热壅滞也可选用，配伍得当并无滞邪碍滞之弊。

芡实　萆薢

配伍特点：

健脾固肾，分清泌浊。芡实健脾固肾，祛湿止带止泻。萆薢分清泌浊，利水湿，祛风湿。芡实补涩收敛，以"敛"为主，萆薢分清泌浊走下焦，以"利"为要。二药一敛一利，相互为用，共奏健脾固肾、分清泌浊之功，而无留湿浊之弊。

经验采菁：

1. 陈鼎祺经验，蛋白尿多由脾肾两虚，固涩失职，不能分清别浊所致，常以二药配伍治疗慢性肾炎等肾病所致蛋白尿。[北京中医，1999，（3）：8]

2. 带下频多，或清稀或黏稠属脾肾不固，湿浊下注者均为常用有效之配伍。

十九、通窍类

菖蒲　远志

配伍特点：

宣壅化浊，通诸窍，疏理气血，畅心神。菖蒲化痰湿秽浊，宣壅开窍通闭，通心阳开胃气。远志化痰浊通心窍，益心气安心神。二药合用，"一以辛散而开其痰湿之痹着，一以苦降而定其逆上之痰，则气顺而痰壅自开，气血不复上苑，庶乎风波大定，神志清明。此菖蒲、远志之大功也"。

经验采菁：

1. 凡痰湿秽浊蒙蔽，心神烦乱不安，或痴呆，或狂乱，或神志不清，或癫痫，或健忘，或中风痰闭等均用为要药。程门雪云："救急之中，开豁痰浊，如菖蒲、远志、竹沥、姜汁为要药。"

2. 痰浊壅遏清阳，胸痹胸闷、心悸等用之有较好疗效。朱良春经验，心肌炎或冠心病见心律不齐、心悸，夹有痰浊者，以二药各3g煎汤送服刺五加片4片，一日3次，极效。[上海中医药杂志，1984，（10）：29]

3. 慢性支气管炎、肺心病咳喘痰多，用之可使痰量明显减少，出汗、胸闷、心悸等症状改善。朱良春经验，"常见慢性气管炎患者服石菖蒲后，可使痰量锐减，其专于治痰之功，于兹可见矣"。[上海中医药杂志，1984，（10）：29]

4. 菖蒲对高级中枢神经系统的兴者与抑制均有一定作用。徐景藩治疗不寐、郁证，随证加入菖蒲，白天服用，通脑醒神；睡前服用，入心宁神，有较好疗效。[中医杂志，1986，（7）：68]

5. 宣壅开窍出声音，可减轻声带水肿，对声嘶属痰湿阻窍者有开音之效。

6. 张子述用二药配合四物汤以养血通窍，治小儿青盲有较好疗效。[中医杂志，1987，（1）：27]　张氏又用补中益气汤加石菖蒲、枸杞、菟丝子，和二药配四物汤随证交替服用，对青少年近视有一定疗效。[陕西中医，1984，（1）：9]

7. 徐景藩治慢性胃脘痛如伴脘部痞塞较甚者，常以石菖蒲或五灵脂治之。[中医杂志，1985，（9）：19]

石菖蒲　地龙

配伍特点：

化痰瘀，通络利窍。菖蒲除痰化浊利诸窍。地龙通络祛瘀。合用痰瘀并化，通络利窍作用颇好。

经验采菁：

痰瘀阻络头痛、偏头痛颇宜选用，若再配南星则疗效更佳。徐景藩擅长用石菖蒲治疗偏头痛、瘀血头痛。后者由于痛久入络或外伤跌仆后，脑髓受震，局部络脉瘀滞，不通则痛，常以王清任通窍活血汤为主，麝香以石菖蒲代替，每获良效。[中医杂志，1986，（7）：68]　也有用菖蒲配佩兰代麝香而获效者。

地龙　陈酒

配伍特点：

活血通络开窍。地龙祛瘀通血脉，清热息风定惊。陈酒辛通而散，能活血行血，通经脉，且善上达。二药合用，相得益彰，共奏活血通络开窍之功。

经验采菁：

1. 张伯臾经验，治脑震荡后遗症之头痛，通窍活血汤优于血府逐瘀汤，因通窍活血汤中有麝香开通诸窍，走窜经脉，活血消肿，且可引血上行巅顶。麝香、老葱管是通窍要药，不用麝香，或不用老葱管，皆失通窍之义。然麝香药源紧缺，在临床中张氏每以地龙、陈酒配伍代麝香，虽不及麝香，但每能奏效。(《张伯臾医案》)

2. 也有用白芷芳香上达通窍，与老葱管合伍代替麝香者，通窍活络作用虽不及麝香，但也可奏效，且尚能取白芷散风止痛之功。

僵蚕　全蝎　菖蒲　麝香

配伍特点：

开通玄府，宣气血明目。僵蚕祛风泄热，化痰通络。全蝎祛风通络，散结解毒。菖蒲化痰浊开诸窍。麝香辛香通达，化痰瘀开诸窍。肌腠乃元气汇集之处。诸药辛而开通，化痰浊散邪结，通窍开闭，合用相得益彰，共奏开通玄府、宣畅气血之功，使目得气血濡养而能明。

经验采菁：

陈达夫用四药宣通玄府而助明目，为其独特经验。［中医杂志，1982，（5）：13］　对由于痰瘀阻窍之目不明，确有一定疗效，可随证选用两三味或四药配伍。对阴虚火旺者则不适宜。

石菖蒲　通草

配伍特点：

宣窍通气聪耳。菖蒲宣化痰浊，通心气开窍聪耳。通草通气开耳窍。二药合用，开宣痰郁，通达气机，痰气开通，耳窍自聪。

经验采菁：

1. 此为徐景藩的配伍用药经验。治疗耳鸣重听，闭气不适，耳窍不聪，随证配伍二药，每获良效［中医杂志，1986，（7）：68］

2. 干祖望治耳鸣耳聋则用石菖蒲配伍路路通，配伍意义和功用与本配伍相近。慢性鼻炎交替鼻塞也可选用此配伍。

石菖蒲　葛根

配伍特点：

疏通经脉，启闭开窍治耳鸣。石菖蒲芳香，辛温行散，宣发通窍。葛根轻扬升发，既能发散表邪，解肌退热，又能疏通经气，改善血行。二药相合，一开一升，并走于上，相辅相成，共奏疏通启闭开窍之功。

经验采菁：

1. 陈鼎祺经验，二药合用，启闭开窍甚妙，治疗高血压、脑动脉硬化所致耳鸣耳聋等症，无论是痰蒙清窍，清阳不升，还是脾胃虚弱、肾精亏虚所致耳鸣耳聋，均可在辨证论治的基础上合用二药。[北京中医，1999，（3）：8]

2. 痰瘀阻滞头痛、眩晕、痴呆、胸痹胸痛等选用，有较好疗效。

石菖蒲　骨碎补

配伍特点：

交通心肾，通窍聪耳。石菖蒲化痰开窍通心气，善治耳鸣耳聋闭气。骨碎补活血补肾，"主骨中毒气"。临床观察认为，骨碎补能防治链霉素对耳的毒性反应。"肾开窍于耳，肾和则能辨五音"。二药合用，补肾活血助开窍聪耳，相辅相成，共奏交通心肾、开耳窍聪耳之功。

经验采菁：

此为赵金铎的配伍用药经验，用于治疗心肾不交，失眠多梦，耳鸣耳聋诸证有较好疗效。如赵氏治疗神经性耳聋用《医林改错》的通气散加配二药，每获较好疗效。赵氏以二药为主治疗链霉素中毒之耳聋，获得满意疗效。（《赵金铎医学经验集》）　颜德馨也善以二药合伍治疗链霉素中毒性耳聋。（《颜德馨诊治疑难病秘笈》）

石菖蒲　郁金

配伍特点：

疏郁滞化痰瘀，宣壅利窍。菖蒲化痰浊，开心窍醒心神，化湿开胃和中。郁金行气解郁，凉血祛瘀，清心化浊。二药合用，相得益彰，宣壅开闭，通窍功效益增。

经验采菁：

1. 痰瘀秽浊蒙蔽心窍清阳，胸痹胸闷，心悸不宁，用之有化痰瘀通心窍宁心作用。傅宗翰用菖蒲郁金汤加减治疗迟脉属痰浊阻遏心阳者有较好疗效。［中医杂志，1988，（6）：11］　路志正经验，二药合用治气壅胸膈，胸中闷痛有较好疗效。［中医杂志，1990，（6）：13］　颜德馨治瘀血在心，用二药配伍。（《颜德馨诊治疑难病秘笈》）　祝谌予认为，菖蒲以开窍为主，郁金以解郁为要，两药伍用解郁开窍，宣痹止痛功效益彰，常用于治疗气滞血瘀之胸痹心痛诸证。［中医杂志，1992，（11）：13］　夏翔治冠心病肥胖神疲欲寐胸闷者，以石菖蒲 15～30g 配郁金，能开窍醒神，化痰宣痹，且可强壮体质。［辽宁中医杂志，1999，（1）：8］

2. 张赞臣治耳聋，对伴耳内有发胀感者，以二药配伍有较好的宣壅开闭功效。［上海中医药杂志，1988，（10）：7］

3. 张天体会，二药合伍能化痰浊开下窍止血。《新修本草》称郁金"主血积，下气，生肌，止血，破恶血，血淋，尿血"。用治膏淋和血尿有较好疗效。

4. 尿毒症，湿邪秽浊壅闭上窍则神昏，郁结下窍则尿闭，壅滞中焦则呕哕。二药开上畅中通下，随证选用，每获良效。

石菖蒲　制南星

配伍特点：

化痰醒脑，开窍通经。制南星燥湿化痰，镇咳平喘，祛风定惊，散结消肿。石菖蒲化痰浊开心窍，通心气醒神。合用相得益彰，共奏化痰醒脑、开窍通经之功。

经验采菁：

1. 凡痰湿痰浊蕴阻经络，蒙蔽清窍诸证，如癫痫、癫狂、眩晕、不寐、郁证、偏瘫、头痛、抽搐、关节痹痛、肢体麻木、失语、失音等均为要药。咳喘痰多也可选用。

2. 朱南荪经验，制南星通胞脉之痰滞，石菖蒲芳香开窍，和中辟浊，合用为痰湿阻络型不孕症之要药，能调节丘脑－垂体－卵巢功能，用于多囊卵巢综合征、肥胖症所致排卵障碍的闭经有较好疗效。朱氏每于经期中加用石楠叶，既能增其化痰通络之效，又能温肾兴阳，促排卵助孕。（《上海中医药大学中医学家专集》）

二十、升发胃气类

炒川贝　橘白　野蔷薇花　香谷芽

配伍特点：

轻香去浊，轻开胃气。川贝润肺散结，生津养胃，炒黄后可略去其寒性。橘白和胃化浊腻。野蔷薇花清暑化湿浊，行气和胃，芳香健胃。香谷芽健脾开胃，和中消食。诸药轻灵活泼疏通，轻宣祛湿，合用相得益彰，开启脾胃，轻灵轻开不伤正。

经验采菁：

1. 主要用于病后，脾胃气虚，不思饮食，脘腹痞胀，虚不受补，唯有消息调和胃气。程门雪喜以四药配用，轻开、轻化、轻和、轻宣，轻灵健胃，配伍颇具巧思。［上海中医药杂志，1984，（3）：2］

2. "肺咳不已则胃受之"。陈耀堂治咳喘，常在应证方中加橘白4.5g，起和胃作用。认为橘白与橘红功用有别。［中医杂志，1984，（10）：6］

橘白　鸡内金　小红枣

配伍特点：

轻化湿浊，消食开胃。橘白和胃化浊腻。鸡内金消食健脾胃。小红枣补脾和中。三药合用，轻化湿浊不燥，消食不伤脾胃，补脾不壅滞，轻灵开胃。

经验采菁：

孙谨臣善用三药合伍治疗小儿脾胃虚弱，纳少运迟等证。脾虚胃弱，暂不宜大补者用之尤宜。橘白性和缓，补中有散，无碍胃之弊。［上海中医药杂志，1986，（3）：35］

麦芽　谷芽

配伍特点：

生发胃气，启运脾胃。麦芽消食导滞，疏肝调气助脾胃之气，其生发之气，又能助胃气上升，行阳道而奏健运。谷芽健脾胃而促进饮食消化。二药具生发之气，能升发胃气，开胃健脾，合用相得益彰。

经验采菁：

1. 脾胃虚滞之证，均可随证配伍，有生发胃气、启运脾气、消滞开胃之功。赵菜常用二药相伍，升发胃气。[中医杂志，1984，（7）：12]

2. 姜春华经验，二药宜生用不宜炒用，否则疗效不佳。[中医报，1989，4，17③]

白芍　乌梅　木瓜

配伍特点：

敛肝养胃开胃气。白芍柔养肝血，敛肝气。乌梅敛肺涩肠，养胃生津。木瓜敛肝和胃化湿浊。三药味酸同入肝经，柔敛肝气不恣横，养胃生津开胃气，柔养寓化浊，相辅相成，共奏敛肝养胃开胃之功

经验采菁：

1. 胃阴不足，纳差或全无食欲，腹胀，舌红少苔用之有较好疗效。施今墨经验，乌梅配木瓜对胃酸缺乏甚效。[中医杂志，1985，（12）：8]　陈泽霖治萎缩性胃炎胃酸不足常用乌梅、木瓜。[中医杂志，1985，（3）：9]

2. 徐景藩经验，治脾胃病当肝与脾胃同治，如脘腹胀甚，经久不愈，舌红，脉弦细，乃肝气横逆，肝阴不足，气散不收敛，当以三药同用，再配伍合欢皮等。　[中医杂志，1991，（5）：13]　对服辛散破气之品，气散不收，腹满加重者，用三药合伍治之有较好疗效。

3. 慢性泻痢，湿滞津伤，肝气横逆，肝脾不和，肠鸣腹泻，舌红口干三药合用也有较好疗效。葛克明经验，痢甚伤阴者，多兼湿热未清，用药不可纯用甘寒滋腻，宜白芍、乌梅、甘草等酸甘化阴药与黄连之类苦寒清热燥湿药相配，具厚肠坚阴、清热生津之妙。[中医杂志，1998，（5）：271]

4. 程门雪经验，白芍配木瓜，一则酸甘化阴，生津开胃；二

则酸能敛肝，肝得柔敛而不升腾横逆，头晕呕吐可除。妊娠呕吐日久，阴津已伤，肝气亢旺，头晕难支者，用之甚验。(《程门雪医案》)　　肝气疏泄太过所致泄泻，宜投抑肝敛肝之药，如白芍、木瓜、乌梅、山楂、山萸肉、石榴皮等。[中医杂志，1996，(8)]

5. 王士相治疗甲亢以酸泻肝木为主。"肝欲散，急食辛以散之，以辛补之，以酸泻之"。酸泻肝木以三药合伍为主，既无苦寒伤中之弊，且有敛阴止泻之益。(《名老中医医话》)对甲亢伴有腹泻者尤宜。

6. "酸能胜甘"，三药合用对糖尿病消渴也有较好疗效。对糖尿病腹泻尤宜。

7. 顾丕荣经验，治慢性肝病 A/G 比例异常或倒置属阴血暗耗，肝肾犹亏，以一贯煎、三甲复脉汤合乌梅、木瓜、白芍等酸甘化阴有较好疗效，对长期肝功能异常者尤为适宜。[中医杂志，994，(8)：467]　　王伯祥治乙肝护肝降酶，注重调整肝细胞周围的酸碱环境，因为肝细胞周围 pH 值越高则酶释放多而快，pH 值越低则酶释放少而慢，根据"肝喜酸"的理论，选用白芍、木瓜、五味子、山茱萸、马齿苋、鱼腥草、牛膝等往往能收到较好疗效。[江西中医药，1998，(6)：6]

龙胆草　生大黄

配伍特点：

苦寒轻剂能健胃，重剂胆草起沉疴。龙胆草苦寒，清热燥湿。药理研究证明，龙胆草有健胃作用，于食前半小时服少量龙胆草，能刺激胃液分泌，若食后服用，反使胃功能减退，胃液分泌减少。其有效成分为龙胆苦苷。大黄苦寒，清热解毒。药理研究证明，大黄有健胃利胆作用。二药本为苦寒清热泻火解毒之品，久用或大量服用则可伤脾胃。临床实践证明，二药小剂量时能增加胃液分泌而有健胃作用，立意在"苦"，苦能健胃。

经验采菁：

1. 印会河治疗胃炎、食道炎胃纳不佳者，常用大柴胡汤，然立意在"苦"字。用龙胆草、大黄于临床，剂量轻微，目的在于苏醒胃土，与苦寒荡涤显然不同。二药轻剂运用，大黄1g，龙胆草2g，则能健胃。[上海中医药杂志，1985，（11）：23]　但姜春华经验，二药各9g，连服3个月，食欲增强。[中医杂志，1982，（8）：22]

2. 王揭晓体会，龙胆草为治疗小儿疳积要药。对各型疳积均于辨证方中加用胆草5~8g，一为药物之先导，开胃健胃；二为泻热之主药，解除热对脾胃之煎熬，疗效满意。[中医杂志，1988，（2）：67]　姜、王二氏对龙胆草、大黄的运用剂量较大，伴脾虚者宜配伍扶正健脾之品以求稳妥。

3. 龙胆草的服法很重要，在食前半小时服用才有开胃健胃作用。大黄的作用规律是否如此，值得进一步观察研究。

4. 邱兰桂善用龙胆草起沉疴，清肝疗目赤用龙胆草20g；泻火凉血止鼻衄用30g；清热解毒疗喉痛用30g；泻肝扶肾治阳痿用炙龙胆草30g，并随证配伍益肾之品；利水除湿消囊肿用30g。[浙江中医杂志，1989，（7）：323]

薏苡仁　冬瓜仁

配伍特点：

轻开胃气益脾肺。薏苡仁补益脾肺，"利肠胃，令人能食"。冬瓜仁清肺化痰，"凡肠胃内壅，最为要药"，兼益胃气。二药合用，相得益彰，轻开胃气，滑利胃肠壅滞积垢，化痰浊解毒排脓之功益增。

经验采菁：

1. 张泽生将二药用于疾病初起，胃纳欠佳。（《张泽生医案医话集》）　对轻导胃肠积垢，消除余邪，开胃气，恢复脾胃功能，颇有益处。

2. 痰热咳嗽、肺脓疡用为要药。

山药　鸡内金

配伍特点：

补养脾胃气阴，开胃气。山药补脾气，益脾阴。鸡内金消食磨积，养胃阴，生发胃气。二药合用，不滋腻不刚燥，养脾阴开胃气。

经验采菁：

1. 脾胃气阴不足，腹胀纳差、便溏、舌质淡红少苔用为要药。蒋士英治慢性肝炎便溏者以二药相伍，获较好疗效。对阴亏不耐刚燥，肝肾阴虚者最宜。［上海中医药杂志，1985，（2）：10］

2. 裘吉生认为，二药比例为4:1是补益脾阴健胃良剂。［浙江中医杂志，1985，（4）：146］

3. 干祖望治口疮，口腔溃疡，在应证方中加鸡内金，每获良效，对复发性口疮和兼消化不良及有脾胃症状者更为适宜，有健脾疗口疮作用。（《中华名医特技集成》）

人参须　石斛

配伍特点：

益气养胃阴，开胃气，生胃本。人参须益气，生津。石斛生津益胃厚肠。二药轻清轻补，合用相得益彰，共奏益脾气养胃阴、开胃气之功，而无壅滞香燥之弊。

经验采菁：

1. 程门雪对年迈体弱、病久病危等一类虚实夹杂的重证，治疗时注意轻补、轻清、轻宣、轻化、轻泄、轻开、缓下，旨在保护胃气，切忌大苦大寒、滋腻、甘滞、香燥等。治其本虚仅用吉林参须、金石斛之品以生胃气，养胃阴，而不用白术、山药、甘草等守中补脾之品。［上海中医药杂志，1982，（3）：2］

2. 张羹梅用二药再配川连、丹参以健脾养胃，治疗虚劳脾胃虚弱，取人参补五脏安精神，石斛补五脏虚劳强阴厚肠胃，黄连清火厚肠调胃。三味合用，有益气阴清虚热调胃之功。［中医杂志，1981，（4）：16］

3. 陈良甫也喜用人参、石斛顾胃气。"人之胃气，依胃而养"，治病以先复胃气养胃阴为要，务使胃气得复，纳谷得充，则五脏已损之阴或有可复之望。(《陈良甫专辑》)　沈绍九体会，人参之功用甚多，久病胃虚不思食，用之有殊功。(《沈绍九医话》)

麦芽　檀香

配伍特点：

和众药，安脾胃，行偏除逆。麦芽消食导滞，疏理肝气而助脾胃之气。檀香气味芳香醒脾胃，理气调脾气。二药合用，相得益彰，开胃气，理气调中和脾胃。

经验采菁：

颜德馨临证用药推崇李东垣的脾胃学说，处方时常本能地考虑，此方此药是否会为脾胃所受纳，否则再好的药也毫无价值。颜氏喜用二药配伍，以和众药，安脾，行偏除逆。[上海中医药杂志，1990，(2)：33]

生姜　大枣

配伍特点：

开胃气，从中焦以生营卫。生姜发汗解表，温中和胃止呕。大枣补脾胃养营血。营卫出于中焦，胃者卫之源，脾者营之本。二药合用，开胃气，益营卫，从中焦以生营卫。

经验采菁：

1. 发散外感，从中焦开脾胃生化营血，以增汗源助解表，为解表剂常用配伍药引。

2. 调脾胃，鼓舞脾胃气化。脾虚胃弱，气血不足，诸种虚损等均可在应证方中加用二药。

3. 生姜"开胃有奇功，止呕为圣剂"。孙谨臣治婴儿吐乳，常取生姜二片贴敷内关(双)。成人胃寒，脘痞纳呆，苔白厚者，捣取生姜汁约15mL，加白糖少许，调匀顿服，可立收宽胸快膈之效。[中医杂志，1989，(1)：19]

二十一、消导类

苏木　枳壳

配伍特点：

行气活血消腹胀。苏木善行，通达内外，能宣通经络之血滞，活血祛瘀。枳壳行气滞，消痰湿，开坚结而除积。二药一气一血，合用行气以活血，气血调畅，脾胃自能健运和降而善消腹胀，以行气活血健运脾胃为其特点。

经验采菁：

俞尚德经验，二药合伍理气消胀，经临床反复实践发现，苏木、枳壳能促进胃肠蠕动，且对吗叮啉、西沙必利等药治疗无效者也有很好疗效。苏木行血祛瘀，消肿止痛，实验研究表明能引起正常犬呕吐和腹泻，但以枳壳、苏木合用，却有止吐作用，值得进一步研究。[中医杂志，2000，（1）：17]

枳实　白术

配伍特点：

健脾开结除痞塞，泻痰导浊除痞满。白术补脾运中燥湿。枳实破气导滞散满。二药一攻一补，一急一缓，合用补而不滞，攻不伤正，急不破削，缓不留邪，相辅相成，共奏健脾开结除痞满之功。

经验采菁：

1. 脾虚致实，水饮痰浊，食滞中阻，脘腹痞满，呕逆，或按之胃下有水声，或见颜面虚浮，均用为要药。可随证与二陈汤、苓桂术甘汤等合伍。对胃下垂、慢性胃炎、胃肠功能紊乱、肝脾肿大、咳喘等属痰湿水饮中阻者用之均有较好疗效。肝硬化腹水、胸腔积液属脾虚痰饮停滞者用之有健脾开结通四旁之作用。夏翔常用此药对治疗慢性胃炎、胆囊炎所致胃动力减弱，胆汁反流，胆汁排泄不畅等病症，疗效卓著。认为白术"健脾消谷，为脾脏补气第一要药，然其性颇壅滞，宜辅之以疏利之品"。枳壳苦辛而凉，破气消积，药理研究证明，其能刺激交感神经，使胆胃肠紧张性增高，消化腺分泌旺盛。两药伍用，存利除弊，有健脾消导之功。白术、枳壳相伍，治胆囊炎、胃炎也有较好疗效。［上海中医药杂志，1998，（11）：11］

2. 有经验认为，二药对防治慢性萎缩性胃炎肠上皮化生有相当疗效。另外，白花蛇舌草、土茯苓、石见穿、三棱、莪术等也有防治肠上皮化生的作用。单兆伟认为，二药对防治萎缩性胃炎伴肠上皮化生有一定疗效，若配合莪术、石见穿、蛇舌草等则效果更佳。对息肉性病变也有较好疗效。对枳实、枳壳的异同，认为李士材所说甚为恰当，枳壳治上，治气；枳实治下，治血。枳壳以行气消胀，开胸宽膈见长；枳实以破气消积通便为主。当察体质强弱，分而用之。枳、术配伍虽为消补兼施，但仍有主次轻重之分，应详尽辨证，审因增损。［南京中医药大学学报，1996，（5）］　　徐景藩经验，石见穿对慢性胃脘痛有息肉病变的疗效较好。［中医杂志，1985，（9）：19］

3. 钱伯文治疗胃癌运用枳壳、白术，积有丰富经验，并根据胃癌的病机、特点及枳壳与枳实的差异，以枳壳易枳实。①脾虚气弱，健脾益气，重白术而轻枳壳，使气旺而不壅滞。白术一般用15g，若病人无舌燥口干，则用至24g，而枳壳不过6g。②脾胃气滞，宽中理气，重枳壳而轻白术，使气畅而不耗气。并根据患者的病情特点及病变部位，辅以相应的理气药或其他药物，枳壳用量为15～20g，白术为6g左右。③湿浊中阻，祛湿运脾，枳壳、白术并重，使湿化而中健，一般用枳壳、白术各15～24g。④胃津不足，益胃生津，枳壳、白术皆轻，使纳开而食化，可用北沙参、天花粉、石斛、太子参、芦根、麦冬、生地、白芍等，再兼之枳壳、白术，枳、术用量多为6g左右，在大宗滋阴生津之品中配少量枳、术，无须嫌

其伤阴，至于又有虚火之象，则枳、术已非所宜，可易之为焦楂曲、炒谷芽等。[中医杂志，1993，（5）：267]

4. 邱志济经验，健脾和胃之品应以轻灵、活泼为贵。二药再配木贼草，为"木贼枳术散"，缓缓斡旋，确有消磨积滞，活血祛瘀，软坚散结，消肿解毒，健脾助运疗疳平肝之效，用于治疗巨脾症取得满意疗效。[辽宁中医杂志，1998，（2）：55]

胡黄连　紫河车

配伍特点：

补元气助脾运，消疳散结。胡黄连消疳清热，散结。紫河车大补元气益精血。二药合用，补益消散并用，补益不燥不滞，清消不伤脾胃，相辅相成，共奏补元气以助脾运消疳之功。

经验采菁：

李子丰经验，胡黄连为治小儿疳热积气之峻药，对久积之症有殊效。紫河车补元气以助脾运消疳散结。用于治疗小儿厌食，稍佐二陈、四君之类，厌食顽症常可速消。[江苏中医，1999，（3）：8]

莪术　皂角

配伍特点：

破滞消积。莪术消积滞开胃。皂角导滞除垢消疳积。合用破滞消积除疳功效益增。

经验采菁：

主要用于治疗小儿疳积实证，不思饮食，腹胀满而实，大便燥结，而正气尚不虚者。章氏经验，二药合伍为消疳积妙品。（《章次公医案》）　但只可暂用，中病即止。需选用时要酌定二药用量，体虚者慎用或伍用扶正之品。

五灵脂　黑丑

配伍特点：

破瘀滞，降秽浊。五灵脂气浊，活血散瘀，降浊气而和阴阳。黑丑达三焦，性降通泄，除湿热壅滞，消积破气。二药以浊走浊，合用相得益彰，通降瘀浊湿热而和阴阳，启运脾胃。

经验采菁：

章次公将二药用于痢疾初起，胃肠积滞较甚，屡获佳效。[上海中医药杂志，1982，（10）：32]

酒大黄　皂角子

配伍特点：

攻逐积滞秽浊，安和五脏。大黄攻积滞行瘀泄浊，酒制则增活血行瘀之功。皂角子功专润肠通便，利大肠燥结。二药均善攻积导滞，合用相得益彰，共奏泄秽浊推陈出新、安和五脏之功。

经验采菁：

下痢，尤其是慢性痢疾，湿热积滞，秽浊壅结肠曲，下痢秽垢不止，里急后重，腹胀痛，顽而不愈，非一般导滞之品所能取效者，配用二药直达病所，"通因通用"，积滞秽浊得以攻逐，下痢可愈，脏腑气血得以安和。但湿热秽浊积滞不甚者又当慎用。

大黄　槟榔

配伍特点：

开通肠胃湿热积滞、郁结。大黄通行腑气，清热解毒，活血祛瘀。槟榔行气消积滞。二药均善开通肠胃积滞、郁结，合用相得益彰。

经验采菁：

董建华治慢性结肠炎善于疏导化滞，认为虚中有滞是慢性肠炎的一个病机特点。酒制大黄既能下其湿热积滞，又借酒之热性，开发肠胃郁结，宣通气血，体弱者用3g，体强者用6g，并与槟榔合用，往往取得良好效果，并无攻伐伤正之虞。脾虚者多与太子参、白扁豆、米仁、莲子肉、山药合用，并加功劳叶、仙鹤草，既清虚热，又能益气。［辽宁中医杂志，1999，（8）：1］

苍术　山楂　神曲

配伍特点：

燥湿醒脾助运，和胃消食增纳。苍术燥湿运脾，芳化醒脾，开通郁滞。山楂健脾消食导滞。神曲消积滞和胃气。三药合用，相辅相成，共奏醒脾气助健运，和胃气增纳谷之功。

经验采菁：

1. 江育仁经验，"脾健不在补而贵在运"，在运脾药中首选苍术，再配山楂、神曲，并随证加鸡内金、山药、陈皮、炮姜等。苍术为湿家要药，用治脾气不运，湿浊淹留，极为有效。虽为苦温辛烈之品，用之得当，并无刚燥劫阴之弊。江氏以苍术为主运脾治小儿泄泻、厌食、疳症、贫血等病，收效甚宏。这是江氏知机识性，发古拓新的独到经验。所配山楂、神曲，其味辛苦甘酸兼备，既有醒脾助运之功，又有和胃增纳之效。三药均含有维生素 A、维生素 B、维生素 C 类物质，消中有补。在江老用药旨意启发下，临床以运为主，治疗小儿泄泻、食积、厌食，乃至水肿、眼疳等症均能取得较好疗效。［中医杂志，1995，（3）：141］

2. 章次公治疗泄泻，水泻甚者用大剂山楂炭，有消导收敛之功。［上海中医药杂志，1984，（3）：4］

山楂　决明子

配伍特点：

消积滞活血降血脂。山楂消食导积滞，又能活血化瘀。决明子清肝和肠胃，润肠通便祛浊。药理研究证明，二药均有良好的降血脂作用，合用相得益彰，消不伤正，清不伤脾胃，而消积滞祛浊、活血降血脂功效益增。

经验采菁：

1. 二药消积祛浊、活血降血脂作用平和中正，有较好疗效。既可随证配伍入煎剂，也可取二药适量等分为末冲服。常用于高脂血症、高血压、冠心病、脑血管硬化等。泽泻"去旧水，生新水"，"泄血中污浊"，药理研究证明，泽泻也有降血脂作用。故山楂、决明子、泽泻合伍降血脂，也取得了较好疗效。脂肪肝也可选用此配伍。

2. 脘腹胀满不适、纳差、大便秘结等也可选用。功能性消化不良可随证配伍二药。

刘寄奴　乌梅

配伍特点：

利湿消积，涩肠止泻。刘寄奴清暑利湿，消食止痢。乌梅涩肠止泻，益胃生津。二药合用，一通一涩，通则利湿消积滞，涩则敛津益胃，相辅相成，共奏利湿消积滞、涩肠止泻之功。

经验采菁：

1. 泄痢日久不愈，暑湿积滞未净，而下痢脓血，腹痛，后重不爽，用之有较好疗效，对伴有瘀滞者尤宜。有单用刘寄奴治疗急性痢疾取得明显疗效者。

2. 治痛泻伴有积滞者，于痛泻要方中加配二药，疗效益增。

槟榔　鸡内金

配伍特点：

消食积，破脂浊，治脂肪泻。槟榔降气破滞，消痰浊，化脂积。鸡内金生发胃气，消食磨积，健脾胃。二药合伍，破滞不烈，生胃气不壅滞，共奏健脾胃、消积滞、破脂浊之功。

经验采菁：

洪百年用二药治疗脂肪泻取得较好疗效。洪氏对小儿腹泻，或为蛋花样便，有不消化食物时，用较大量槟榔（12～

15g)、鸡内金以破脂消积。认为槟榔破脂作用极佳，且剂量大小与疗效很有关系。一般不超过18g，2~3个月小儿可用6~9g。剂量虽较大，但未发现腹痛或腹泻次数增加等副作用。(《上海老中医经验选编》)

地骷髅 山楂

配伍特点：

消积化滞。地骷髅辛甘平，入脾肺二经，宣肺化痰，消食利水。山楂消食化积，散瘀行滞。二药合伍，药虽平淡，但消积化滞之功较著。

经验采菁：

孙谨臣用二药治小儿伤乳、伤食之积滞不消，有较好疗效。二药各9g，共为末，日3次，用米汤稍加白砂糖调服。[上海中医药杂志，1989，(6)：20]

鸡内金 香附

配伍特点：

疏肝消导，健脾运，通经闭。鸡内金消食磨积，健运脾胃。张锡纯认为，凡虚劳之证，其经脉多瘀滞，加鸡内金于滋补药中，以化其经络之瘀滞，而病始可愈。治室女月信未见者，尤为要药，能助归、芍通经，又能助健脾之药，多进饮食以生血。香附疏肝解郁。二药疏肝与消导并用，相辅相成，共奏健脾运、消积滞之功。

经验采菁：

1. 朱良春经验，治心脾两虚，室女经闭，以补益心脾气血为主，加配二药，每获佳效。[江苏中医杂志，1983，(2)：12]

2. 胆结石胁痛、尿结石伴气滞者均可选用。

薤白 淡豆豉 栀子

配伍特点：

宣泄陈腐，通滞调中。薤白温通阳气，散阴寒气滞。豆豉宣通疏散，宣泄郁热陈腐。栀子苦寒清降，泄热利湿。三药合用为栀子汤加薤白，增辛通开泄之功，而有较好的宣泄陈腐、疏通湿热壅滞、调中作用。

经验采菁：

1. 贾福华经验，豆豉不仅是解表退热药，因其经过发酵，对消化道病证也有良好作用。(《上海老中医经验选编》)

2. 湿热秽浊壅滞脾胃而心下痞满嘈杂，下痢赤白，腹胀满，大便不爽，用平胃散、藿香正气丸、香连丸不易取效时，随证加配二药常可获效。

草果　生姜

配伍特点：

宣散宿食，除冷止痛。草果辛烈气雄，除盘踞之伏邪，散宿食，除鼓胀。生姜温中宣散。二药合用，直达巢穴，共奏宣散宿食积滞、温中除冷止痛之功。

经验采菁：

1. 此为赵金铎的配伍用药经验，赵氏治一例胃石症，腹胀痛难忍，服泻药两次，虽泻下大量水样便而痛胀仍不减，脉弦涩，舌苔黄厚如积粉，用小承气汤合二药各10g，下核桃状硬便多枚，腹痛渐止而愈。(《赵金铎医学经验集》)

2. 某些中药服用不当也可致脘腹胀满，前人及岳美中等经验，服人参、莱菔子可消之；服黄芪、陈皮可消之；服白术、枳实可消之；服甘草、肉桂也可消之。(《岳美中医话集》)

草果　丁香

配伍特点：

散宿食温中止痛。草果温中燥湿，散宿食行滞气。丁香温中散寒。二药合用，相得益彰，散宿食温中止痛功效益增。

经验采菁：

徐景藩经验，伤瓜果冷饮而致胃脘痛痞胀者，用草果配丁香。豆制品所伤一般用萝卜汁可解，不效加草果仁。饮酒所

伤，酒湿内胜，草果仁配砂仁、橘皮可解。　　［江苏中医，1987，（6）：27］

桃仁　山楂

配伍特点：

破瘀滞除腹满。桃仁活血化瘀，除腹满。山楂专主消食导滞，活血化瘀。二药活血与消导并用，化瘀助消导，消积助血行，相辅相成，共奏破瘀滞除腹满之功。

经验采菁：

1. 秦廉泉认为，内伤饮食乃小儿泄泻常见病因之一。欲治其泻，当须消导。食滞肠胃只行其气，不活其血，病暂、病轻者则可，病久、病重者多收效不显，是有滞而血也不和，血不和则气也滞，配伍二药颇宜，否则难奏功效。［辽宁中医杂志，1986，（10）：15］

2. 慢性肝炎、肝硬化肝脾肿大也颇宜选用，有活血化瘀、健脾开胃之功。

二十二、"反畏恶" 合伍类

人参　五灵脂

配伍特点：

益气活血，行瘀止痛。人参大补脾胃元气，益气生津。药理实验证明，人参对溃疡病有治疗和预防作用。但也有人认为应慎用。五灵脂甘缓不峻，善活血散瘀止痛。二药本相畏，但历代不少医家经过临床实践证明二药并无配伍禁忌，合用并无不良反应，五灵脂也不会抵消人参的扶正作用。二药补通并用，合用共奏益气散瘀止痛之功。李中梓谓："两者同用，功乃益增。"章次公经过长期临床实践证实，二味同用并无任何副作用，而有相得益彰之功，对气虚血瘀证二药合用的机会甚多。[上海中医药杂志，1999，（4）：5]

经验采菁：

1. 用治气虚血瘀、虚实互见诸证，如冠心病心绞痛之胸痹，溃疡病、慢性萎缩性胃炎之胃脘痛等均有较好疗效。[山东中医学院学报，1982，（3）：53]　胃脘痛合并胃出血者也宜选用，五灵脂炒炭用有祛瘀止血作用。

2. 姜春华以二药合伍治疗肝脾肿大属气虚血瘀者有较好疗效。谷济生将二药用于治疗慢性肝炎肝脾肿大每获良效，从未发现副作用。（《中华名医特技集成》）

3. 小儿疳积也宜选用，《本草经疏》谓五灵脂"其主小儿五疳者，以其也能消化水谷"，与人参配伍，一补一消，消不伤正，健脾消疳，甚是相宜。[山东中医学院学报，1982，（3）：53]

4. 俞树善用二药合伍益气行瘀止血，治崩漏、月经过多、过早行房恶露复来取得较好疗效。[上海中医药杂志，1988，（11）：19]　褚国维经验，二药合伍用于暴崩，人参量大于五灵脂，扶正为主，五灵脂功善止血，然涩中有化，补而不滞，祛邪不伤正，其益气摄血止崩功效更佳。 ［新中医，1999，（11）：11］

5. 常敏毅通过实验研究证明，二药合用并没有降低人参适应原样作用，甚至在耐缺氧、抗寒冷、抗疲劳、抗肿瘤方面，明显优于单用人参，有强于单味人参的抗应激、抗肿瘤及抗毒性反应等作用。［上海中医药杂志，1998，（3）：30］

丁香　郁金

配伍特点：

温通开郁，启开脾胃。丁香辛温芳香，温中降逆，快气开郁行壅滞。郁金芳香宣达，行气解郁，凉血祛瘀。二药合用，辛温与辛寒并施，寒凉互制，宣通开郁，相畏而相激，温通开郁、启开脾胃之功益增。

经验采菁：

1. 赵炳南经验，二药相伍对气郁胸痹，食欲不振者，能增强温通理气功效，并无不良反应。（《赵炳南临床经验集》）

2. 《王旭高医案》、《张聿青医案》中均有配伍二药治疗顽固性呃逆的记载。今人也用于治疗噎膈、呕吐、反胃、呃逆作痛等，无不良反应，反而能提高疗效。［中医杂志，1987，（1）：69。江苏中医，1990，（2）：37］

3. 用于治疗肝硬化，取其开郁疏肝活血、启开脾胃之功。有经验认为，丁香有抗菌抗病毒作用。长期观察，二药合用，不但没有毒副作用，而且对乙肝病毒有一定的抑制作用，并能促使其表面抗原阴转，但作用机理尚待进一步研究。［北京中医学院学报，1991，（3）：44］

4. 张舜丞对沉疴痼疾用二药可收到意外之效，二药合用有通血络、开心窍、止痛、醒脑作用，用治顽固性高血压、心脏病、脑血栓形成后的半身不遂及语言塞涩久治不愈、美尼尔氏症、头晕头痛久治不减均收到增强疗效的效果。张氏用郁金15～30g、丁香3～4g，随证加减。 ［辽宁中医杂志，1988，

(2)　：15]

肉桂　赤石脂

配伍特点：

固涩中有温化，增温固之功。肉桂气属纯阳，补命门之火，助脾胃气化，兼能温通经络，引火归原，益阳消阴。赤石脂甘温酸涩，固下涩肠止泻。二药相合，固中有化，化中有固，相畏以相激相成，增温固之功。

经验采菁：

1. 王鹏飞精于用药，治疗婴儿腹泻疾病，大多将肉桂、赤石脂二药配伍使用，临床观察证明，不但无"相畏"的副作用，反而能加强温中固肠之功。（《王鹏飞儿科临床经验选》）

2. 成荣生以二药合伍自己煎服，并未发现不良反应，仅感咽干口苦，大便干涩。成氏用二药治寒湿久滑带下，与完带汤合伍，取得较好疗效。[中医杂志，1983，（3）：79]

海藻　甘草

配伍特点：

消痰结，散瘿瘤。海藻软坚散结，清热消痰。甘草和中清热解毒，调和诸药。本草十八反中，海藻反甘草。《东垣十书》治瘰疬的散肿溃坚汤，《证治准绳》的昆布散均以海藻、甘草同用。坚积之病，非平和之药所能取效。两相配伍，"反者并用，其功益烈"，相反正以相激相成，增软坚散结之功。动物实验和临床观察证明，二药同用，服药后并无大的副作用，仅见口流稠涎，无明显其他不适。也有观察发现，二药合用有不良反应，故需进一步观察研究。

经验采菁：

1. 沈仲理善以二药配活血化瘀之品，治子宫肌瘤。[浙江中医杂志，1988，（4）：147]　于鹄忱体会，海藻、甘草二药虽然相反，但合用取其相反相成，增强软坚散结、破除癥瘕作用，其软坚破癥之功远胜它药，并无毒性反应。治疗子宫肌瘤，生乌梅也有良好的消散肌瘤作用，随征配伍他药有较好疗效。（《中华名医特技集成》）

2. 沈仲理治疗卵巢囊肿也配用二药。［中医杂志，1989，（6）：16］　海藻能使卵巢增厚之包膜崩解，促进病理组织的溶解吸收。二药并用治一些病理性肿块有较强的软坚消散作用。

3. 成荣生用二药治疗瘿瘤疗效较佳，有软坚消痰、疏通气血之功。［中医杂志，1983，（3）：79］　痰核、癥块、胸腹腔积水积液、顽痰等，正气不虚者均可配伍运用。

4. 有经验认为，二药剂量之比为2：1或3：1才能起到协同作用。［浙江中医杂志，1988，（2）：58］　也有人认为，二药合用副反应的大小与二药剂量密切相关，也需进一步观察研究。许立等研究了甘草、海藻煎剂及其按1：1、3：1、1：3比例配伍合剂和分煎合剂对小鼠肝药酶的影响。结果表明，甘草及甘草与海藻比例为3：1和1：3合煎剂能显著提高小鼠肝匀浆细胞色素 P－450 含量，对肝药酶有诱导作用。提示：甘草与海藻按一定比例配伍，可影响方剂中药物的代谢，以及药物煎煮方法的不同，也会影响到药物的代谢，进而可以影响药物的药效。［辽宁中医杂志，1998，（2）：84］

法半夏　制乌头

配伍特点：

搜痰通络。法半夏辛散，善燥湿化痰，"开宣滑降"。乌头搜剔风寒湿邪，疏通痼阴沍寒。二药本是相反，取其相反相激，激荡药力，增搜痰通络之功。

经验采菁：

1. 张舜丞用二药治疗先天性、外伤性癫痫而久治不愈，脊髓空洞症属有风痰者取得较好疗效。半夏的用量是乌头的 2～3 倍。胆星、天麻、竹黄、钩藤、葛根、鸡血藤、桑枝、络石藤、丁香、胆草、云苓等均可随证配伍选用。［辽宁中医杂

志，1988，（2）：15]

2. 许履和则用法半夏配川乌或贝母配川乌，取相反相激，增强疗效，用治乳房纤维瘤。[中医杂志，1980，（5）：21]

3. 颜德馨经验，乌、附配半夏，相反相恶，治疗哮喘持续发作。（《颜德馨诊治疑难病秘笈》）

4. 有人治顽固性面瘫，用二药激荡药力而增强祛风化痰通络之功。

人参　莱菔子

配伍特点：

补脾肺，助降气化痰开通。人参大补元气，益脾肺之气。莱菔子消食除胀，顺气开郁，下气消痰。人参本恶莱菔子，但张泽生认为，莱菔子得人参可降气消痰而不耗散，人参得莱菔子补而不滞，此为变法。

经验采菁：

1. 张泽生治疗噎膈病人，中气虚而兼气道痰阻者，以二药配伍，有益气助化痰开通噎膈之效。（《张泽生医案医话集》）

2. 钱伯文治疗癌肿，气虚用党参或太子参 20～30g，为防其壅气，则配伍莱菔子，且莱菔子也有治癌作用，并谓傅青主也将二药同用。（《难病辨治》）

顾丕荣经验，治肝癌扶正以抗癌，对气虚者选用人参、党参、太子参、黄芪、白术、山药等。黄芪宜生用，用量 30～60g，党参或太子参可用 20～30g，为防其壅气，加莱菔子或地骷髅（即花萝卜头），消补兼施，且莱菔子也是一味抗癌良药。[新中医，1999，（1）：8]

3. 顾丕荣治疗顽固性腹胀以党参30g配莱菔子15g以健脾运中，消食散满，通塞并用。[江苏中医，1990，（3）：1]

4. 黄远媛治疗一例胆管癌术后腹胀，时有痞块，进食后腹胀益甚，纳差呕恶，倦怠乏力，头晕心慌汗出，以二药相伍，随证配伍他药，取得满意疗效。体会人参与莱菔子虽属相恶之品，只是在纯虚或纯实时，应避免同用。但临证更多的是虚实夹杂，全在于辨证时权衡利弊。若用之得当，非但不见相恶，反而相得益彰。[中医杂志，1988，(9)：68]

5. 单兆伟治慢性胃炎喜配伍二药，随证用之有较好效果，可用于脾胃虚弱，脾失健运，胃失和降，夹湿夹滞之证。临证时用党参或太子参，以清补、平补为上，仍当慎防人参闭门留寇之弊。[江苏中医，1997，(8)：3]

6. 丁素云体会，莱菔子与人参配伍治疗心悸不寐，气虚头痛等效果颇强，相制为用，疗效不失其反，不但未解其气，药效反增。[中国中医药信息杂志，1997，(6)：17]

附子　瓜蒌

配伍特点：

温阳宽胸。

经验采菁：

1. 张伯臾经验，二药相伍，温阳宽胸，用治胸痹属阳虚寒凝者，疗效甚佳，并未见到毒副反应。因附子与乌头虽属同一植株，但毕竟不是一物。古人只论乌头反瓜蒌，未云附子反瓜蒌。(《中国现代名医医案精华》)

2. 祝味菊经验，瓜蒌薤白白酒汤治胸痹甚效，近世所谓风湿性心脏病颇类乎此，并认为若加附子振阳之品，其效更彰。[浙江中医杂志，1984，(6)：249]

3. 黄增峰经验，附子配瓜蒌薤白半夏汤治胆石症有独特疗效，并未出现不良反应。[浙江中医杂志，1991，(9)：396]

4. 但施奠邦曾遇见一全身关节疼痛患者，伴胸闷不适，投附子瓜蒌后，病人心中懊恼，恶心脘痛，呕出大量咖啡样液体，大便潜血试验强阳性，这可能是疾病本身所引起，但前人有过记载，应该注意。[浙江中医杂志，1981，(3)：134]

附子　半夏

配伍特点：

温阳化饮，降逆散结。附子温里扶阳，温阳化饮。半夏燥湿运脾，祛痰降逆，辛开散结。二药本相反，但同气相求，温化温通与燥痰湿、降逆开结并用，相反相激，更增温化降逆散结之功。

经验采菁：

颜德馨于临证常将二药配伍使用，屡用屡验，无不良反应。（《颜德馨诊治疑难病秘笈》）

1. 治寒痰致厥：症见突然神志不清，喉间痰鸣漉漉，面色㿠白，遗尿肢冷，脉沉而细等。

2. 治寒饮哮喘：用生半夏，其燥湿之功有余而温化之力不足，"病痰饮者，当以温药和之"，"阳气不到之处，即为痰饮停滞之所"，故配附子以补半夏温化之不逮，二药配伍治寒饮哮喘，常获较好疗效。对肺心病心衰，咳喘日久，动则气促加剧，难以平卧，咳痰白色泡沫而量多，面浮肢肿，口唇紫绀，每用麻黄附子细辛汤加生半夏，病情能较迅速缓解。

3. 治胃寒反胃：对幽门梗阻，恶心呕吐，朝食暮吐，形寒畏冷等症有较好疗效。用附子与生半夏久煎同服治慢性肾炎尿毒症关格吐逆，亦验。

二十三、自然药汁合伍类

姜汁　白蜜

配伍特点：

化痰润下开结。姜汁辛散，化痰散结止呕。白蜜滋润，润燥滑肠，缓急止痛。二药合用，一化痰辛开，一润燥滑降，辛通润降并用，相辅相成，共奏辛润开结通降之功。

经验采菁：

张泽生善用二药相伍治疗噎膈之胸脘痞塞，呕恶痰涎，大便干结，属痰气阻膈，上膈下结，有化痰开结、润降燥屎之功。(《张泽生医案医话集》)　二药剂量随证酌定，痰涎壅盛者以姜汁为主，大便干结甚者酌增白蜜。二药均调匀兑服。

姜汁　蔗汁

配伍特点：

健脾补胃。姜汁和胃气开胃。蔗汁味甘，能补益脾胃建中气，甘缓急迫。二药辛甘化阳，增补脾胃和中开胃之功。

经验采菁：

此为裘吉生的配伍用药经验。裘氏以二药合伍治胃脘痛。[浙江中医杂志，1985，(4)：146]　对脾胃虚弱者尤宜。可作为食疗使用，二药适量调匀冲服。

姜汁　白果汁

配伍特点：

散寒化痰定痰喘。姜汁温散寒邪，化痰止呕。白果汁功同白果，能敛肺止咳定痰喘。二药合用，散敛相伍，共奏散寒化痰定喘之功。

经验采菁：

张泽生以二药汁配伍，治痰壅咳喘，获较好疗效。(《张泽生医案医话集》）　　二药之性或微温或苦平，痰壅咳喘属寒属热均可随证选用，配伍得当，能增化痰定喘之功。

姜汁　竹沥

配伍特点：

辛通滑利，化痰开窍。姜汁辛通开结，化痰和胃。竹沥甘寒滑利，清热豁痰，滑利痰浊，开窍通络。二药合用，相辅相成，辛通滑利，化痰开窍通络功能益增。

经验采菁：

1. 用于治疗中风闭证痰涎壅盛者，有化痰开窍通闭、醒神之功。

2. 痰浊蒙蔽心包心窍其他诸证，如癫痫抽搐痰涌、痴呆等也宜选用。袁家玑经验，二药寒温互制，滑窍逐痰作用增强，用于痰火癫狂，或中风后遗症，每获佳效。［中医杂志，1996，（5）：271］

3. 痰浊入络之偏瘫、麻木、口眼㖞斜用之有较好疗效。

韭汁　白蜜

配伍特点：

辛通滑润开结。韭汁辛通。白蜜甘润。合用共奏辛通滑润之功。

经验采菁：

张泽生用二药治疗噎膈，对噎膈食不能下，大便干结者，随证配用，有较好开结通膈之功。（《张泽生医案医话集》）韭汁可化死血，姜汁长于化痰涎，必要时可韭汁、姜汁、白蜜三药同用以增化痰瘀开结、通噎膈之功。

姜汁　萝卜汁

配伍特点：

化痰散结，宽胸快膈治痰喘。白萝卜有"生克熟补"之别，生用辛甘温，功能理气宽胸快膈。姜汁辛散，功能化痰散结，和胃止呕。二药合用，相得益彰，化痰散结、宽胸快膈之功益增。

经验采菁:

孙谨臣常用白萝卜连皮捣烂取汁适量，加入生姜汁2~3滴温服，治小儿痰喘，疗效甚好。并谓二药合用，妙在疏通气机，清其痰滞而胸膈自快。[上海中医药杂志，1984，（12）：8]

索 引

五画

七画

八画

九画

十二画